学生营养与膳食管理

祝丽玲 主编

化学工业出版社

·北京·

内容简介

儿童与青少年肩负着国家未来的希望。营养教育作为改善学生营养健康状况的最根本、最经济、最有效的措施，是学生营养改善工作和公共卫生的基础和核心，是关系到学生个体、家庭和国家的系统工程。

本书包括上、下两篇。上篇为学生营养，包括营养学基础、各类食物营养、学生营养调查与营养状况评价、学生常见营养问题、营养改善相关政策法规；下篇为学生膳食管理，包括学生营养与膳食指导、学生营养食谱编制、食品安全与食物中毒、食品安全法规及学校食品安全管理。全书涵盖营养领域最新研究成果，对于公众、家长和学校营养工作者均具有一定的实用价值。

图书在版编目（CIP）数据

学生营养与膳食管理 / 祝丽玲主编. -- 北京：化学工业出版社，2024.7. -- ISBN 978-7-122-44952-8

Ⅰ. R153.2

中国国家版本馆 CIP 数据核字第 2024H9U202 号

责任编辑：满孝涵　邱飞婵　　　文字编辑：东方玥　李　平
责任校对：李露洁　　　　　　　装帧设计：韩　飞

出版发行：化学工业出版社
　　　　　（北京市东城区青年湖南街 13 号　邮政编码 100011)
印　　装：河北延风印务有限公司
710mm×1000mm　1/16　印张 19　字数 370 千字
2024 年 9 月北京第 1 版第 1 次印刷

购书咨询：010-64518888　　　　售后服务：010-64518899
网　　址：http://www.cip.com.cn
凡购买本书，如有缺损质量问题，本社销售中心负责调换。

定　　价：59.80 元

编写人员名单

主　编 | 祝丽玲

副主编 | 侯玉蓉　庄　凡

编　者 | （以姓氏笔画为序）

庄　凡　佳木斯大学附属第一医院

杨　迪　佳木斯大学公共卫生学院

谷　雨　佳木斯大学附属第一医院

罗丽梅　山东省妇幼保健院

侯玉蓉　佳木斯大学公共卫生学院

祝丽玲　佳木斯大学公共卫生学院

前 言

在"健康中国"成为国家战略的今天，为贯彻落实《国民营养计划（2017—2030 年）》中的"学生营养改善行动"、《健康中国行动（2019—2030 年）》中的"中小学健康促进行动"和"合理膳食行动"、《营养与健康学校建设指南》等相关要求，改善学生营养，促进和推动"营养与健康学校"创建，特编写此书。

儿童与青少年肩负着国家未来的希望。营养教育作为改善学生营养健康状况最根本、最经济、最有效的措施，是学生营养改善工作与公共卫生的基础和核心，是关系到学生个体、家庭和国家的系统工程。本书分为上、下两篇，上篇为学生营养，包括营养学基础、各类食物营养、学生营养调查与营养状况评价、学生常见营养问题、营养改善相关政策法规五章；下篇为学生膳食管理，包括学生营养与膳食指导、学生营养食谱编制、食品安全与食物中毒、食品安全法规及学校食品安全管理四章。

本书编写遵循科学性和实操性相结合的原则，根据儿童及青少年生长发育需要，重点关注学生群体（小学生、中学生、大学生），从营养特点、合理膳食、食品安全、膳食管理等多个维度提出学生营养的基本原则，为学生家长、营养工作者提供通俗易懂、操作性强的膳食食谱，引导家庭、学校集体供餐单位、营养指导员不断增强营养健康素养，全面促进学生健康，搭建从家庭到学校再到社会的传递链，传播正确的营养健康知识和合理膳食行为，促进全社会形成健康生活方式。本书所述内容从理论研究到生活实践，均与《中国居民膳食指南（2022）》《中国学龄儿童膳食指南（2022）》的准则保持一致，在教育、指导学生合理膳食、改善营养状况及增强健康素养方面具有重要的现实意义，为健康中国战略奠定营养基础。

本书在编写过程中参考、借鉴了大量国内外资料，在此向本书所参考书籍、文献的作者表示感谢和敬意。由于编者水平有限，编写时间仓促，书中难免有不完善之处，敬请广大读者批评指正。

编者
2024 年 4 月

目录

下篇　学生膳食管理　　171

上篇　学生营养

第一章

营养学基础

营养是机体摄取、消化、吸收和利用食物成分，以满足生理功能和体力活动需要的生物学过程。食物是人类赖以生存的物质基础，供给人体必需的各类营养素。人体为了维持生命和健康，保证生长发育和从事各项活动，每天必须摄入一定量的食物。不同的食物所含营养素的数量和质量不同，因此膳食中的食物组成是否合理，即提供营养素的数量与质量是否适宜，其比例是否合适，对于维持机体的生理功能、生长发育、促进健康及预防疾病至关重要。

食物中所含有的能够维持机体繁殖、生长发育和生存等一切生命活动和过程的物质称为营养素。食物中的营养素种类繁多，人体所需大约有 40 多种，按其化学性质和生理功能的不同可分为蛋白质、脂类、碳水化合物、矿物质、维生素五大类。按照人体需要量或在人体内含量的多少，可分为宏量营养素和微量营养素。宏量营养素主要是指人体需要量较大的营养素，包括碳水化合物、脂类和蛋白质，由于这三种营养素在体内氧化可以释放能量，因此又被称作产能营养素。微量营养素是人体需要量较少的营养素，包括矿物质和维生素。

不同的食物所含的营养成分不同，不能互相替代，所以日常生活中必须合理地进行食物选择与搭配，以满足机体对营养和健康的需求。合理营养是人体健康的物质基础。合理营养即全面而均衡的营养，是指人体每天从食物中摄入的能量和各种营养素的数量及其相互间的比例，能满足在不同生理阶段、不同劳动环境及不同劳动强度下的需要，并使机体处于良好的健康状态。平衡膳食是合理营养的物质基础，是实现合理营养的基本途径，也是反映现代人生活质量的一个重要标志。平衡膳食即合理膳食，是指能满足合理营养需求的膳食，从食物中摄入的能量和营养素在一个动态过程中，能提供给机体一个合适的量，避免出现某些营养素的缺乏或过多而引起机体对营养素需要和利用的不平衡。合理膳食的基本要求有如下几点。

1. 食物种类多样，数量充足，比例合适

食物多样是平衡膳食的基础，合理搭配是平衡膳食的保障。人类需要的基本食物包括五大类：①谷薯类，包括谷类（含全谷物）、薯类、杂豆；②蔬菜和水果；③动物性食物，包括畜、禽、鱼、蛋、奶；④大豆类和坚果；⑤烹调油和盐。不同类别的食物所含有的营养素及其他有益成分的种类和数量不同。除 6 月龄内婴儿的母乳外，没有一种天然物质能够满足人体所需的能量和全部营养素，因此，只有经过多种食物的合理搭配，才能满足人体对能量和各种营养素的需要。《中国居民膳食指南（2022）》推荐每天的膳食应包括谷薯类，蔬菜、水果，畜、禽、鱼、蛋、奶类和豆类食物，平均每天摄入 12 种以上食物，每周 25 种以上，合理搭配。

2. 保证食物安全

食物不得含有对人体造成危害的各种有害因素且应保持食物的新鲜卫生，以确保居民的生命安全。

3. 科学的烹调加工

科学的烹调加工可以去除食物中的抗营养因子和有害微生物，并能提高食物的消化率、改变食物的感官性状和促进食欲。

4. 合理的进餐制度和良好的饮食习惯

膳食制度是将全天的食物定时、定质、定量地分配给食用者的一种制度。合理的进餐制度有助于促进食欲和消化液的定时分泌，使食物能够进行充分的消化、吸收和利用。学生应从小养成健康的饮食行为，吃好一日三餐，做到三餐规律，定时定量。尤其要注重早餐的营养质量，合理选择和食用零食，并养成不挑食偏食、不过度节食、不暴饮暴食等良好的饮食习惯。

5. 遵循中国居民膳食指南的准则

《中国居民膳食指南（2022）》提出平衡膳食八条准则：食物多样，合理搭配；吃动平衡，健康体重；多吃蔬果、奶类、全谷、大豆；适量吃鱼、禽、蛋、瘦肉；少盐少油，控糖限酒；规律进餐，足量饮水；会烹会选，会看标签；公筷分餐，杜绝浪费。

学龄儿童处于特殊生理阶段，生长发育迅速，需要充足营养以保证健康成长。学龄儿童时期也是一个人饮食行为和生活方式形成的关键时期，从这个阶段开始培养健康饮食行为和生活方式将受益终身。中国营养学会制定了《中国学龄儿童膳食指南（2022）》，在一般人群膳食指南的基础上，又增加了五条准则：主动参与食物选择和制作，提高营养素养；吃好早餐，合理选择零食，培养健康饮食行为；天天喝奶，足量饮水，不喝含糖饮料，禁止饮酒；多户外活动，少视屏时间，每天 60 分钟以上的中高强度身体活动；定期监测体格发育，保持体重适宜增长。

为了指导居民进行平衡膳食，避免营养不足和过量，减少慢性非传染性疾病的发生，中国营养学会在 2000 年制定了膳食营养素参考摄入量（DRIs），并在 2013 年、2023 年先后对其进行了修订。

膳食营养素参考摄入量是为了保证人体合理摄入营养素，避免缺乏和过量，在推荐膳食营养素供给量的基础上发展起来的每日平均膳食营养素摄入量的一组参考值。包括平均需要量（EAR）、推荐摄入量（RNI）、适宜摄入量（AI）、可耐受最高摄入量（UL）、宏量营养素可接受范围（AMDR）、降低膳食相关非传染性疾病风险的建议摄入量（PI-NCD）、特定建议值（SPL）。

（1）平均需要量：EAR 是指某一特定性别、年龄及生理状况群体中的所有个体对某营养素需要量的平均值。

（2）推荐摄入量：RNI 是指可以满足某一特定性别、年龄及生理状况群体中绝大多数个体（97%～98%）需要量的某种营养素摄入水平。

（3）适宜摄入量：AI 是通过观察或实验获得的健康人群中某种营养素的摄入量。

（4）可耐受最高摄入量：UL 是营养素或食物成分的每日摄入量的安全上限，是一个健康人群中几乎所有个体都不会产生毒副作用的最高摄入量。

（5）宏量营养素可接受范围：AMDR 是指脂肪、蛋白质和碳水化合物理想的摄入量范围，该范围可以提供这些必需营养素的需要，并有利于降低慢性疾病的发生危险。

（6）降低膳食相关非传染性疾病风险的建议摄入量：PI-NCD 是以非传染性慢性疾病的一级预防为目标，提出的必需营养素的每日摄入量。

（7）特定建议值：SPL 是指某些疾病易感人群膳食中某些生物活性成分的摄入量达到或接近这个建议水平时，有利于维护人体健康。

第一节　能量

一、概述

自然界中的能量以太阳能、热能、电能、机械能、化学能等多种形式存在，但人体所需能量只能由食物中的蛋白质、脂肪、碳水化合物经生物氧化过程所提供。营养素所释放的能量，一部分用于维持机体代谢、呼吸、循环、神经传导以及肌肉收缩等生命活动的正常进行，一部分用于维持体温。当能量长期摄入不足时，机体会动员组织和细胞中所储存的能量以满足生理活动中的能量需要。当能量摄入多于机体需要时，多余的能量将以脂肪的形式储存在体内。能量的过剩与缺乏均会对人体健康造成一定影响。

能量的国际通用单位是焦耳（joule，J），营养学领域能量的常用单位是卡（calorie，cal）和千卡（kilocalorie，kcal），能量单位换算关系如下：$1kJ＝0.239kcal$，$1kcal＝4.184kJ$。每克蛋白质、脂肪、碳水化合物在体内氧化分解（或在体外燃烧）时所产生的能量值称为能量系数或食物的热价。由于食物营养素在人体消化道内不能被全部吸收，并且其消化率也各不相同，混合膳食中蛋白质、脂肪、碳水化合物的吸收率分别为 92％、95％、98％，因此在实际应用中，产能营养素所产生的能量按以下关系进行换算。

1g 蛋白质→16.74kJ（4kcal）能量

1g 脂肪→37.56kJ（9kcal）能量

1g 碳水化合物→16.81kJ（4kcal）能量

二、人体的能量消耗

成年人的能量消耗主要包括基础代谢、体力活动和食物热效应三个方面。对于妊娠期和哺乳期妇女而言，还需要一部分能量供给胎儿生长发育，母体子宫、胎盘以及乳房等组织增长，合成和分泌乳汁以及体脂储备的需要。对于婴幼儿、儿童和青少年，还需要一部分能量供给生长发育。当机体的能量摄入量与机体需求量达到较为理想的平衡状况时，机体的能量需要等于其能量消耗。

（一）基础代谢

基础代谢是指人体经过 10～12 小时空腹和良好的睡眠，在清醒仰卧、恒温（一般为 22～26℃）条件下，无任何身体活动和紧张的思维活动，全身肌肉放松时的能量消耗。基础代谢时的能量消耗仅用于维持体温、呼吸、心脏搏动、血液循环及其他组织器官和细胞的基本生理功能。影响人体基础代谢能量消耗的因素包括以下几种。

1. 体型与体质

基础代谢与体表面积成正比，体表面积越大，向外环境散热越快，基础代谢能量消耗也越高。肌肉、心脏、肝脏、肾脏、脑等组织代谢活跃，所消耗的能量占基础代谢能量消耗的 70％～80％，脂肪组织消耗的能量明显低于瘦体组织。同等体重情况下，瘦高且肌肉发达者的基础代谢能量消耗高于矮胖者。年龄和体表面积相同的情况下，男性瘦体组织所占比例一般高于女性，其基础代谢能量消耗较女性高 5％～10％。

2. 生理与病理状况

婴幼儿和青少年时期由于生长发育迅速，基础代谢能量消耗也较高。成年后基础代谢水平随着年龄增长不断下降，30 岁以后每 10 年约降低 2％，更年期后下降更多，且能量消耗减少。妊娠期妇女由于子宫、胎盘、胎儿的发育以及体脂储备需要消耗额外能量，哺乳期妇女由于合成和分泌乳汁也需要额外能量消耗，因此妊娠期和哺乳期妇女的基础代谢能量消耗也较高。发热、创伤、失眠等应激状态以及甲状腺素等激素分泌异常时能量代谢增强，也能直接或间接影响机体的基础代谢能量消耗。

3. 生活和作业环境

寒冷、大量摄食以及体力过度消耗均会提高基础代谢水平，而禁食、饥饿或少食时，基础代谢能量消耗相应降低。

（二）体力活动

体力活动是除基础代谢之外人体能量消耗的另一个主要方面。对于学生来讲其体力活动耗能主要用于日常的活动、运动，包括消化和肌肉动作所需的能量。体力活动的能量消耗变化最大，也是人体控制能量消耗、保持能量平衡、维持健康的重要部分。学生应每天进行一定强度的体力活动，适当的体力活动可以改善学生的身心健康、增强体魄。在一定强度的运动中所消耗的额外能量也可促进学生摄入食物。

（三）食物热效应

食物热效应又称食物特殊动力作用，是指人体在摄食过程中所引起的额外能量消耗，是摄食后发生的一系列消化、吸收、利用以及营养素及其代谢产物之间相互转化过程中所消耗的能量。食物热效应的高低与食物营养成分、进食量和进食速度有关。

不同的产能营养素其食物热效应并不相同，脂肪的食物热效应为本身产生能量的 0%～5%，碳水化合物为 5%～10%，而蛋白质的食物热效应最高，可达 20%～30%。混合性食物的食物热效应占其总能量的 10%。摄食量越多，能量消耗也越多。进食快者比进食慢者食物热效应高，进食快时中枢神经系统更活跃，激素和酶的分泌速度快且数量多，吸收和储存的速率更高，其能量消耗也相对较高。

（四）生长发育的能量消耗

生长发育耗能是婴幼儿、儿童和青少年所特有的能量消耗，其能量主要用于机体生长发育中合成新的组织以及储存在新组织中。

三、能量需要量及食物来源

不同阶段的学生所需能量不同，根据《中国学龄儿童膳食指南（2022）》，6～10 岁学生能量需要水平为 1400～1600kcal/d；11～13 岁学生所需能量为 1800～2000kcal/d；14～17 岁学生能量需要水平为 2000～2400kcal/d；而 18 岁以上学生所需能量为 1800～2250kcal/d。

富含蛋白质、脂肪、碳水化合物的食物均可为机体提供能量。根据中国居民平衡膳食宝塔，最高层的油脂类属于能量密度最高的食物，第三层的肉类次之，第一层的谷薯及杂豆类能量密度适中，第三层鱼虾类以及第四层的奶类能量密度更低一些，第二层的蔬菜、水果类是能量密度最低的食物。常见食物的能量含量见表 1-1。

表 1-1 常见食物中的能量含量（每 100g 可食部）

食物名称	能量		食物名称	能量		食物名称	能量	
	kcal	kJ		kcal	kJ		kcal	kJ
花生油	899	3761	面条	283	1186	香蕉	93	389
葵花籽油	899	3761	鸭	240	996	鲫鱼	89	377
色拉油	898	3757	馒头	236	989	马铃薯	81	343
猪油（炼）	897	3689	鸭蛋	180	748	酸奶	70	295
腊肉（生）	692	2856	牛肉	160	669	牛奶	65	271
猪肉（肋条肉）	568	2341	鸡（代表值）	145	608	苹果	53	227
黄豆	390	1631	羊肉	139	581	蜜橘	45	189
肉鸡（肥）	389	1609	鸡蛋	139	581	豆角	34	144
稻米	346	1453	带鱼	127	535	大白菜	20	82
小麦	338	1416	草鱼	113	475	油菜	12	50

资料来源：《中国食物成分表标准版（第 6 版）》。

第二节　蛋白质

一、概述

蛋白质是一切生命的物质基础，是构成机体细胞、组织和器官的重要组成成分，没有蛋白质就没有生命。正常人体内含有 16％～19％ 的蛋白质，并处于不断分解与合成的动态平衡之中，人体组织每天都在进行蛋白质的更新与修复，成人体内每天约有 3％ 的蛋白质被更新。

二、分类

（一）氨基酸分类

1. 必需氨基酸

必需氨基酸是指人体不能合成或合成速度不能满足机体需要，必须从食物中直接获得的氨基酸。成人的必需氨基酸有 8 种：异亮氨酸、亮氨酸、赖氨酸、蛋氨酸、苯丙氨酸、苏氨酸、色氨酸和缬氨酸。婴儿的必需氨基酸除以上 8 种外，还包括组氨酸。

2. 非必需氨基酸

非必需氨基酸是指人体可以自身合成，不一定需要从食物中直接获取的氨基酸。

3. 条件必需氨基酸

某些氨基酸在正常情况下，可以在体内合成，但在某些特殊情况下，如机体合成能力有限或需要量增加时，不能满足机体的需要，必须从食物中获得，变成必需氨基酸，这些氨基酸就称为条件必需氨基酸。如半胱氨酸和酪氨酸在体内分别由蛋氨酸和苯丙氨酸转变而成，如果膳食中能够直接提供半胱氨酸和酪氨酸，则人体对蛋氨酸和苯丙氨酸的需要可分别减少 30％和 50％。但如果膳食中的蛋氨酸和苯丙氨酸供给不足，或由其他原因导致机体不能对其进行转化时，半胱氨酸和酪氨酸就变成了必需氨基酸，必须由食物提供。

（二）蛋白质分类

1. 完全蛋白质

完全蛋白质又称优质蛋白质，是指所含氨基酸种类齐全，氨基酸模式与人体蛋白质氨基酸模式接近，营养价值较高，不仅可维持成人的健康，也可促进儿童生长发育的蛋白质。如奶中的酪蛋白、乳白蛋白，蛋中的卵白蛋白、卵黄蛋白，肉中的白蛋白、肌蛋白，大豆中的大豆蛋白，小麦中的麦谷蛋白，玉米中的谷蛋白等均属于完全蛋白质。

2. 半完全蛋白质

半完全蛋白质是指必需氨基酸种类齐全，但氨基酸模式与人体蛋白质氨基酸模式差异较大，其中一种或几种必需氨基酸含量较低，导致其他必需氨基酸在体内不能被充分利用而浪费，造成蛋白质营养价值降低，虽可维持生命，但不能促进生长发育的蛋白质，如小麦和大麦中的麦胶蛋白等。

3. 不完全蛋白质

不完全蛋白质是指含必需氨基酸种类不全，既不能维持生命又不能促进生长发育的蛋白质，如玉米中的玉米胶蛋白，动物结缔组织、动物肉皮中的胶原蛋白，豌豆中的豆球蛋白等。

三、蛋白质的生理功能

（一）人体组织的构成成分

蛋白质是构成组织、器官的重要成分，人体各组织、器官无一不含蛋白质。人体细胞从细胞膜到细胞内的各种结构中均含有蛋白质，肌肉、心、肝、肾等器官含大量蛋白质，骨骼、牙齿、指（趾）甲内也含有大量蛋白质。人体的生长发育过程可视为蛋白质不断积累增加的过程。

（二）调节生理功能

机体生命活动能够有条不紊地进行，依赖于多种生物活性物质的调节，而蛋白质是体内构成多种重要生理活性物质的成分，参与调节机体生理功能。如消化酶具有促进食物消化、吸收的作用；载体蛋白具有运输营养素的作用；白蛋白具有调节渗透压、维持体液平衡的功能；免疫球蛋白具有维持机体免疫功能的作用；血红蛋白具有携带、运输氧的功能；由蛋白质或蛋白质衍生物构成的某些激素，如生长激素、胰岛素、甲状腺素等调节着各种生理过程并维持机体内环境的稳定。

（三）供给能量

蛋白质在体内降解生成氨基酸后，可直接或间接经三羧酸循环氧化分解，同时释放出能量，每克食物蛋白质在体内代谢约产生 4kcal 能量。由于蛋白质的供能可以由脂肪、碳水化合物所代替，因此，供给能量并非蛋白质的主要生理功能。

（四）肽类的特殊生理功能

近年来，研究发现蛋白质的次级水解产物——肽，无论是由体外供给或是体内产生，都具有其特殊的生理功能。它们不仅能作为氨基酸的供体，而且也是一类生理调节物质。

1. 参与机体的免疫调节

从牛的 κ-酪蛋白、α_1-酪蛋白及 β-酪蛋白中得到的免疫调节肽，对免疫系统既有抑制作用又有增强作用。

2. 促进矿物质吸收

以乳中的酪蛋白为原料，利用酶技术分离而取得的酪蛋白磷酸肽具有促进钙、铁溶解的特性。体外试验已经证实酪蛋白磷酸肽能够在碱性条件下防止钙与磷酸结合生成沉淀，促进钙的吸收。因此可以将酪蛋白磷酸肽作为钙、镁、铁等矿物质为原料的营养素补充剂的配料，用于预防骨质疏松、龋齿、高血压和贫血等疾病，还可用于调整牛奶中的钙磷比例。

3. 降血压

来源于乳酪蛋白、鱼贝类、植物的降压肽可通过抑制血管紧张素转换酶的活性来实现降压功能。

4. 清除自由基

谷胱甘肽是由谷氨酸、半胱氨酸和甘氨酸结合而成的含有一个巯基的三肽。谷胱甘肽作为自由基清除剂，可保护细胞膜使之免受氧化性破坏。

四、蛋白质的参考摄入量及食物来源

人体蛋白质在不断地进行分解与合成，组织细胞也在不断地更新，但机体的蛋白质总量却以动态的形式维持不变。营养学上将摄入蛋白质的量和排出蛋白质的量之间的关系称为氮平衡。健康成人应维持在零氮平衡并富裕5%，而婴幼儿、青少年应保持正氮平衡，即摄入氮多于排出氮，以满足机体对蛋白质额外的需要。不同年龄段人群蛋白质的平均需要量（EAR）和推荐摄入量（RNI）见表1-2。

表 1-2　中国居民膳食蛋白质参考摄入量　　　　单位：g/d

人群	EAR		RNI	
	男性	女性	男性	女性
0 岁～	—	—	9（AI）	9（AI）
0.5 岁～	—	—	17（AI）	17（AI）
1 岁～	20	20	25	25
2 岁～	20	20	25	25
3 岁～	25	25	30	30
4 岁～	25	25	30	30
5 岁～	25	25	30	30
6 岁～	30	30	35	35
7 岁～	30	30	40	40
8 岁～	35	35	40	40
9 岁～	40	40	45	45
10 岁～	40	40	50	50
11 岁～	45	45	55	55
12 岁～	55	50	70	60
15 岁～	60	50	75	60
18 岁～	60	50	65	55
30 岁～	60	50	65	55
50 岁～	60	50	65	55
65 岁～	60	50	72	62
75 岁～	60	50	72	62
孕早期	—	+0	—	+0
孕中期	—	+10	—	+15
孕晚期	—	+25	—	+30
乳母	—	+20	—	+25

数据来源：《中国居民膳食营养素参考摄入量（2023 版）》。

注："—"表示未制定或未涉及，"+"表示在相应年龄阶段的成年女性需要量基础上增加的需要量。

蛋白质按来源可分为动物性蛋白质和植物性蛋白质两大类。一般来讲，动物性蛋白质质量好、利用率高，营养价值高于植物性蛋白质。动物性食物中蛋类蛋白质含量为 11%～14%，乳类（牛奶）含蛋白质 3%～3.5%，新鲜的禽、畜和鱼肉中含蛋白质 15%～22%，以上动物性食物均是人体优质蛋白质的重要来源。植物性食物中，豆类蛋白质含量丰富，尤其是大豆的蛋白质含量可高达 35%～40%，氨基酸组成比较合理，在体内的利用率较高，是植物蛋白质的优质来源。谷类食物虽然蛋白质含量仅为 8% 左右，但作为我国居民的主食，摄入量较大，因此也能够为人体提供一定数量的蛋白质。多数植物性蛋白质利用率较低，因此，注意蛋白质互补，适当进行搭配是十分必要的。常见食物蛋白质含量见表 1-3。

表 1-3　常见食物中蛋白质的含量（每 100g 可食部）

食物名称	含量/g	食物名称	含量/g	食物名称	含量/g
黄豆	35.0	河虾	16.4	籼米	7.7
奶酪（干酪）	25.7	鸭（代表值）	15.5	豆腐	6.6
绿豆	21.6	鸡蛋	13.1	玉米（鲜）	4.0
猪肉（瘦）	20.3	核桃（鲜）	12.8	牛奶	3.3
鸡（代表值）	20.3	鸭蛋	12.6	酸奶	2.8
牛肉	20.0	小麦粉	12.4	韭菜	2.4
鹅	17.9	鹅蛋	11.1	香菇	2.2
河蟹	17.5	小米	9.0	大白菜	1.6
草鱼	16.6	羊肉	8.5	苹果	0.4
海参	16.5	粳米	7.7	梨	0.3

资料来源：《中国食物成分表标准版（第 6 版）》。

第三节　脂类

一、概述

脂类是人体必需的一类宏量营养素，是人体的重要成分之一，包括脂肪和类脂两大类。脂肪是由一分子甘油和三分子脂肪酸组成的甘油三酯，是体内重要的储能和供能物质，食物中的脂类约 95% 是脂肪。常温时呈固态的脂肪称为"脂"，液态的称为"油"。类脂包括磷脂和固醇类，约占全身脂类总量的 5%，是细胞膜、机体组织器官，尤其是神经组织的重要组成成分。脂类是膳食中一种重要的营养素，食物烹调时脂类可赋予食物特殊的色、香、味，增进食欲，适量摄入可满足机体生理需要，促进脂溶性维生素的吸收和利用，在维持人体健康方面发挥着十分重要的作用。

二、分类

（一）脂肪酸

脂肪酸是具有甲基端和羧基端的碳氢链，大多数脂肪酸含有排成一条直链的偶数个碳原子。按照碳链长短、饱和程度以及空间结构的不同，脂肪酸的分类方法也不相同。

1. 按照碳链长短分类

含有 14～24 碳的脂肪酸称为长链脂肪酸，含有 8～12 碳的脂肪酸称为中链脂肪酸，而含有 6 碳以下的称为短链脂肪酸。此外，还有一些极长链脂肪酸主要分布于大脑和某些特殊组织中，如视网膜和精子。人体脂肪组织中含有各种长度的脂肪酸，而食物中的脂肪酸主要以 18 碳脂肪酸为主，并发挥重要的营养学价值。

2. 按饱和程度分类

根据碳链上两个相邻的碳原子之间是否含有不饱和双键，可将脂肪酸分为饱和脂肪酸（saturated fatty acid，SFA）和不饱和脂肪酸（unsaturated fatty acid，USFA）。

饱和脂肪酸的碳链中不含有不饱和双键。动物性食物如肉类、蛋类、奶类的饱和脂肪酸含量较高，植物性脂肪如椰子油、可可籽油、棕榈油中也含有丰富的饱和脂肪酸。

不饱和脂肪酸含有一个或多个不饱和双键。含有一个不饱和双键的脂肪酸称为单不饱和脂肪酸（monounsaturated fatty acid，MUFA），含有两个及以上不饱和双键的脂肪酸称为多不饱和脂肪酸（polyunsaturated fatty acid，PUFA）。食物脂肪中，最常见的单不饱和脂肪酸是油酸，多不饱和脂肪酸是亚油酸、亚麻酸、花生四烯酸等。

3. 按空间结构分类

根据不饱和脂肪酸双键的空间构型，可将脂肪酸分为顺式脂肪酸和反式脂肪酸。顺式脂肪酸的氢原子在碳碳双键的同侧，反式脂肪酸的氢原子在碳碳双键的不同侧。自然状态下的脂肪酸大部分为顺式结构，反式脂肪酸是对植物油进行氢化和加热的产物。由于担心动物脂肪中的饱和脂肪酸会使心血管疾病的发生率增高，而植物油又有高温不稳定、无法长时间储存等问题，20 世纪 80 年代科学家们将不饱和脂肪酸的不饱和双键与氢结合使其变成饱和键，而随着饱和程度的增加，油类可由液态变为固态，这一过程称为氢化。植物油氢化过程中，一些未被饱和的不饱和脂肪酸的空间结构发生变化，由顺式转化为反式，成为反式脂肪酸。反式脂肪酸摄入过多可使血液中低密度脂蛋白胆固醇上升，高密度脂蛋白胆固醇下降，从而使患冠心病的风险增高。反式脂肪酸摄入量与脂肪的摄入量及所摄入的食物种类有关，人造奶油、蛋糕、饼干、油炸食品、乳酪产品以及花生酱等是反式脂肪酸的主要来源。目前各国政府都已采取相应的措施控制饮食中反式脂肪酸的摄入。

4. 按双键位置分类

脂肪酸是一个含不等碳原子数目的脂肪族羧酸，其中一端为甲基端，一端为羧基端。脂肪酸碳原子位置的排列一般从甲基端的碳起计算不饱和双键的位置，可分为 ω-3、ω-6、ω-9 等。

（二）类脂

类脂包括磷脂和固醇类。

1. 磷脂

磷脂按其组成结构可分为磷酸甘油酯和神经鞘磷脂。常见的磷酸甘油酯有卵磷脂、脑磷脂、肌醇磷脂等。神经鞘磷脂是膜结构的重要磷脂，与卵磷脂共存于细胞膜外侧，对维持细胞正常结构和功能具有重要作用。磷脂的主要功能有：提供能量；帮助脂类或脂溶性物质如脂溶性维生素、激素等顺利通过细胞膜，促进细胞内外物质交换；作为乳化剂，可使体液中的脂肪悬浮在液体中，有利于其吸收、转运和代谢。此外，磷脂作为乳化剂广泛应用于人造奶油、蛋黄酱和巧克力生产中。磷脂还能改善脂肪的吸收和利用，防止胆固醇在血管内沉积、降低血液的黏度、促进血液循环，对预防心血管疾病具有一定作用。食物磷脂被机体消化吸收后释放出胆碱，进而合成神经递质乙酰胆碱，能够促进和改善大脑组织和神经系统功能。

2. 固醇类

固醇类是一类含有多个环状结构的脂类化合物，包括动物固醇和植物固醇，其中胆固醇是最重要的一种固醇。胆固醇是细胞膜的重要成分，人体内 90% 的胆固醇存在于细胞之中。人体内许多活性物质，如胆汁、性激素、肾上腺素等都是以胆固醇为原料进行合成的。胆固醇还可在体内转变为 7-脱氢胆固醇，后者在皮肤中经紫外线照射可转变成维生素 D_3。胆固醇除来自食物外，还可以由人体自身合成，其合成的主要场所是肝脏和小肠。植物固醇是存在于植物性食物中分子结构与胆固醇相似的化合物的统称。常见的植物固醇有 β-谷固醇、豆固醇、菜固醇。植物固醇可以干扰肠道对胆固醇的吸收，因此具有降低血胆固醇的作用。

植物固醇主要来源于植物油、豆类、坚果等食物，植物油是植物固醇含量最高的一类食物，如每 100g 大豆油中植物固醇含量约 300mg，花生油约 250mg，玉米胚芽油含量最高，可达 1000mg 以上。

三、脂肪的生理功能

由于脂肪所含脂肪酸链的长短不同、饱和程度和空间结构各异，其呈现出的特性和功能也不尽相同。

（一）食物中脂肪的作用

食物中的脂肪除了能为人体提供能量和作为人体脂肪的合成材料，还具有一些特殊的营养学功能。

1. 增加饱腹感

食物脂肪由胃进入十二指肠时会刺激十二指肠产生肠抑胃素，使胃蠕动受到抑制，导致食物由胃进入十二指肠的速度相对缓慢。食物中的脂肪含量越多，胃排空的速度越慢，排空所需的时间也越长，从而增加饱腹感。

2. 改善食物的感官性状

脂肪作为食物烹调加工过程中的一种重要原料，能够起到改善食物色、香、味、形的作用，使食物更加美观，促进食欲。

3. 提供脂溶性维生素

食物脂肪不仅是脂溶性维生素的重要来源，同时也能促进脂溶性维生素在肠道的吸收。

（二）体内脂肪的生理功能

体内脂肪主要分布在腹腔、皮下以及肌肉纤维之间，具有重要的生理功能。

1. 储存和提供能量

当机体摄入的能量过多不能被充分利用时会转变成脂肪储存起来。当机体需要时，脂肪细胞中的脂肪分解酶会立即分解甘油三酯释放出甘油和脂肪酸进入血液循环，与食物中被吸收的脂肪一起被分解释放出能量以满足机体的需要。甘油三酯中碳、氢的含量远高于蛋白质和碳水化合物，因此可提供较多的能量，1g脂肪可产生约 39.7kJ（9.46kcal）能量。

体内脂肪的储存和能量提供有两个特点：一是脂肪细胞可以不断地储存脂肪，至今尚未发现其储存脂肪的上限。因此人体可因不断地摄入过多能量而不断地积累脂肪，导致越来越胖。二是机体不能利用脂肪酸分解的含有 2 个碳的化合物合成葡萄糖，脂肪不能直接给脑和神经细胞以及血细胞提供能量，故减肥不当可能导致机体分解组织蛋白质，通过糖异生保证血糖水平。

2. 保温及润滑作用

皮下脂肪组织能够起到隔热保温的作用，维持机体体温正常和恒定，因此一般肥胖者不怕冷。脂肪组织在体内对器官有支撑和衬垫作用，可保护内部器官免受外力伤害，同时能够减少器官间的摩擦，如心脏、肾脏等脏器周围的脂肪对内脏可起到保护和减震的作用，腹腔大网膜中的大量脂肪在胃肠蠕动中起润滑作用。

3. 节约蛋白质作用

脂肪在体内分解代谢的产物可以促进碳水化合物的能量代谢，使碳水化合物更有效地释放能量。充足的脂肪可保护包括食物蛋白质在内的体内蛋白质不被用来作为能源物质，而使其有效地发挥其他重要的生理功能。

4. 构成机体成分

脂肪能提供脂肪酸作为合成其他脂类的原料，磷脂和固醇也是人体细胞的重要组成成分。

5. 内分泌作用

发现脂肪组织的内分泌功能是内分泌学研究领域的重大进展之一，也是人们认识脂肪组织作用的新起点。现已发现由脂肪组织所分泌的因子有瘦素、肿瘤坏死因子、白细胞介素-6、白细胞介素-8、血管紧张素原、雌激素、胰岛素样生长因子、脂联素等。这些脂肪组织所分泌的因子，参与机体的代谢、免疫、生长发育等生理过程。

四、脂肪的参考摄入量及食物来源

膳食脂肪摄入过多，可导致肥胖症、心血管疾病、高血压以及某些癌症的发病率升高，因此预防此类疾病发生的重要措施就是控制脂肪的摄入量。不同年龄组人群膳食脂肪和脂肪酸的参考摄入量见表1-4。

膳食脂肪主要来源于动物脂肪组织、肉类及植物种子。畜、禽等动物脂肪中饱和脂肪酸和单不饱和脂肪酸含量较多，而多不饱和脂肪酸含量较少。水产品富含不饱和脂肪酸，如深海鱼、贝类食物含二十碳五烯酸（EPA）和二十二碳六烯酸（DHA）较多。植物油主要富含不饱和脂肪酸，亚油酸是植物油中普遍存在的一种不饱和脂肪酸，而豆油、紫苏籽油、亚麻籽油中 α-亚麻酸较多，但可可籽油、椰子油和棕榈油则富含饱和脂肪酸。磷脂含量较为丰富的食物为蛋黄、动物肝脏、大豆、麦胚和花生等。胆固醇含量较多的食物是动物的脑、肝、肾等内脏和蛋类，肉类和奶类也含有一定量的胆固醇。常见食物中脂肪含量见表1-5。

表 1-4　中国居民膳食脂肪和脂肪酸参考摄入量

年龄（阶段）	总脂肪 AMDR/%E (AI)	饱和脂肪酸 AMDR/%E	n-6 多不饱和脂肪酸 AMDR/%E	n-3 多不饱和脂肪酸 AMDR/%E	亚油酸 AI/%E	亚麻酸 AI/%E	EPA+DHA AMDR/AI/(g/d)
0 岁～	48 (AI)	—	—	—	8.0 (0.15g①)	0.90	0.1①
0.5 岁～	40 (AI)	—	—	—	6.0	0.67	0.1②
1 岁～	35 (AI)	—	—	—	4.0	0.60	0.1②
3 岁～	35 (AI)	—	—	—	4.0	0.60	0.2
4 岁～	20～30	<8	—	—	4.0	0.60	0.2
6 岁～	20～30	<8	—	—	4.0	0.60	0.2
7 岁～	20～30	<8	—	—	4.0	0.60	0.2
9 岁～	20～30	<8	—	—	4.0	0.60	0.2
11 岁～	20～30	<8	—	—	4.0	0.60	0.2
12 岁～	20～30	<8	—	—	4.0	0.60	0.2
15 岁～	20～30	<8	—	—	4.0	0.60	0.25
18 岁～	20～30	<10	2.5～9.0	0.5～2.0	4.0	0.60	0.25～2.00 (AMDR)
30 岁～	20～30	<10	2.5～9.0	0.5～2.0	4.0	0.60	0.25～2.00 (AMDR)
50 岁～	20～30	<10	2.5～9.0	0.5～2.0	4.0	0.60	0.25～2.00 (AMDR)
65 岁～	20～30	<10	2.5～9.0	0.5～2.0	4.0	0.60	0.25～2.00 (AMDR)
75 岁～	20～30	<10	2.5～9.0	0.5～2.0	4.0	0.60	0.25～2.00 (AMDR)
孕早期	20～30	<10	2.5～9.0	0.5～2.0	+0	+0	0.25 (0.2②)
孕中期	20～30	<10	2.5～9.0	0.5～2.0	+0	+0	0.25 (0.2②)
孕晚期	20～30	<10	2.5～9.0	0.5～2.0	+0	+0	0.25 (0.2②)
乳母	20～30	<10	2.5～9.0	0.5～2.0	+0	+0	0.25 (0.2②)

资料来源：《中国居民膳食营养素参考摄入量（2023 版）》。

注：① 花生四烯酸；② DHA。

"—"表示未制定；"+"表示在相应年龄阶段的成年女性需要量基础上增加的需要量。

表 1-5　常见食物中脂肪含量（每 100g 可食部）

食物名称	含量/g	食物名称	含量/g	食物名称	含量/g
黄油	98.0	腊肉（生）	48.8	鸡蛋粉（全蛋粉）	36.2
奶油	97.0	腊肠	48.3	咸肉	36.0
酥油	94.4	羊肉干	46.7	肉鸡（肥）	35.4
猪肉（肥）	88.6	炸素虾	44.4	鸭蛋黄	33.8
松子仁	70.6	花生仁（生）	44.3	猪肉（后臀尖）	30.8
猪肉（猪脖）	60.5	凤尾鱼（熟）	43.0	黄豆	16.0
猪肉（肋条肉）	59.0	奶皮子	42.9	三文鱼	7.8
核桃（干）	58.8	烤鸭	41.3	草鱼	5.2
鸡蛋黄粉	55.1	香肠	40.7	带鱼	4.9
葵花子（生）	49.9	牛肉干	40.0	沙丁鱼	1.1

资料来源：《中国食物成分表标准版（第 6 版）》。

第四节　碳水化合物

一、概述

　　碳水化合物也称糖类，是人类重要的能量来源，也是最经济的供能营养素。碳水化合物由碳、氢、氧三种元素组成，因多数碳水化合物所含氢和氧的比例与水相同为 2∶1，因此被称作碳水化合物。碳水化合物是最早被发现的营养素之一，广泛存在于动植物中，包括膳食纤维、果胶、糖胺聚糖、几丁质等构成结构的骨架物质，以及淀粉、糊精、糖原等为能量代谢提供原料的物质。

二、分类

（一）糖

1. 单糖

　　单糖是指不能被水解的最简单的碳水化合物。食物中最常见的单糖是葡萄糖、果糖和半乳糖。

　　（1）葡萄糖：葡萄糖有 D-型和 L-型两种，人体只能代谢 D-型葡萄糖。D-型葡萄糖又叫做右旋糖，是构成其他碳水化合物的最基本单位，是最常见、最重要的单糖，可作为多种生物活性物质合成的原料或前体。自然界中的葡萄糖主要存在于水果和蜂蜜中。

（2）果糖：果糖是葡萄糖的同分异构体，几乎总是与葡萄糖同时存在于植物中，菊科植物如洋蓟和菊苣中含量较多。果糖是天然碳水化合物中甜度最高的，其甜度是蔗糖的 1.2～1.5 倍。果糖是动物体易于吸收的单糖，其代谢不依赖于胰岛素，对血糖影响较小，因此适合糖耐量降低者。

（3）半乳糖：半乳糖很少以单糖的形式存在于食物中，主要以结合的形式存在于乳糖、水苏糖、棉子糖中，并参与构成许多重要的糖脂和糖蛋白，细胞膜中也有含半乳糖的多糖。

2. 双糖

双糖又称二糖，是由两分子单糖通过糖苷键连接形成的化合物。食物中常见的双糖有蔗糖、乳糖、麦芽糖等。

（1）蔗糖：蔗糖广泛存在于植物中，是由一分子葡萄糖与一分子果糖通过脱水缩合而成的二糖。蔗糖是植物光合作用的运输形式之一，在植物茎、叶中都可以产生。蔗糖是最具有商业意义的双糖，主要存在于甜菜和甘蔗中，是绵白糖、白砂糖、冰糖和红糖的主要成分。

（2）乳糖：乳糖由一分子葡萄糖和一分子半乳糖缩合而成。乳糖存在于人和哺乳动物的乳汁中，是所有常见糖类中甜度最低的，但比其他糖类更有利于建立和维持肠道有益菌群。

（3）麦芽糖：麦芽糖由两分子葡萄糖脱水缩合而成，大量存在于发芽的谷粒，特别是麦芽中。麦芽糖是淀粉的基本构成单位，用淀粉酶水解淀粉即可得到麦芽糖，是食品工业中重要的原料，其甜度约为蔗糖的一半。

3. 糖醇

糖醇是单糖还原后的产物，广泛存在于生物界，尤其是植物中。常见的糖醇有山梨醇、甘露醇、木糖醇、麦芽糖醇等。糖醇在体内代谢时不需要胰岛素调节，产生的能量比葡萄糖少，升高血糖的作用亦小于葡萄糖，因此常用于糖尿病患者的膳食。在食品工业中，糖醇也是重要的调味剂和湿润剂。

（二）寡糖

寡糖又称低聚糖，是由 3～9 个单糖分子通过糖苷键构成的小分子多糖。寡糖的甜度只有蔗糖的 30%～60%。目前已知重要的寡糖有低聚果糖、低聚木糖、大豆低聚糖、低聚异麦芽糖等。

1. 低聚果糖

低聚果糖是蔗糖中的果糖基与 1～3 个果糖分子结合形成的低聚糖，主要存在于水果和蔬菜中，尤其在洋葱、大蒜、芦笋、香蕉等食物中含量较高。低聚果糖具有食用后不被消化吸收而选择性刺激人体自身双歧杆菌增殖的作用，是一种功能性寡糖。

2. 大豆低聚糖

大豆低聚糖由 3～9 个相同或不同的单糖通过糖苷键结合而成，是存在于大豆中的可溶性糖的总称，包括水苏糖和棉子糖。大豆低聚糖广泛存在于植物中，尤以豆科植物中含量丰富，是一种具有特殊生理功能的功能性低聚糖。大豆低聚糖难以被人体消化，具有甜度低、能量低、可抑制血糖上升以及降低血胆固醇等特点，因此，可作为糖尿病患者的甜味剂。

3. 其他低聚糖

低聚异麦芽糖、低聚半乳糖、低聚木糖等也是常见的寡糖。低聚异麦芽糖随着聚合度的增加，甜味逐渐降低，自然界中极少以游离状态存在。在玉米淀粉或马铃薯淀粉中用化学法或酶水解法生产的葡萄糖浆中也有低聚糖，根据水解方法及聚合度的不同，产品可含有葡萄糖、麦芽糖、麦芽糖醇以及葡萄糖的高分子聚合物。

（三）多糖

多糖是由 10 个或 10 个以上的单糖分子组成的高分子聚合物。多糖是重要的能量储存形式，也是细胞骨架类物质。按照多糖的组成和消化性能，可分为淀粉、非淀粉多糖和其他多糖。

1. 淀粉

淀粉由葡萄糖聚合而成，主要存在于谷类、根茎类植物中，是人体碳水化合物的主要来源。淀粉因聚合方式不同，可分为直链淀粉和支链淀粉。直链淀粉是线性结构，遇碘产生蓝色反应，富含直链淀粉的食物易"老化"形成难消化的抗性淀粉。天然食物中直链淀粉含量较少，仅占淀粉成分的 19%～35%。支链淀粉呈树权状结构，遇碘产生棕色反应，富含支链淀粉的食物易"糊化"，消化率较高。天然食物中支链淀粉含量较多，占淀粉成分的 65%～81%。食物中直链淀粉和支链淀粉的含量变化取决于淀粉的来源和加工方式。食物中还存在一些在健康人小肠内不被消化吸收的淀粉及其降解产物，被称作抗性淀粉。抗性淀粉是膳食纤维的一种，在小肠仅可被部分消化，但在结肠发酵后可被完全吸收。

2. 非淀粉多糖

非淀粉多糖是膳食纤维的一类，80%～90% 的非淀粉多糖是植物细胞壁的组成成分，是由五碳糖、六碳糖和醛糖组成的直链和支链多糖的混合物，包括纤维素、半纤维素、果胶等。此外，植物胶质、海藻胶质等非细胞壁物质也是非淀粉多糖。

3. 其他多糖

植物和菌类在代谢过程中产生的聚合度超过 10 个糖苷键的多糖有很多。按来源可分为真菌多糖、人参多糖、枸杞多糖、香菇多糖等。目前已有 300 多种多糖化合物从天然植物中分离出来。糖原又称作动物淀粉，存在于动物的肝脏和肌肉中，是一种含有许多葡萄糖分子和支链的动物多糖。肝脏中的糖原能迅速地分解为葡萄糖，可维持血糖浓度正常。肌肉中的糖原可为机体提供运动时所需能量，特别是能够满足高强度和持久运动时的能量消耗。

三、碳水化合物的生理功能

（一）提供能量

膳食碳水化合物是人类最经济、最主要的能量来源。人体摄入的碳水化合物在体内经消化变成葡萄糖或其他单糖，参与机体代谢过程，每克葡萄糖在体内氧化可以产生 16.7kJ（4kcal）的能量。糖原是肌肉和肝脏碳水化合物的储存形式，肝脏约储存机体 1/3 的糖原。一旦机体需要，肝脏中的糖原可分解为葡萄糖提供能量。葡萄糖在体内释放能量较快，供能也快，是神经系统和心肌的主要能源，也是肌肉活动时的主要燃料，对维持神经系统和心脏的正常功能、增强耐力、提高工作效率都有重要意义。碳水化合物具有维持脑细胞正常功能的作用。葡萄糖是维持大脑正常功能的必需营养素，当血糖浓度下降时，脑组织可因缺乏能源而使脑细胞功能受损，造成功能障碍，并出现头晕、心悸、出冷汗，甚至昏迷等表现。

（二）构成组织及生命物质

碳水化合物是构成机体组织的重要物质，并参与细胞的组成和多种活动。每个细胞都含有碳水化合物，其含量为 2%～10%，主要以糖脂、糖蛋白、蛋白多糖的形式存在并分布于细胞膜、细胞器膜、细胞质以及细胞间质中。糖结合物还广泛存在于各组织中，如糖与脂形成的糖脂是细胞与神经组织的结构成分之一，主要存在于神经组织中；糖与蛋白质结合生成的糖蛋白如黏蛋白、类黏蛋白，是构成软骨、骨骼、角膜、玻璃体的组成成分。此外，碳水化合物也参与构成抗体、酶、激素等重要生物活性物质。

（三）节约蛋白质作用

机体的能量主要由碳水化合物提供，当膳食中碳水化合物供给不足时，机体为了满足自身对葡萄糖的需要，则通过糖异生作用动用体内蛋白质，甚至是肌肉、肝脏、肾脏、心脏等器官中的蛋白质产生葡萄糖提供能量。因此，完全不吃主食，只吃肉类是不可取的，因为肉类含碳水化合物很少，导致机体将动用蛋白质产能，造成蛋白质的浪费。而当摄入的碳水化合物充足时，则能防止体内蛋白质或膳食蛋白质转变为葡萄糖，减少蛋白质的消耗，即碳水化合物具有节约蛋白质的作用。

（四）抗生酮作用

葡萄糖在体内氧化可生成草酰乙酸，脂肪在体内代谢所生成的乙酰基必须与草酰乙酸结合，进入三羧酸循环才能被彻底氧化。当膳食中碳水化合物摄入不足时，食物脂肪或体内脂肪被动用，分解为脂肪酸为机体提供能量。当碳水化合物供应不足时，导致草酰乙酸不能足量供应，脂肪动用过多所产生的中间代谢产物不能被完全氧化而产生过多的酮体。酮体是一种酸性物质，如在体内蓄积过多，可引起酮血症和酮尿症的发生。膳食中充足的碳水化合物可阻止上述现象的发生，因此称碳水化合物具有抗生酮的作用。

（五）解毒作用

碳水化合物经糖醛酸途径生成的葡萄糖醛酸是体内一种重要的解毒剂，在肝脏内能与细菌毒素、酒精、砷等多种有害物质结合，以消除或减轻这些物质的毒性或生物活性，从而达到解毒的作用。已有研究表明，体内不被消化的碳水化合物在肠道菌群作用下发酵所产生的短链脂肪酸也有较好的解毒和促进健康的作用。

四、碳水化合物的参考摄入量及食物来源

2023 年中国营养学会修订了碳水化合物的参考摄入量。0～5 个月婴儿碳水化合物的 AI 为 60g/d；5 个月至 1 岁婴幼儿碳水化合物 AI 为 80g/d。同时，中国营养学会也提出了碳水化合物提供的能量占总供能的比例。除了 1 岁以下婴幼儿以外，碳水化合物所提供的能量应占膳食总能量的 50%～65%。不同人群膳食碳水化合物参考摄入量见表 1-6。

表 1-6　中国居民膳食碳水化合物参考摄入量

年龄/阶段	总碳水化合物		膳食纤维	添加糖[①]
	EAR/(g/d)	AMDR/%E	AI/(g/d)	AMDR/%E
0 岁～	60（AI）	—	—	—
0.5 岁～	80（AI）	—	—	—
1 岁～	120	50～65	5～10	<10
4 岁～	120	50～65	10～15	<10
7 岁～	120	50～65	15～20	<10
9 岁～	120	50～65	15～20	<10
12 岁～	150	50～65	20～25	<10
15 岁～	150	50～65	25～30	<10

续表

年龄/阶段	总碳水化合物		膳食纤维	添加糖①
	EAR/(g/d)	AMDR/%E	AI/(g/d)	AMDR/%E
18 岁～	120	50～65	25～30	＜10
30 岁～	120	50～65	25～30	＜10
50 岁～	120	50～65	25～30	＜10
65 岁～	120	50～65	25～30	＜10
75 岁～	120	50～65	25～30	＜10
孕早期	＋10	50～65	＋0	＜10
孕中期	＋20	50～65	＋4	＜10
孕晚期	＋35	50～65	＋4	＜10
乳母	＋50	50～65	＋4	＜10

注：① 添加糖不超过 50g/d，最好低于 25g/d。"—"表示未制定；"＋"表示在相应年龄阶段的成年女性需要量基础上增加的需要量。

资料来源：《中国居民膳食营养素参考摄入量（2023 版）》。

富含碳水化合物的食物主要有谷类、薯类、豆类、蔬菜、水果等植物性食物。谷类含碳水化合物 60%～80%，薯类含量为 15%～29%，豆类含 40%～60%。淀粉的主要来源是粮谷类和薯类；单糖、双糖的主要来源是蔗糖、糖果、甜食、糕点、水果、含糖饮料、蜂蜜等；膳食纤维的来源是全谷物、薯类、蔬菜、水果、豆类等，坚果和种子中也含有一定量的膳食纤维；乳糖的唯一来源是奶类及其制品。常见食物中碳水化合物的含量见表 1-7。

表 1-7 常见食物中碳水化合物的含量（每 100g 可食部）

食物名称	含量/g	食物名称	含量/g	食物名称	含量/g	食物名称	含量/g
藕粉	93.0	油饼	42.4	葡萄	10.3	牛奶	4.9
玉米淀粉	85.0	裙带菜（干）	41.5	桃	10.1	韭菜	4.5
粳米（标一）	77.9	黄豆	34.2	酸奶	10.0	西葫芦	3.8
挂面（标准粉）	76.0	大蒜（白皮，鲜）	27.6	杏	9.1	豆腐（代表值）	3.4
小麦	75.1	甘薯（白心）	25.2	腐竹	8.1	秋黄瓜	2.5
小米	75.1	葵花子（生）	19.1	西瓜	6.8	冬瓜	2.4
木耳（干）	65.6	苹果	13.7	豆角	6.7	大白菜	3.4
面条（标准粉）	59.5	梨	13.1	大葱	5.8	娃娃菜	2.4
馒头（标准粉）	49.8	花生（鲜）	13.0	辣椒（青，尖）	5.2	鸡蛋	2.4
花卷	45.6	橙	11.1	茄子	4.9	豆浆	1.2

资料来源：《中国食物成分表标准版（第 6 版）》。

第五节　矿物质

一、概述

人体组织中所含元素与地壳表层元素组成基本一致。机体内各元素的种类和含量与其所生存的地理环境表层的元素组成和膳食摄入量有关。人体所含的各种元素，除碳、氢、氧、氮等主要以有机物形式存在外，其余的元素均以无机物的形式存在，统称为矿物质。

（一）分类

1. 常量元素

常量元素是指机体内含量超过体重 0.01％的矿物质，包括钙、磷、钾、钠、镁、氯、硫等，占体重的 4％～5％。按照在人体内含量的多少排列，依次为钙、磷、钾、钠、硫、氯、镁。常量元素是人体组成的必需元素，几乎遍及身体各个部位，发挥着各种各样的作用。

2. 微量元素

微量元素是指机体内含量低于体重 0.01％的矿物质，包括铁、铜、碘、锌、锰、钼、钴、铬、硒、镍、氟、硅等。微量元素可分为三类：第一类是人体必需的微量元素，包括碘、铁、锌、硒、铜、钼、铬、钴 8 种；第二类是人体可能必需的微量元素，包括锰、硅、镍、硼、钒 5 种；第三类是具有潜在毒性，但在低剂量时，对人体可能具有必需功能的微量元素，包括氟、铅、镉、汞、砷、铝、锂、锡 8 种。

（二）矿物质的特点

1. 矿物质在体内不能合成，必须从外界摄取

矿物质与蛋白质、脂肪、碳水化合物等营养素不同，不能在体内合成，并且机体在代谢过程中，会有一定量的矿物质随尿液、粪便、汗液、指甲、毛发、上皮细胞脱落、月经、哺乳等途径排出体外。因此，为了满足机体对矿物质的需要，必须不断地从饮食中摄取。

2. 矿物质是唯一可通过天然水途径获得的营养素

矿物质不仅存在于食物之中，水中也含大量矿物质元素，并且容易被机体吸收。但长期饮用矿物质含量超标的水，容易发生毒性作用。如在我国华北、西北、东北等氟中毒高发区，饮水型氟中毒是主要类型，患病人数最多。

3. 矿物质在体内分布极不均匀

99%的钙分布在骨骼和牙齿，铁集中分布在红细胞中，碘分布在甲状腺，钴集中在造血系统，锌集中分布在肌肉组织中。

4. 矿物质之间存在协同或拮抗作用

各种矿物质在吸收和分布上存在复杂的相互作用，一种元素可以影响另一种元素的吸收或改变其在体内的分布。

5. 某些矿物质元素易产生毒性作用

某些矿物质元素的需要量少，且生理作用剂量与中毒剂量很接近，摄入过多易产生毒性作用。

二、钙

（一）概述

钙是自然界中分布最广泛的元素之一，也是人体内含量最多的无机元素。正常人体内含有 1~1.2kg 的钙，相当于体重的 1.5%~2.0%，其中约 99%集中在骨骼和牙齿之中，其余 1%分布在软组织、细胞外液和血液中。婴幼儿及儿童长期钙缺乏和维生素 D 不足可导致生长发育迟缓、骨软化、骨骼变形，严重缺乏者可导致佝偻病，出现"O"形腿或"X"形腿、肋骨串珠、鸡胸等症状。钙摄入不足人群易患龋齿，影响牙齿质量。钙摄入过量可能产生如高钙血症、高钙尿、血管和软组织钙化、肾结石相对危险性增加等不良作用。

（二）生理功能

1. 构成骨骼和牙齿的主要成分

体内 99%的钙存在于骨骼和牙齿之中，钙占骨骼重量的 25%和总灰分的 40%。钙更新的速度随着年龄增长而逐渐减慢，每年更新的速率在 12 月龄以内为 100%，幼儿期为 50%~100%，儿童期约为 10%，成人约 5%。人体骨质的积累主要是在 20 岁以前，其后的 10 余年骨质继续增加，在 30~35 岁达到峰值，达到峰值后至 45 岁之前机体骨质处于相对稳定期。随后逐渐下降，男性呈线性缓慢下降，女性在停经后的前 5 年骨质流失加速，共流失 15%~20%。由于女性的骨峰值低于男性，但骨质流失的速度快于男性，因此女性更容易发生骨质疏松性骨折。

2. 维持肌肉和神经的活动

神经肌肉的兴奋性、神经冲动的传导、心脏的搏动等都需要钙在其中发挥重要作用。当血钙浓度明显降低时，神经肌肉的兴奋性升高，可引起手足抽搐和惊厥。而血钙浓度过高则可引起心力衰竭和呼吸衰竭。因此维持正常血钙浓度对维护人体正常生命活动至关重要。

3. 调节体内某些酶的活性

钙离子对许多参与细胞代谢的酶都有调节作用，如直接参与腺苷三磷酸（ATP）酶、某些蛋白质分解酶、脂肪酶等活性的调节；激活腺苷酸环化酶、鸟苷酸环化酶和钙调节蛋白等，调节代谢及一系列细胞内的生命活动。

4. 参与血液凝固过程

钙即凝血因子Ⅳ，能够促使活化的凝血因子在磷脂表面形成复合物而促进血液凝固。

5. 其他功能

钙还具有促进细胞信息传递、参与激素的分泌、维持体液酸碱平衡和细胞膜的稳定性以及调节细胞的正常生理功能等作用。

（三）钙的参考摄入量及食物来源

我国居民膳食以谷类食物为主，蔬菜摄入量也较高，而由于植物性食物中草酸、植酸和膳食纤维等含量较多，会影响钙的吸收。不同生理阶段的人群对钙的需要量不同，如儿童、青少年生长发育速度较快，因此对钙的需要量相对较高；老年人随着年龄增长，骨骼脱钙较多，对钙的需要量也较高。不同年龄组人群钙的参考摄入量见表1-8。

表1-8　中国居民膳食钙参考摄入量　　　　　单位：mg/d

年龄/阶段	EAR	RNI	UL	年龄/阶段	EAR	RNI	UL
0 岁	—	200（AI）	1000	30 岁～	650	800	2000
0.5 岁～	—	350（AI）	1500	50 岁～	650	800	2000
1 岁～	400	500	1500	65 岁～	650	800	2000
4 岁～	500	600	2000	70 岁～	650	800	2000
7 岁～	650	800	2000	孕早期	+0	+0	2000
9 岁～	800	1000	2000	孕中期	+0	+0	2000
12 岁～	850	1000	2000	孕晚期	+0	+0	2000
15 岁～	800	1000	2000	乳母	+0	+0	2000
18 岁～	650	800	2000				

资料来源：《中国居民膳食营养素参考摄入量（2023版）》。

牛奶及其制品是膳食钙最好的来源，鲜奶的钙含量介于1000～1200mg/L，脱脂奶粉中钙含量更高一些。奶和奶制品中不仅钙含量高，其吸收率也较高，因此是最理想的钙来源。大豆及其制品也是钙的良好来源，钙含量为110～140mg/100g。深绿色叶菜和花椰菜中也含较多的钙，介于50～130mg/100g。苋菜、菠菜、空心菜等蔬菜虽然钙含量较高，但因其含有较多的草酸，钙的吸收率较低。

豆角、豆荚等新鲜豆类含钙量约为 30mg/100g。其他蔬菜钙含量较低。水果中除柑橘类含有较多的钙，其余水果钙含量均较低。动物性食物中以贝类含量最高，多数均高于 200mg/100g，鱼类的钙含量也较高，多介于 50～150mg/100g，蛋类钙含量约为 50～60mg/100g，畜肉和禽肉钙含量较低，一般<15mg/100g。饮用水中钙含量与水的硬度有关，硬度高的水其钙含量可达 60～140mg/L，硬度低的可在 60mg/L 以下。常见食物钙含量见表 1-9。

表 1-9　常见食物中钙含量（每 100g 可食部）

食物名称	含量/mg	食物名称	含量/mg	食物名称	含量/mg	食物名称	含量/mg
虾皮	991	油菜	148	鸡蛋（代表值）	56	豆角	29
全脂奶粉	928	扇贝	142	西蓝花	50	橙	20
芝麻（黑）	780	小白菜	117	白萝卜	47	米饭	7
河虾	325	牛奶（代表值）	107	草鱼	38	猪肉（瘦）	6
海蟹	208	鲫鱼	79	馒头（代表值）	38	豆浆	5
黄豆	191	豆腐（代表值）	78	人乳	30	苹果	4

资料来源：《中国食物成分表标准版（第 6 版）》。

三、磷

（一）概述

磷是人体含量较多的元素之一，占体内矿物质的 1/4。正常成人体内磷含量为 600～900g，约占人体重量的 1%。体内的磷有 85%～90% 与钙一起构成骨骼和牙齿，其余 10%～15% 与蛋白质、脂肪、碳水化合物及其他有机物结合，分布在细胞膜、骨骼肌、皮肤、神经组织和体液中。磷广泛存在于植物性食物中，在合理的膳食中，磷含量通常超过人体的需要量，不易引起缺乏。

（二）生理功能

1. 构成骨骼和牙齿

在骨骼和牙齿中，磷主要以无定形的磷酸钙和结晶的羟基磷灰石形式存在。在骨的形成过程中 2g 钙需要与 1g 磷结合形成无机磷酸盐。牙齿最外层的牙釉质是哺乳动物体内最坚硬的组织，成熟的牙釉质呈白色、半透明，钙化程度很高，其中 95%～97% 由钙和磷形成的羟基磷灰石结晶体组成。

2. 参与能量代谢

磷直接参与能量的储存和释放，产能营养素在体内氧化时所释放出的能量以高能磷酸键的形式储存于腺苷三磷酸和磷酸肌酸分子中，当人体需要能量时，高能有机磷酸释放出能量并游离出磷酸根。

在碳水化合物的有氧氧化、无氧酵解、磷酸戊糖通路或脂肪酸 β 氧化、脂肪合成、卵磷脂和脑磷脂代谢过程中都离不开 6-磷酸葡萄糖、6-磷酸果糖、磷酸胆碱等含磷化合物。

3. 细胞组成成分

磷脂是构成所有细胞膜所必需的成分，与膜的离子通道有关。存在于血小板膜上的磷脂可黏附凝血因子，促进凝血过程。

4. 调节体内酸碱平衡

体内钠、钾等阳离子与碳酸根、磷酸根、蛋白质等阴离子构成体液缓冲系统并维持体内酸碱平衡，保证人体正常进行新陈代谢。

5. 其他功能

磷还具有调节细胞因子活性、组成细胞内第二信使、作为体内许多辅酶或辅基的成分等生理功能。

（三）磷的参考摄入量及食物来源

动植物性食物中均含有丰富的磷，当膳食能量和蛋白质供应充足时不会发生磷的缺乏。理论上，膳食中的钙磷比例最好维持在 2：1，不宜低于 0.5。不同人群膳食磷参考摄入量见表 1-10。

表 1-10　中国居民膳食磷参考摄入量　　　　　　　单位：mg/d

年龄/阶段	EAR	RNI	UL	年龄/阶段	EAR	RNI	UL
0 岁～	—	105（AI）	—	30 岁～	590	710	3500
0.5 岁～	—	180（AI）	—	50 岁～	590	710	3500
1 岁～	250	300	—	65 岁～	570	680	3000
4 岁～	290	350	—	75 岁～	570	680	3000
7 岁～	370	440	—	孕早期	＋0	＋0	3500
9 岁～	460	550	—	孕中期	＋0	＋0	3500
12 岁～	580	700	—	孕晚期	＋0	＋0	3500
15 岁～	600	720	—	乳母	＋0	＋0	3500
18 岁～	600	720	3500				

注："—"表示未制定。

资料来源：《中国居民膳食营养素参考摄入量（2023 版）》。

磷广泛分布在各种食物中，常与蛋白质并存，瘦肉、蛋、奶、动物肝脏、动物肾脏等富含蛋白质的食物磷含量也较丰富，海产品、紫菜、花生、干豆类、坚果、粗粮的磷含量也较高。谷类食物中的磷主要以植酸磷的形式存在，与钙结合不易吸收。常见食物的磷含量见表 1-11。

表 1-11　常见食物中磷含量（每 100g 可食部）

食物名称	含量/mg	食物名称	含量/mg	食物名称	含量/mg
虾皮	582	玉米（黄，干）	218	牛奶	90
葵花子（炒）	564	羊肉（瘦）	196	豆腐	82
黄豆	465	鲫鱼	193	菠菜	47
银耳（干）	369	猪肉（瘦）	189	土豆	46
花生（炒）	326	牛肉（瘦）	182	胡萝卜	38
核桃（干）	294	小麦粉（标准粉）	167	大白菜（代表值）	33
黑木耳（干）	292	鸡（代表值）	166	甘薯（红）	26
香菇（干）	258	鸡蛋	130	橙	22
猪肝	243	鸭（代表值）	122	番茄	21
猪肾	232	籼米	112	蜜橘	18

资料来源：《中国食物成分表标准版（第 6 版）》。

四、铁

（一）概述

铁是活体组织的组成成分，是人体重要的必需微量元素之一。体内铁的含量随年龄、性别、营养状况和健康状况不同而异，人体铁缺乏仍然是世界性的主要营养问题之一。此外，铁过多所造成的危害也越来越受到人们的关注。铁既是细胞的必需元素，又对细胞具有潜在毒性作用，因此在满足细胞铁需求的同时还应防止铁过量的发生。正常人体内铁含量为 30～40mg/kg，以功能性铁和储存铁两种形式存在。功能性铁是体内铁的主要存在形式，存在于血红蛋白、肌红蛋白、含铁酶类和辅助因子以及运铁载体中。储存铁主要以铁蛋白、含铁血黄素形式存在于肝、脾和骨骼的网状内皮系统中。长期膳食铁供给不足，可引起体内铁缺乏或导致缺铁性贫血的发生，多见于婴幼儿、妊娠期及哺乳期妇女。铁缺乏儿童易烦躁，对周围不感兴趣，生长发育受阻、体力下降，注意力与记忆力调节过程障碍，学习能力降低。铁过量与肝脏、结肠、直肠、食管、膀胱等多种器官的肿瘤有关，也会增加患心血管疾病的风险。

（二）生理功能

1. 参与体内氧的运送和组织呼吸过程

铁是构成血红蛋白、肌红蛋白、细胞色素以及某些呼吸酶的组成成分，参与体内氧的运送和组织呼吸过程。血红蛋白与氧进行可逆性结合，具有携带氧的功能，能够参与体内氧的交换与组织呼吸；肌红蛋白仅存在于肌肉组织中，起转运和储存氧的作用；细胞色素是含血红素的化合物，在线粒体中具有电子传导作用，对呼吸和能量代谢均具有重要意义。

2. 维持正常的造血功能

铁与红细胞的形成和成熟有关，机体内的铁约 2/3 存在于红细胞中。铁在骨髓造血组织内进入幼红细胞，与卟啉结合形成血红素，再与珠蛋白合成血红蛋白。缺铁可影响红细胞中血红蛋白的合成，甚至影响 DNA 的合成以及幼红细胞的增殖，还可使红细胞复制能力降低、寿命缩短、自身溶血增加。

3. 参与其他重要功能

铁参与维持机体正常的免疫功能，特别是细胞免疫功能。缺铁易导致感染的发生，而铁又是细菌和真菌生长所需的营养物质，当发生感染时，过量的铁可促进其生长，不利于抵御感染。另外，铁还有催化 β-胡萝卜素转化为维生素 A、促进嘌呤和胶原的合成、参与脂类在血液中转运及药物在肝脏中的解毒等功能。同时，铁与抗脂质过氧化有关。

（三）铁的参考摄入量及食物来源

我国主要采用要因加算法计算铁的平均需要量，主要考虑基本铁丢失（包括粪便、汗液、皮肤和尿液等铁丢失）、妇女月经期铁丢失、幼儿及青少年生长期铁蓄积、铁的吸收率以及个体差异等情况。不同人群膳食铁参考摄入量见表 1-12。

表 1-12　中国居民膳食铁参考摄入量　　　　　　单位：mg/d

年龄/阶段	EAR		RNI		UL	年龄/阶段	EAR		RNI		UL
	男	女	男	女			男	女	男	女	
0 岁～	—		0.3（AI）		—	30 岁～	9	12	12	18	42
0.5 岁～	7		10		—	50 岁～	9	8[①]	12	10[①]	42
1 岁～	7		10		25			12[②]		18[②]	42
4 岁～	7		10		30	65 岁～	9	8	12	10	42
7 岁～	9		12		35	75 岁～	9	8	12	10	42
9 岁～	12		16		35	孕早期	—	+0	—	+0	42
12 岁～	12	14	16	18	40	孕中期	—	+7	—	+7	42
15 岁～	12	14	16	18	40	孕晚期	—	+10	—	+11	42
18 岁～	9	12	12	42		乳母	—	+6	—	+6	42

注："—"表示未制定。①无月经，②有月经。
资料来源：《中国居民膳食营养素参考摄入量（2023 版）》。

铁广泛存在于动植物性食物中，但含量和吸收率相差较大。动物肝脏、动物全血、畜禽肉、鱼类等动物性食物中铁的含量和吸收率均较高，但蛋类铁的吸收率较低；牛奶是贫铁食物，并且吸收率较低。植物性食物中铁的吸收率较动物性食物低；蔬菜含铁量较低，生物利用率也较低。近年来，许多发展中国家推行食物强化铁剂以解决妇女和儿童缺铁性贫血问题，常用的载体有面粉、酱油、糖、盐等。我国正在推行铁强化酱油以预防贫血。常见食物的铁含量见表 1-13。

表 1-13　常见食物中铁的含量（每 100g 可食部）

食物名称	含量/mg	食物名称	含量/mg	食物名称	含量/mg
黑木耳（干）	97.4	荞麦（带皮）	10.1	牛肉（里脊肉）	4.4
紫菜（干）	54.9	葡萄干	9.1	蒜薹	4.2
蛏子	33.6	猪血	8.7	紫红糯米	3.9
鸭血（白鸭）	30.5	黄豆	8.2	毛豆（鲜）	3.5
猪肝	23.2	赤小豆	7.4	花生（鲜）	3.4
芝麻（黑）	22.7	山核桃（干）	6.8	鹌鹑蛋	3.2
口蘑（白蘑）	19.4	虾皮	6.7	芥菜（鲜）	3.2
海参	13.2	鸡蛋黄	6.5	菠菜（鲜）	2.9
豆腐皮	11.7	小米	5.1	羊肉（瘦）	2.4
虾米	11.0	香米	5.1	枣（干）	2.3
香菇（干）	10.5	猪肾	4.6	扁豆	0.5

资料来源：《中国食物成分表标准版（第 6 版）》。

五、锌

（一）概述

锌是人体必需的微量元素之一，广泛分布于人体各组织、器官中，以肝、肾、肌肉、视网膜、前列腺中含量较高。体内约 60% 的锌存在于肌肉中，30% 存在于骨骼中。在细胞中，30%～40% 的锌存在于细胞核中，50% 存在于细胞质，其余锌存在于细胞膜中。锌对生长发育、免疫功能、物质代谢和生殖功能均具有重要作用。锌缺乏影响细胞核酸蛋白的合成、味蕾细胞的更新，也造成黏膜增生、角化不全、唾液中磷酸酶减少，从而导致食欲减退、异食癖、生长发育停滞等症状，儿童长期缺乏锌可导致侏儒症。盲目过量补锌或食用因镀锌罐头污染的食物和饮料可引起锌过量或锌中毒。

（二）生理功能

1. 金属酶的组成成分或酶的激活剂

体内超氧化物歧化酶、苹果酸脱氢酶、碱性磷酸酶、乳酸脱氢酶等含锌酶类在组织呼吸、能量代谢及抗氧化过程中发挥重要作用。锌是维持 RNA 聚合酶、DNA 聚合酶及逆转录酶等酶的活性所必需的微量元素。

2. 促进生长发育

体内蛋白质合成以及细胞的生长、分裂和分化等过程均有锌参与。锌缺乏可引起 RNA、DNA 以及蛋白质合成障碍，细胞分裂减少，导致生长停滞。锌还参与黄体生成素、卵泡刺激素、促性腺激素等内分泌激素的代谢，对胎儿的生长发育、性器官和性功能的发育均具有重要调节作用。

3. 增强机体的免疫功能

锌可促进淋巴细胞有丝分裂，增加 T 细胞的数量和活力。缺锌可引起胸腺萎缩、胸腺激素减少、T 细胞功能受损及细胞介导的免疫功能改变。

4. 维持细胞膜结构正常

锌主要结合在细胞膜含硫、氮的配基上，少数可结合在含氧的配基上，形成稳定的化合物，增强膜的稳定性和抗氧自由基的能力。

5. 其他功能

锌还可与唾液蛋白结合形成味觉素，增进味觉和食欲；对皮肤和视力具有保护作用，缺锌可引起皮肤粗糙和上皮角化；眼组织中的锌影响神经细胞的轴浆运输和视神经冲动的传导过程，缺锌会对暗适应能力造成一定影响。

（三）锌的参考摄入量及食物来源

目前采用要因加算法估计锌的需要量。锌的生理需要量是维持机体生理功能所必需的吸收量，包括补充经肠道和非肠道途径丢失的内源性锌和其他需要。非肠道途径锌丢失包括尿液，脱落的皮肤、毛发、指甲、汗液等表皮丢失以及青少年和成年人的精液或经血等丢失的锌。其他需要量包括生长期儿童和孕妇增加组织中的锌以及哺乳期妇女经乳汁传递给婴儿的锌。不同人群锌参考摄入量见表 1-14。

表 1-14 中国居民膳食锌参考摄入量　　　　　单位：mg/d

年龄/阶段	EAR		RNI		UL	年龄/阶段	EAR		RNI		UL
	男	女	男	女			男	女	男	女	
0 岁～	—		1.5（AI）		—	30 岁～	10.1	6.9	12.0	8.5	40
0.5 岁～	—		3.2（AI）		—	50 岁～	10.1	6.9	12.0	8.5	40
1 岁～	3.2		4.0		9	65 岁～	10.1	6.9	12.0	8.5	40
4 岁～	4.6		5.5		13	75 岁～	10.1	6.9	12.0	8.5	40
7 岁～	5.9		7.0		21	孕早期	—	+1.7	—	+2.0	40
9 岁～	5.9		7.0		24	孕中期	—	+1.7	—	+2.0	40
12 岁～	7	6.3	8.5	7.5	32	孕晚期	—	+1.7	—	+2.0	40
15 岁～	9.7	6.5	11.5	8.0	37	乳母	—	+4.1	—	+4.5	40
18 岁～	10.1	6.9	12.0	8.5	40						

注："—"表示未制定。

资料来源：《中国居民膳食营养素参考摄入量（2023 版）》。

锌广泛存在于食物中，但不同食物间含量差别较大，吸收利用率也不同。贝壳类海产品、红色肉类、动物内脏均是锌的极好来源；干酪、虾、燕麦、花生酱、花生等为锌的良好来源。谷类胚芽和麦麸、蛋类、豆类也富含锌。蔬菜及水果等植物性食物锌含量较低，粮食经精细加工会导致锌大量丢失。常见食物中锌含量见表1-15。

表 1-15　常见食物中锌的含量（每 100g 可食部）

食物名称	含量/mg	食物名称	含量/mg	食物名称	含量/mg
生蚝	71.20	墨鱼（干）	10.02	猪肝	3.68
小麦胚粉	23.40	火鸡腿肉	9.26	猪肉（瘦）	2.99
蕨菜（脱水）	18.11	口蘑	9.04	龙虾	2.79
蛏干	13.63	松子（生）	9.02	花生（鲜）	1.79
扇贝	11.69	香菇（干）	8.57	稻米	1.54
泥蚶（鲜）	11.59	辣椒（红，尖，干）	8.21	鸡肉	1.46
鱿鱼（干）	11.24	奶酪（干酪）	6.97	兔肉	1.30
赤贝	11.58	牛肉（里脊肉）	6.92	玉米（鲜）	0.90
山羊肉（生）	10.42	山核桃（干）	6.42	鸡蛋	0.89
螺蛳	10.27	河蚌	6.23	小麦粉（标准粉）	0.20

资料来源：《中国食物成分表标准版（第6版）》。

六、碘

（一）概述

碘是人体必需的微量元素，人体内 70%～80% 的碘存在于甲状腺组织内，其余分布在骨骼肌、肺脏、卵巢、肾脏、淋巴结、肝脏、睾丸和脑组织中。碘是合成甲状腺素的原料，仅甲状腺可合成甲状腺素。甲状腺组织中碘含量随着年龄、摄入量及腺体的活动性不同而有所差异。缺碘可以引起人群甲状腺肿的流行，且低碘时碘摄入越少甲状腺肿患病率越高。长期碘摄入不足，或者长期大量摄入萝卜、甘蓝、花椰菜等含抗甲状腺素因子的食物，可干扰甲状腺对碘的吸收和利用，引起碘的缺乏。妊娠期妇女严重缺碘对胎儿神经、肌肉的发育造成一定影响，使妊娠早、中期和围生期胎儿及新生儿的死亡率上升；婴幼儿缺碘可引起生长发育迟缓、智力低下，严重者可发生呆小病，即克汀病。缺碘对大脑神经的损害是不可逆的。

（二）生理功能

碘在体内主要参与甲状腺素的合成，其生理功能是通过甲状腺的生理作用而体现的，迄今为止并未发现碘的独立生理功能。

1. 促进生长发育

甲状腺素与生长激素具有协同作用，调控幼年期的生长发育。甲状腺素可刺激骨化中心发育成熟，使软骨骨化，促进长骨和牙齿生长。甲状腺素能促进蛋白质合成和维生素的吸收和利用，活化细胞色素酶系、琥珀酸氧化酶系等重要酶，促进生物氧化和代谢，因此能促进发育期儿童身高、体重增加，促进骨髓和肌肉的生长和性发育。

2. 参与脑发育

从胚胎期至出生后 2 岁为脑发育的关键时期，这一时期神经细胞的增殖、迁移、分化，神经突起的分化和发育，特别是树突、树突棘、突触和神经联系的建立，以及神经纤维的髓鞘形成等，均需要甲状腺素的参与。碘缺乏会导致不同程度的脑发育滞后，这种脑发育障碍即使在脑发育关键期以后再进行碘或甲状腺素的补充也是不可逆的。

3. 调节新陈代谢

通过促进物质的分解代谢，增加氧耗量，产生能量，影响基础代谢率，从而增强能量代谢，维持新陈代谢和保持体温。

4. 对其他器官系统功能的影响

甲状腺素是维持机体基础性活动的激素，对心血管系统、神经系统、消化系统都有不同程度的影响，但多数是继发于甲状腺素对机体代谢和耗氧过程的促进作用。

（三）碘的参考摄入量及食物来源

甲状腺放射性碘蓄积研究可用于估计碘的平均需要量。《中国居民膳食营养素参考摄入量（2023 版）》推荐不同阶段膳食中碘的参考摄入量如表 1-16。

表 1-16　中国居民膳食碘参考摄入量　　　　　单位：μg/d

年龄/阶段	EAR	RNI	UL	年龄/阶段	EAR	RNI	UL
0 岁～	—	85（AI）	—	30 岁～	85	120	600
0.5 岁～	—	115（AI）	—	50 岁～	85	120	600
1 岁～	65	90	—	65 岁～	85	120	600
4 岁～	65	90	200	75 岁～	85	120	600
7 岁～	65	90	250	孕早期	+75	+110	500
9 岁～	65	90	250	孕中期	+75	+110	500
12 岁～	80	110	300	孕晚期	+75	+110	500
15 岁～	85	120	500	乳母	+85	+120	500
18 岁～	85	120	600				

注："—"表示未制定。

资料来源：《中国居民膳食营养素参考摄入量（2023 版）》。

人体所需的碘80%～90%来源于食物，其次是饮用水和食盐。生物体可通过生物富集和食物链作用，对环境碘进行不同程度的富集。食物碘含量高低一般是：海产品的碘含量高于陆地食物；陆地食物中动物性食物的碘含量高于植物性食物；天然海盐中含碘量极低，精制海盐的含碘量更低。常见食物中碘含量见表1-17。

表 1-17　常见食物中的碘含量（每 100g 可食部）

食物名称	含量/μg	食物名称	含量/μg	食物名称	含量/μg
海带（干）	$1.32×10^5$	松子仁	12.3	牛肉（瘦）	4.1
紫菜	$2.73×10^3$	核桃	10.4	猪肝	4.0
虾皮	489	小白菜	10.0	小米	3.7
海杂鱼（咸）	296	黄豆	9.7	小麦粉	2.9
海带（鲜）	114	青椒	9.6	番茄	2.5
贻贝	91.4	豆腐	7.7	大米	2.3
虾米	82.5	草鱼	6.4	扁豆	2.2
豆腐干	46.2	香芹	6.4	牛奶	1.9
鸡蛋	22.5	橘子	5.3	马铃薯	1.2
鸡肉	12.4	鸡肝	4.5	茄子	0.8

资料来源：《中国食物成分表标准版（第6版）》。

第六节　维生素

一、概述

维生素是维持人体生命活动所必需的一类有机物，也是保持人体健康的重要活性物质。维生素在体内既不是构成组织的原料，也不是机体的能量来源，但在机体的物质和能量代谢过程中发挥十分重要的作用。

（一）分类

维生素种类繁多，功能各异，按其溶解性可分为脂溶性维生素和水溶性维生素两类。

1. 脂溶性维生素

脂溶性维生素是指不溶于水而溶于脂肪和有机溶剂的维生素，包括维生素A、维生素D、维生素E和维生素K。脂溶性维生素在食物中常与脂类共存；易储存于肝脏，不易排出体外；摄入过多时，易在体内蓄积而产生毒性作用；摄入不足时，缺乏症状出现缓慢。

2. 水溶性维生素

水溶性维生素是指可溶于水的维生素，包括 B 族维生素（维生素 B_1、维生素 B_2、维生素 B_6、维生素 B_{12}、叶酸、泛酸、生物素等）和维生素 C。水溶性维生素在体内较易随尿液排出体外，但维生素 B_{12} 甚至比维生素 K 更易蓄积。水溶性维生素在体内没有非功能性的储存形式，当达到机体需要时，多摄入的维生素随尿液排出体外；反之，当机体水溶性维生素耗竭，摄入的维生素将大量被组织利用，随尿液排出较少。因此可用尿负荷试验对水溶性维生素的营养水平进行鉴定。水溶性维生素一般无毒性，但摄入过量也可出现毒性；如摄入不足，缺乏症状出现较快。

（二）特点

各种维生素的化学结构和性质虽然不同，但均具有以下共同特点。

（1）维生素以其本身或以可被机体利用的前体形式存在于天然食物中。

（2）非机体构成成分，不提供能量，但具有特殊的代谢功能。

（3）一般不能在体内合成，或合成量太少，必须由食物提供。

（4）人体只需少量即可满足，但绝不能缺少，如缺乏至一定程度，可引起维生素缺乏症。

二、维生素 A

（一）概述

维生素 A 是指具有 β-紫罗酮环结构的多烯基结构，并有视黄醇生物活性的一大类物质，包括已形成的维生素 A 和维生素 A 原及其代谢产物。植物中不含已形成的维生素 A，某些黄色、橙色、红色植物中含有类胡萝卜素，其中一小部分可在小肠和肝细胞内转变成视黄醇和视黄醛的类胡萝卜素称为维生素 A 原。维生素 A 缺乏在婴幼儿和儿童中的发生率高于成人。维生素 A 缺乏的最早症状是暗适应能力下降，严重者可出现夜盲症，摄入一定量的维生素 A 后可恢复；维生素 A 缺乏可引起眼干燥症，是维生素 A 缺乏的典型临床特征，患者咽部不适，发干，有烧灼感，睑裂部球结膜处可见比托斑，尤其常见于儿童维生素 A 缺乏。过量摄入维生素 A 可在体内蓄积，引起急性、慢性中毒，并有致畸作用。

（二）生理功能

1. 维持视觉

视觉功能是维生素 A 最早被认识的功能。视黄醛是构成视觉细胞内感光物质的成分，能维持眼睛的光适应与暗适应，还能促进眼睛各组织结构的正常分化，维持视觉正常。

2. 维持上皮结构完整与健康

维生素 A 是调节糖蛋白合成的一种辅酶，能稳定上皮细胞的细胞膜，维持上皮细胞的形态完整和功能健全。维生素 A 充足时，皮肤和机体保护层才能维持正常的抗感染和抵御外来侵袭的天然屏障作用。当维生素 A 不足或缺乏时，糖蛋白合成异常，上皮基底层增生变厚，表层角化、干燥，削弱机体屏障作用，易于感染。

3. 促进生长发育

维生素 A 参与生殖和生长。视黄醇参与精子的形成，促进胎儿的发育。维生素 A 促进骨骼的发育，骨骼的生长是一个复杂的骨重塑过程，负责骨重塑的细胞需要在酶的作用下分解部分骨组织，以利于短骨发育成长骨。维生素 A 缺乏的儿童生长停滞，发育迟缓，骨骼发育不良，缺乏维生素 A 的妊娠期妇女所生的新生儿体重减轻。

4. 维持和促进免疫功能

类视黄醇是维持免疫功能所必需的。类视黄醇通过核受体对靶基因的调控，提高细胞免疫功能，促进免疫细胞产生抗体，并促进 T 淋巴细胞产生某些淋巴因子。维生素 A 缺乏时，免疫细胞内视黄醇受体表达相应下降，影响机体免疫功能。

5. 其他功能

类胡萝卜素能捕捉自由基，猝灭单线态氧，提高抗氧化防御能力；维生素 A 还具有抑制肿瘤生长的作用，可能与其调节细胞的分化、增殖和凋亡有关，也可能与其解毒和抗氧化能力有关。

（三）维生素 A 的参考摄入量及食物来源

膳食维生素 A 的来源包括动物性食物中的类视黄醇和植物性食物中的维生素 A 原类胡萝卜素，膳食类胡萝卜素是我国居民重要的膳食维生素 A 来源。维生素 A 的安全摄入量范围较小，大量摄入有明显的毒性作用；普通膳食一般不会引起维生素 A 中毒，除非摄入维生素 A 含量高的食物过多；多数维生素 A 中毒与维生素 A 补剂摄入过多有关。不同年龄人群膳食维生素 A 参考摄入量见表 1-18。

维生素 A 的膳食来源包括各种动物性食物中含有的已形成的维生素 A 和红、橙、黄色的蔬菜和水果中所含有的类胡萝卜素。已形成的维生素 A 主要来源于各种动物肝脏、鱼肝油、鱼卵、全奶、奶油、禽蛋等；类胡萝卜素主要存在于深绿色或红、黄、橙色的蔬菜和水果中，如西蓝花、菠菜、胡萝卜、芹菜叶、辣椒、芒果、杏、柿子等。部分常见食物中总维生素 A 及胡萝卜素含量见表 1-19。

表 1-18　中国居民膳食维生素 A 参考摄入量　　单位：μgRAE/d

年龄/阶段	EAR 男	EAR 女	RNI 男	RNI 女	UL	年龄/阶段	EAR 男	EAR 女	RNI 男	RNI 女	UL
0 岁～	—	—	300（AI）		600	30 岁～	550	470	770	660	3000
0.5 岁～	—	—	350（AI）		600	50 岁～	540	470	750	660	3000
1 岁～	250	240	340	330	700	65 岁～	520	460	730	640	3000
4 岁～	280	270	390	380	1000	75 岁～	500	430	710	600	3000
7 岁～	300	280	430	390	1300	孕早期	—	+0	—	+0	3000
9 岁～	400	380	560	540	1800	孕中期	—	+50	—	+70	3000
12 岁～	560	520	780	730	2400	孕晚期	—	+50	—	+70	3000
15 岁～	580	480	810	670	2800	乳母		+400		+600	3000
18 岁～	550	470	770	660	3000						

注："—"表示未制定。

资料来源：《中国居民膳食营养素参考摄入量（2023 版）》。

表 1-19　常见食物中总维生素 A 和胡萝卜素的含量（每 100g 可食部）

食物名称	总维生素 A /μgRAE	胡萝卜素 /μg	食物名称	总维生素 A /μgRAE	胡萝卜素 /μg
羊肝	20972	0	甘薯（红心）	63	750
牛肝	20220	0	牛奶	54	—
鸡肝	10414	0	瘦猪肉	44	0
猪肝	6502	0	杏	38	450
胡萝卜	342	4107	鳙鱼	34	0
鸭蛋	261	—	番茄	31	375
鸡蛋	255	—	带鱼	29	0
芹菜叶	244	2930	牡蛎	27	
菠菜	243	2920	蛤蜊	21	—
芒果	173	2080	樱桃	18	210
蜜橘	138	1660	橙	13	160
韭菜	133	1596	西蓝花	13	151
油菜	122	1460	苦瓜	8	100
红辣椒	116	1390	大白菜	7	80
南瓜	74	890	鸡胸脯肉	3	0

资料来源：《中国食物成分表标准版（第 6 版）》。

三、维生素 D

（一）概述

维生素 D 是指含由三个环己烷和一个环戊烷稠合而成的环戊烷多氢菲母核，并具有钙化醇生物活性的一大类物质。维生素 D 是人类必需的一种脂溶性维生素，其至少有五种活性形式，而麦角骨化醇（维生素 D_2）和胆钙化醇（维生素 D_3）是最具生物活性的维生素 D。维生素 D_2 在自然界中存量很少，生物活性也低于维生素 D_3。酵母菌或麦角中的麦角固醇经日光或紫外线照射后形成能被人体吸收的维生素 D_2。维生素 D_3 可由动物皮肤中存在的 7-脱氢胆固醇经过日光中紫外线照射合成。影响维生素 D 合成的因素包括日照、肤色、年龄和肥胖状态。维生素 D 长期缺乏与儿童佝偻病和成人骨质疏松症有关，维生素 D 缺乏仍是一个世界性问题，尤其是生活在高纬度地区或皮肤接触日光较少的人群。天然食物含维生素 D 较少，因此由天然食物引起的维生素 D 中毒较罕见。但是由维生素 D 强化食物或补充剂引起的过量和中毒时有发生。维生素 D 中毒是血浆中维生素 D 及其代谢产物水平升高，引起高钙血症所致，而其所引起的高钙血症可能增加癌症和心血管疾病的发生风险。

（二）生理功能

1. 调节钙磷代谢，维持血钙浓度

维生素 D 最主要的生物学作用是调节钙磷代谢，维持血钙浓度稳定，预防维生素 D 缺乏症的发生。$1,25\text{-}(OH)_2\text{-}D_3$、甲状旁腺激素、降钙素是机体内重要的钙调节激素。$1,25\text{-}(OH)_2\text{-}D_3$ 能促进肾小管对钙、磷的重吸收，减少丢失，升高血钙浓度。当血钙浓度降低时，$1,25\text{-}(OH)_2\text{-}D_3$ 在甲状旁腺激素的协同下动员骨组织中的钙和磷释放入血液，以维持正常的血钙浓度。

2. 调节细胞的生长、增殖和分化

$1,25\text{-}(OH)_2\text{-}D_3$ 不仅作用于小肠、肾、骨等靶器官，参与钙磷代谢的调节，还作用于心脏、肌肉、大脑、造血和免疫器官等其他很多器官，参与细胞代谢或分化的调节。$1,25\text{-}(OH)_2\text{-}D_3$ 促进皮肤表皮细胞的分化并阻止其增殖，对银屑病等皮肤疾病具有潜在的治疗作用。

3. 免疫调节作用

有研究发现维生素 D 是一种新的神经内分泌-免疫调节激素，对细胞免疫具有重要的调节作用，但对体液免疫无直接影响。主要表现为对单核/巨噬细胞、T 淋巴细胞、B 淋巴细胞、胸腺细胞的增殖、分化及细胞功能具有重要影响。

4. 其他作用

大量研究发现，人体低维生素 D 水平与糖尿病、心血管疾病及某些肿瘤的发生密切相关，也与部分传染病如结核和流感的发病相关。

（三）维生素 D 的参考摄入量及食物来源

维生素 D 既可来源于食物，又可由皮肤合成，因此很难估计膳食维生素 D 的供给量。不同人群膳食维生素 D 参考摄入量见表 1-20。

表 1-20　中国居民膳食维生素 D 参考摄入量　　　单位：μg/d

年龄/阶段	EAR	RNI	UL	年龄/阶段	EAR	RNI	UL
0 岁～	—	10（AI）	20	30 岁～	8	10	50
0.5 岁～	—	10（AI）	20	50 岁～	8	10	50
1 岁～	8	10	20	65 岁～	8	10	50
4 岁～	8	10	30	75 岁～	8	10	50
7 岁～	8	10	45	孕早期	＋0	＋0	50
9 岁～	8	10	45	孕中期	＋0	＋0	50
12 岁～	8	10	50	孕晚期	＋0	＋0	50
15 岁～	8	10	50	乳母	＋0	＋0	50
18 岁～	8	10	50				

注："—"表示未制定；"＋"表示在相应年龄阶段的成年女性需要量基础上增加的需要量。
资料来源：《中国居民膳食营养素参考摄入量（2023 版）》。

人体维生素 D 的来源主要是皮肤接触阳光照射或从膳食中获取。经常晒太阳是人体获得充足有效的维生素 D 的最好来源，成年人只要经常接受阳光照射，一般不会发生维生素 D 缺乏症。大多数食物中不含有维生素 D，维生素 D 主要存在于海水鱼、动物肝脏、蛋黄等动物性食物及鱼肝油制剂中。蔬菜、谷类及其制品和水果只含有少量的维生素 D。人乳和牛奶是维生素 D 较差的来源，强化维生素 A、维生素 D 的牛奶使我国不少地区的维生素 D 缺乏症得到了有效控制。目前我国尚缺乏食物维生素 D 含量资料。

四、脂溶性维生素 E

（一）概述

维生素 E 是指含有苯并二氢吡喃结构、具有 α-生育酚生物活性的一类物质，包括生育酚和生育三烯酚两类共 8 种化合物，即 α、β、γ、δ 生育酚和 α、β、γ、δ 生育三烯酚。其中 α-生育酚的生物活性最强，分布最广，因此通常以 α-生育酚作为维生素 E 的代表。维生素 E 缺乏在人类较为少见，但可出现于低体重早产儿、血 β-脂蛋白缺乏症或脂肪吸收障碍的患者。缺乏维生素 E 时可出现视网膜退行性病变、蜡样质色素积聚、溶血性贫血、肌无力、小脑共济失调等表现。维生素 E 的毒性在脂溶性维生素中相对较小，但大量摄入维生素 E 可能出现肌无力、视物模糊、腹泻等中毒症状。

（二）生理功能

1. 抗氧化作用

维生素 E 是非酶抗氧化系统中重要的抗氧化剂，能清除体内的自由基并阻断其引发的链反应，保护细胞膜、细胞器膜等生物膜，使脂蛋白中多不饱和脂肪酸、细胞骨架及其他蛋白质的巯基免受自由基和氧化剂的攻击。

2. 维持生殖功能

维生素 E 对维持胎儿和幼儿神经和肌肉的正常发育和正常功能十分重要。维生素 E 可促进动物精子的形成和活动，增强卵巢功能，使卵泡膜黄体细胞增加。维生素 E 吸收障碍可引起胚胎死亡，缺乏时可导致不育。

3. 维持免疫功能

免疫细胞对自由基的损害作用十分敏感，维生素 E 可促进淋巴细胞增殖，促进单核细胞分泌细胞因子。

4. 其他功能

补充维生素 E 还可减少细胞中脂褐质形成，预防衰老；也可使心肌组织的脂质过氧化程度降低，减轻心肌梗死的程度。

（三）维生素 E 的参考摄入量及食物来源

对于大多数人而言，从食物中摄入的维生素 E 可满足机体需要，因此健康人群中很少出现维生素 E 缺乏症。多数国家以膳食维生素 E 摄入量资料为主，结合防治维生素 E 缺乏或过量引起的临床表现和生物学检测指标，以及维持维生素 E 平衡的摄入量等，制定了维生素 E 的参考摄入量。我国不同人群维生素 E 的参考摄入量见表 1-21。

生育酚只在能进行光合作用的生物中合成。所有绿色组织中都含有一定量的生育酚，尤其在种子中含量较多。维生素 E 含量丰富的食物有植物油、麦胚、坚果、种子类、豆类及其他谷类胚芽。植物油是人类膳食中维生素 E 的主要来源，橄榄油和葵花籽油中主要是 α-生育酚，玉米油中主要是 γ-生育酚，而大豆油中 δ-生育酚含量较高。蛋类、肉类、鱼类、蔬菜和水果中维生素 E 含量很少。食物的加工、储存和制备过程可损失部分维生素 E。常见食物中维生素 E 的含量见表 1-22。

表 1-21　中国居民膳食维生素 E 参考摄入量　　单位：mgα-TE/d

年龄/阶段	AI	UL	年龄/阶段	AI	UL
0 岁～	3	—	30 岁～	14	700
0.5 岁～	4	—	50 岁～	14	700
1 岁～	6	150	65 岁～	14	700
4 岁	7	200	75 岁～	14	700
7 岁～	9	300	孕早期	＋0	700
9 岁～	11	400	孕中期	＋0	700
12 岁～	13	500	孕晚期	＋0	700
15 岁～	14	600	乳母	＋3	700
18 岁～	14	700			

注："—"表示未制定。"＋"表示在相应年龄阶段的成年女性需要量基础上增加的需要量。

资料来源：《中国居民膳食营养素参考摄入量（2023 版）》。

表 1-22　常见食物中维生素 E 和 α-生育酚的含量（每 100g 可食部）

食物名称	含量/mg	α-生育酚/mg	食物名称	含量/mg	α-生育酚/mg
葵花子仁	79.09	74.50	黑豆	17.36	0.97
葵花籽油	54.60	38.35	花生仁（炒）	14.97	8.32
玉米油	50.94	14.42	山核桃（熟）	14.75	0.92
豆腐皮	46.55	2.66	南瓜子仁	13.25	3.67
核桃（干）	43.21	0.82	赤贝	13.22	4.21
花生油	42.06	17.45	青豆（干）	10.09	0.40
榛子（干）	36.43	29.22	鱿鱼（干）	9.72	9.72
松子仁	32.79	17.68	玉米（白，干）	8.23	1.08
茶油	27.90	1.45	河虾	5.33	0.06
腐竹	27.84	1.43	鸭蛋	4.98	4.02
杏仁（熟，去壳）	27.17	24.75	玉米（黄，干）	3.89	0.77
色拉油	24.01	9.25	海参	3.14	2.37
千张	23.38	0.94	蛤蜊（代表值）	2.41	1.79
黄豆	18.90	0.90	鸡（代表值）	1.34	1.34
花生仁（生）	18.09	9.73	鸡蛋	1.14	0.70

资料来源：《中国食物成分表标准版（第 6 版）》。

五、B 族维生素

B 族维生素是维持人体正常功能与代谢活动不可缺少的水溶性维生素，人体无法自身合成，必须由食物供给。B 族维生素主要包括维生素 B_1、维生素 B_2、维生素 B_6、维生素 B_{12}、叶酸、烟酸、泛酸等，虽然它们结构不同，但有共同的特性，因此统称为 B 族维生素。

（一）维生素 B_1

维生素 B_1 是由一个含有氨基的嘧啶和一个含硫的噻唑环通过亚基桥相连而成的。维生素 B_1 也被称作硫胺素或抗神经炎因子，是第一个被发现的 B 族维生素。维生素 B_1 对维持神经、肌肉特别是心肌的正常功能，以及维持正常食欲、胃肠蠕动和消化分泌方面也有重要作用。当机体摄入不足、需要量增加或机体吸收及利用障碍时均可引起维生素 B_1 缺乏，导致脚气病的发生。摄入过量的维生素 B_1 则很容易经肾脏排出，因此维生素 B_1 中毒的情况较少。但如摄入 RNI 的 100 倍以上剂量的维生素 B_1，可出现头痛、抽搐、衰弱、惊厥、心律失常和过敏等症状。

维生素 B_1 的需要量与体内的能量代谢密切相关，因此一般维生素 B_1 的需要量应按照总能量推算。我国居民膳食维生素 B_1 的参考摄入量建议值见表 1-23。

表 1-23　中国居民膳食维生素 B_1 参考摄入量　　　　单位：mg/d

年龄/阶段	EAR		RNI	
	男性	女性	男性	女性
0 岁～	—		0.1（AI）	
0.5 岁～	—		0.3（AI）	
1 岁～	0.5		0.6	
4 岁～	0.7		0.9	
7 岁～	0.8	0.7	1.0	0.9
9 岁～	0.9	0.8	1.1	1.0
12 岁～	1.2	1.0	1.4	1.2
15 岁～	1.4	1.1	1.6	1.3
18 岁～	1.2	1.0	1.4	1.2
30 岁～	1.2	1.0	1.4	1.2
50 岁～	1.2	+0.4	1.4	1.2
65 岁～	1.2	1.0	1.4	1.2
75 岁～	1.2	1.0	1.4	1.2
孕早期	—	+0	—	+0
孕中期	—	+0.1	—	+0.2
孕晚期	—	+0.2	—	+0.3
乳母	—	+0.2	—	+0.3

注："—"表示未制定；"+"表示在相应年龄阶段的成年女性需要量基础上增加的需要量。

资料来源：《中国居民膳食营养素参考摄入量（2023 版）》。

维生素 B_1 广泛存在于天然食物中，含量丰富的食物有谷类、豆类及坚果类。动物内脏（心、肝、肾）、瘦肉、禽蛋中含量也较高。日常膳食中维生素 B_1 主要来源于谷类食物，尤其是米糠和麸皮中含量丰富，但随着加工精细程度的提高，维生素 B_1 含量损失较多。由于维生素 B_1 具有水溶性且在碱性条件下易受热分解，因此过分淘洗或烹调过程中加碱也可导致维生素 B_1 大量损失。常见食物中维生素 B_1 含量见表 1-24。

表 1-24 常见食物中维生素 B_1 含量（每 100g 可食部）

食物名称	含量/mg	食物名称	含量/mg	食物名称	含量/mg
葵花子仁	1.89	黑米	0.33	大白菜	0.05
花生仁（生）	0.72	小米	0.33	胡萝卜（黄）	0.04
猪肉（瘦）	0.54	鸡蛋黄	0.33	葡萄	0.03
辣椒（红、尖、干）	0.53	豆腐丝（干）	0.30	梨	0.03
绿豆面	0.45	玉米面（白）	0.27	茄子	0.02
豌豆	0.43	猪肝	0.22	黄瓜	0.02
黄豆	0.41	早籼	0.14	甜椒	0.02
青豆（青大豆）	0.41	鸡蛋	0.09	番茄	0.02
小麦	0.40	枣（鲜）	0.06	油菜	0.02
粳米（标三）	0.33	豆角	0.05	苹果	0.02

资料来源：《中国食物成分表标准版（第 6 版）》。

（二）维生素 B_2

维生素 B_2 又称核黄素，是具有一个核糖醇侧链的异咯嗪类衍生物。维生素 B_2 在酸性及中性环境中对热稳定，在碱性环境中易被热和紫外线破坏。维生素 B_2 在体内主要以辅酶形式参与氧化还原反应。膳食维生素 B_2 摄入不足、食物储存和加工不当造成维生素 B_2 破坏和丢失，导致机体维生素 B_2 缺乏，出现口角炎、唇炎、舌炎、阴囊炎、阴唇炎等"口腔生殖系综合征"。由于维生素 B_2 在肠道有吸收上限，因此一般不会发生维生素 B_2 过量中毒。

维生素 B_2 在体内以黄素单核苷酸或黄素腺嘌呤二核苷酸形式与相关酶蛋白结合，形成黄素蛋白，参与体内能量生成与氧化还原反应，维持蛋白质、脂肪和碳水化合物的正常代谢，促进正常的生长发育，维护皮肤和黏膜的完整性。维生素 B_2 还具有参与烟酸和维生素 B_6 的代谢、参与体内抗氧化防御系统、维持还原型谷胱甘肽的浓度、参与药物代谢、提高机体对环境的应激适应能力等功能。

　　膳食模式对维生素 B_2 的需要量有一定的影响。高蛋白、低碳水化合物膳食，或高蛋白、高脂肪、低碳水化合物膳食，增加机体对维生素 B_2 的需要量，而低脂肪、高碳水化合物膳食降低机体对维生素 B_2 的需求量。维生素 B_2 的需要量亦应从蛋白质和能量摄入量及机体代谢状况等方面加以考虑。生长加速、创伤修复期及能量需要量增加时，维生素 B_2 的需要量增加。在寒冷、高原环境生活或在井下作业，或在疾病、应激等情况下，维生素 B_2 的需要量有不同程度的增加。我国居民膳食维生素 B_2 参考摄入量见表1-25。

表 1-25　中国居民膳食维生素 B_2 参考摄入量　　　　单位：mg/d

年龄/阶段	EAR		RNI	
	男性	女性	男性	女性
0 岁～	—		0.4（AI）	
0.5 岁～	—		0.6（AI）	
1 岁～	0.6	0.5	0.7	0.6
4 岁～	0.7	0.6	0.9	0.8
7 岁～	0.8	0.7	1.0	0.9
9 岁～	0.9	0.8	1.1	1.0
12 岁～	1.2	1.0	1.4	1.2
15 岁～	1.3	1.0	1.6	1.2
18 岁～	1.2	1.0	1.4	1.2
30 岁～	1.2	1.0	1.4	1.2
50 岁～	1.2	1.0	1.4	1.2
65 岁～	1.2	1.0	1.4	1.2
75 岁～	1.2	1.0	1.4	1.2
孕早期	—	+0	—	+0
孕中期	—	+0.1	—	+0.1
孕晚期	—	+0.2	—	+0.2
乳母	—	+0.4	—	+0.5

　　注："—"表示未制定；"+"表示在相应年龄阶段的成年女性需要量基础上增加的需要量。
　　资料来源：《中国居民膳食营养素参考摄入量（2023 版）》。

　　维生素 B_2 广泛存在于动植物性食物中，动物性食物含量比植物性食物高。动物的肝脏、肾脏、心脏，乳汁及蛋类含量丰富。植物性食物以绿色蔬菜、豆类含量较高，谷类虽然含有一定量的维生素 B_2，但谷类加工对维生素 B_2 存留有明显影响，此外，谷类在烹调过程中还会损失一部分维生素 B_2。常见食物中维生素 B_2 含量见表1-26。

表 1-26　常见食物中维生素 B_2 含量（100g 可食部）

食物名称	含量/mg	食物名称	含量/mg	食物名称	含量/mg
猪肝	2.02	鲫鱼	0.09	茄子	0.04
鸡蛋（白皮）	0.31	粳米	0.08	西瓜	0.04
麸皮	0.30	豆角	0.07	橙	0.04
猪肉（里脊）	0.20	籼米	0.06	米饭（蒸）	0.03
黄豆	0.20	小麦粉（代表值）	0.06	黄瓜	0.03
牛肉（里脊）	0.15	馒头	0.05	梨	0.03
核桃（鲜）	0.14	海虾	0.05	土豆	0.02
花生仁（生）	0.13	小麦粉（标准粉）	0.05	豆腐	0.02
牛奶	0.12	大白菜	0.04	胡萝卜	0.02
菠菜	0.11	挂面	0.04	番茄	0.01

资料来源：《中国食物成分表标准版（第 6 版）》。

（三）维生素 B_6

维生素 B_6 是一组含氮化合物，包括吡哆醇、吡哆醛、吡哆胺三种天然形式，是蛋白质代谢中氨基酸脱羧酶和转氨酶的重要辅助成分。维生素 B_6 缺乏常与其他 B 族维生素缺乏同时存在，其缺乏除因膳食摄入不足外，某些药物也能诱发其缺乏。人体维生素 B_6 缺乏常在眼、鼻、口腔周围皮肤出现脂溢性皮炎，缺乏的幼儿表现为烦躁、肌肉抽搐、癫痫样惊厥、呕吐、腹痛、体重下降等临床症状，补充维生素 B_6 后上述症状可消失。维生素 B_6 毒性较低，经食物大量摄入无不良反应，服用大剂量制剂可引起神经毒性、光敏感性反应等严重不良反应。

维生素 B_6 的生理功能是以辅酶形式参与许多酶系反应，如参与氨基酸代谢；与维生素 C 协同参与不饱和脂肪酸的代谢；参与神经系统中的多种酶促反应，间接影响神经系统的生理功能；参与一碳单位代谢，在 DNA 合成中发挥作用；以磷酸吡哆醛的形式参与琥珀酰辅酶 A 和甘氨酸合成血红素的过程，其缺乏可造成巨幼细胞贫血。

人体对维生素 B_6 的需要量受膳食蛋白质水平、肠道菌群合成维生素 B_6 的能力、人体利用程度、生理状况以及服药状况等多种因素的影响。通常情况下，维生素 B_6 不易缺乏，我国不同人群维生素 B_6 的参考摄入量见表 1-27。

维生素 B_6 广泛存在于各种食物中，含量最高的食物为白色肉类（如鸡肉、鱼肉），其次是动物肝脏、豆类和坚果类。蔬菜和水果中维生素 B_6 含量较低。常见食物中维生素 B_6 的含量见表 1-28。

表 1-27　中国居民膳食维生素 B$_6$ 参考摄入量　　单位：mg/d

年龄/阶段	EAR	RNI	UL	年龄/阶段	EAR	RNI	UL
0 岁～	—	0.1（AI）	—	30 岁～	1.2	1.4	60
0.5 岁～	—	0.3（AI）	—	50 岁～	1.3	1.6	55
1 岁～	0.5	0.6	20	65 岁～	1.3	1.6	55
4 岁～	0.6	0.7	25	75 岁～	1.3	1.6	55
7 岁～	0.7	0.8	32	孕早期	+0.7	+0.8	60
9 岁～	0.8	1.0	40	孕中期	+0.7	+0.8	60
12 岁～	1.1	1.3	50	孕晚期	+0.7	+0.8	60
15 岁～	1.2	1.4	55	乳母	+0.2	+0.3	60
18 岁～	1.2	1.4	60				

注："—"表示未制定；"＋"表示在相应年龄阶段的成年女性需要量基础上增加的需要量。

资料来源：《中国居民膳食营养素参考摄入量（2023 版）》。

表 1-28　常见食物中维生素 B$_6$ 的含量（每 100g 可食部）

食物名称	含量/mg	食物名称	含量/mg	食物名称	含量/mg
葵花子（熟）	0.9	鲭鱼	0.3	西蓝花	0.2
辣椒（小红尖辣椒）	0.8	芹菜	0.3	辣椒（尖，青）	0.2
榛子（熟）	0.6	猪肝	0.3	胡萝卜	0.2
金枪鱼	0.5	马铃薯	0.3	大葱	0.2
鸡胸脯肉	0.5	羽衣甘蓝	0.3	南瓜	0.2
黄豆	0.5	鸡翅	0.3	丝瓜	0.1
花生（熟）	0.4	猪肉	0.2	羊肉	0.1
腰果（熟）	0.4	松子（熟）	0.2	草鱼	0.1
西瓜子（熟）	0.4	韭菜	0.2	鲫鱼	0.1
牛肉	0.3	香蕉（红皮）	0.2	油菜	0.1

资料来源：《中国居民膳食营养素参考摄入量（2013 版）》。

（四）叶酸

叶酸是由蝶啶、对氨基苯甲酸和谷氨酸结合而成的蝶酰谷氨酸，最初是从菠菜叶子中分离提取出来的，故而得名，也被称作维生素 B$_9$。叶酸缺乏可引起血红蛋白合成减少，形成巨幼红细胞贫血；叶酸缺乏可使妊娠期妇女先兆子痫和胎盘早剥的发生率增高，妊娠早期叶酸缺乏可引起胎儿神经管畸形；膳食中缺乏叶酸会形成高同型半胱氨酸血症。此外，人患结肠癌、前列腺癌及宫颈癌与膳食中叶酸摄入不足有关。大剂量服用叶酸也可产生副作用，表现为影响锌的吸收，导致锌缺乏；使胎儿发育迟缓，低体重儿增加；干扰抗惊厥药物的作用诱发患者惊厥；掩盖维生素 B_{12} 缺乏的症状，干扰诊断。

天然存在的叶酸为还原型叶酸，包括二氢叶酸和四氢叶酸两种，只有四氢叶酸具有生理功能。四氢叶酸的主要生理作用是作为一碳单位的载体参与代谢。叶酸携带甲酰基、亚甲基及甲基等"一碳基团"参与嘌呤和嘧啶核苷酸的合成，在细胞分裂和增殖中发挥作用。叶酸在某些甲基化反应中起重要作用。

天然食物中叶酸的生物利用率为 50%，合成叶酸与膳食混合后生物利用率为 85%，是单纯食物来源叶酸生物利用率的 1.7 倍，因此当叶酸补充剂与天然食物混合食用时，应以膳食叶酸当量计算，即膳食叶酸当量（μgDFE）＝天然食物来源叶酸（μg）＋1.7×合成叶酸（μg）。我国不同人群叶酸的参考摄入量见表 1-29。

表 1-29　中国居民膳食叶酸参考摄入量　　　　单位：μgDFE/d

年龄/阶段	EAR	RNI	UL	年龄/阶段	EAR	RNI	UL
0 岁～	—	65（AI）	—	30 岁～	320	400	1000
0.5 岁～	—	100（AI）	—	50 岁～	320	400	1000
1 岁～	130	160	300	65 岁～	320	400	1000
4 岁～	160	190	400	75 岁～	320	400	1000
7 岁～	200	240	500	孕早期	＋200	＋200	1000
9 岁～	240	290	650	孕中期	＋200	＋200	1000
12 岁～	310	370	800	孕晚期	＋200	＋200	1000
15 岁～	320	400	900	乳母	＋130	＋150	1000
18 岁～	320	400	1000				

注："—"表示未制定；"＋"表示在相应年龄阶段的成年女性需要量基础上增加的需要量。

资料来源：《中国居民膳食营养素参考摄入量（2023 版）》。

叶酸广泛存在于各种动植物性食物中，叶酸的良好来源为动物肝脏、豆类、酵母、坚果类、深绿色叶类蔬菜和水果。天然食物中的叶酸在烹调加工过程中可损失 50%～90%，合成叶酸稳定性较好，室温下保存 6 个月仅有少量分解。常见食物中叶酸含量见表 1-30。

（五）烟酸

烟酸又称维生素 B_3、尼克酸、抗癞皮病因子等，是由烟碱氧化形成的一种 B 族维生素，在体内以烟酰胺形式存在。烟酰胺又称尼克酰胺，是辅酶Ⅰ和辅酶Ⅱ的组成部分。当烟酸缺乏时，体内辅酶Ⅰ和辅酶Ⅱ合成受阻，导致某些生理氧化过程发生障碍，即出现烟酸缺乏症（癞皮病），其典型症状是皮炎（dermatitis）、

表 1-30　常见食物中叶酸的含量（每 100g 可食部）

食物名称	含量/μg	食物名称	含量/μg	食物名称	含量/μg
黄花菜	841.3	花生米	107.5	山楂	24.8
绿苋菜	330.6	蒜苗	90.9	小麦粉	20.7
绿豆	286.2	木耳（黑）	81.6	香蕉	20.2
黄豆	210.1	韭菜	61.2	芦笋	18.2
黑豆	186.4	橘	52.9	马铃薯	15.7
芝麻（黑）	163.5	扁豆	49.6	芹菜（西芹）	13.6
腐竹	147.6	小白菜	43.6	茄子	12.2
紫菜	116.7	豆腐（北）	39.8	番茄	8.3
蘑菇（干）	111.0	草莓	31.8	大白菜	7.3
油菜	107.6	菠萝	25.0	苹果	6.3

资料来源：《中国食物成分表标准版（第 6 版）》。

腹泻（diarrhea）和痴呆（dementia），即"3D 症状"。食物中烟酸引起的中毒较少见，烟酸对人体的毒性主要见于服用烟酸补充剂、食用烟酸强化食品以及临床使用大量烟酸治疗高脂血症时患者所出现的副反应。

辅酶Ⅰ和辅酶Ⅱ结构中的烟酰胺部分具有可逆的加氢和脱氢特性，在细胞生物氧化过程起传递氢的作用；烟酸在维生素 B_6、泛酸和生物素存在下，参与脂肪酸、胆固醇以及类固醇激素等的生物合成；非辅酶形式的烟酰胺作为葡萄糖耐量因子的组分，促进胰岛素反应，增加葡萄糖的利用，促进葡萄糖转化为脂肪。

烟酸除了直接从食物中摄取外，还可以在体内由色氨酸转化而来，平均约 60mg 色氨酸可转化为 1mg 烟酸。因此，膳食中烟酸的参考摄入量应以烟酸当量表示。烟酸当量（mgNE）＝烟酸（mg）＋1/60 色氨酸（mg）。我国不同人群烟酸的参考摄入量见表 1-31。

表 1-31　中国居民膳食烟酸参考摄入量

年龄/阶段	EAR/(mgNE/d)		RNI/(mgNE/d)		UL	
	男性	女性	男性	女性	烟酸/(mgNE/d)	烟酰胺/(mg/d)
0 岁～	—		1（AI）		—	—
0.5 岁～	—		2（AI）		—	—
1 岁～	5	4	6	5	11	100
4 岁～	6	5	7	6	15	130
7 岁～	7	6	8	8	19	160
9 岁～	9	8	10	10	23	200

年龄/阶段	EAR/(mgNE/d)		RNI/(mgNE/d)		UL	
	男性	女性	男性	女性	烟酸/(mgNE/d)	烟酰胺/(mg/d)
12 岁～	11	10	13	12	30	260
15 岁～	13	10	15	12	33	290
18 岁～	12	10	15	12	35	310
30 岁～	12	10	15	12	35	310
50 岁～	12	10	15	12	35	310
65 岁～	12	10	15	12	35	300
75 岁～	12	10	15	12	35	290
孕早期	—	+0	—	+0	35	310
孕中期	—	+0	—	+0	35	310
孕晚期	—	+0	—	+0	35	310
乳母	—	+3	—	+4	35	310

注："—"表示未制定；"＋"表示在相应年龄阶段的成年女性需要量基础上增加的需要量。

资料来源：《中国居民膳食营养素参考摄入量（2023 版）》。

烟酸及烟酰胺广泛存在于各种食物中，植物性食物中主要是烟酸，动物性食物中主要是烟酰胺。动物肝脏、动物肾脏、瘦禽肉、鱼、全谷以及坚果类含量丰富；奶类、蛋类中含量虽然不高，但色氨酸含量较高，可在体内转化为烟酸。谷类食物烟酸 80％～90％存在于种子皮中，因此加工对其影响较大。常见食物中烟酸含量见表 1-32。

表 1-32 常见食物中烟酸含量（每 100g 可食部）

食物名称	含量/mg	食物名称	含量/mg	食物名称	含量/mg
口蘑	44.30	带鱼（刀鱼）	2.80	马铃薯	1.10
香菇（干）	20.50	玉米（白，干）	2.30	豆角	0.90
花生仁	17.90	黄豆	2.10	大白菜	0.65
鸡胸肉	11.96	稻米	2.00	娃娃菜	0.61
牛肉（里脊）	6.24	海虾	1.90	菠菜（鲜）	0.60
羊肉（里脊）	5.80	高粱米	1.60	甘薯（白心）	0.60
瘦猪肉	5.30	小麦粉（代表值）	1.57	茄子	0.60
葵花子（生）	4.80	小米	1.50	桃	0.30
南瓜子（熟）	3.00	蛤蜊	1.50	苹果	0.20
海鳗	3.00	海带（鲜）	1.30	鸡蛋	0.20

资料来源：《中国食物成分表标准版（第 6 版）》。

六、维生素 C

（一）概述

维生素 C 又称抗坏血酸，是一种含有 6 个碳原子的酸性多羟基化合物，是体内重要的水溶性抗氧化营养素之一。维生素 C 缺乏导致的坏血病是最早发现的维生素缺乏病之一。天然存在的维生素 C 有 L-型和 D-型两种，其中 L-型有生物活性，而 D-型没有生物活性。维生素 C 水溶液极易氧化，遇空气、热、光、碱性物质，特别是氧化酶和铜、铁等重金属离子可促进其氧化进程。由于体内缺乏维生素 C 合成所必需的葡萄糖酸内酯酶，因此体内不能合成维生素 C，必须由膳食提供，否则容易造成维生素 C 缺乏，引起坏血病。维生素 C 的毒性很小，但过量服用可产生一些副作用。长期过量服用维生素 C，可诱发痛风，也可因铁吸收过度引起心脏病。儿童如果长期服用大剂量维生素 C，可能影响骨骼的发育。

（二）生理功能

1. 抗氧化作用

维生素 C 具有很强的还原性，是一种很强的水溶性抗氧化剂，与脂溶性抗氧化剂协同作用，在体内还原超氧化物、羟自由基、次氯酸及其他活性氧化物，清除自由基，防止脂质过氧化反应的发生。

2. 参与体内的羟化反应

胆固醇转化为胆汁酸、皮质激素和性激素必须经过羟化，而维生素 C 可影响此羟化过程，降低血胆固醇，预防动脉粥样硬化的发生。维生素 C 作为脯氨酸羟化酶和赖氨酸羟化酶的辅助因子，参与胶原蛋白的合成，在维护骨骼、牙齿的正常发育和血管壁的通透性方面发挥重要作用。维生素 C 缺乏会影响胶原的合成，使创伤愈合减慢，毛细血管壁脆性增加，引起不同程度的出血。

3. 解毒作用

维生素 C 对肝细胞中多种酶的活性有至关重要的作用，因此参与多种有毒物质的解毒过程。维生素 C 能增强单加氧酶活性，促进药物和毒物的解毒过程。维生素 C 较强的还原作用，可使体内氧化型谷胱甘肽还原为还原型谷胱甘肽，然后与重金属离子结合排出体外。

4. 改善免疫功能

维生素 C 改善机体免疫功能一方面是由于白细胞的吞噬功能依赖于血浆维生素 C 水平，另一方面是维生素 C 能通过抗氧化作用促进抗体形成。

5. 其他功能

维生素 C 在胃内可抑制熏肉和肉制品中的亚硝酸盐形成致癌物质亚硝胺，因此膳食中增加富含维生素 C 的蔬菜、水果的摄入量可降低胃癌及其他癌症的发生风险。维生素 C 的清除自由基作用也有助于降低患癌的风险。维生素 C 还可促进肠道中的三价铁还原为二价铁，有利于非血红素铁的吸收，是治疗贫血的重要辅助药物。维生素 C 也可促进四氢叶酸的形成，对巨幼红细胞贫血有一定的治疗效果。

（三）维生素 C 的参考摄入量及食物来源

由于维生素 C 不能在体内合成，因此为维持机体需要必须从食物中摄入适量的维生素 C。不同人群维生素 C 参考摄入量见表 1-33。

表 1-33　中国居民膳食维生素 C 参考摄入量　　　单位：mg/d

年龄/阶段	EAR	RNI	UL	年龄/阶段	EAR	RNI	UL
0 岁～	—	40（AI）	—	30 岁～	85	100	2000
0.5 岁～	—	40（AI）	—	50 岁～	85	100	2000
1 岁～	35	40	400	65 岁～	85	100	2000
4 岁～	40	50	600	75 岁～	85	100	2000
7 岁～	50	60	800	孕早期	+0	+0	2000
9 岁～	65	75	1100	孕中期	+10	+15	2000
12 岁～	80	95	1600	孕晚期	+10	+15	2000
15 岁～	85	100	1800	乳母	+40	+50	2000
18 岁～	85	100	2000				

注："—"表示未制定；"＋"表示在相应年龄阶段的成年女性需要量基础上增加的需要量。

资料来源：《中国居民膳食营养素参考摄入量（2023 版）》。

维生素 C 的主要来源是新鲜的蔬菜与水果，一般叶菜类含量高于根茎类，酸味水果比无酸味水果含量高。维生素 C 含量较高的蔬菜有辣椒、番茄、油菜、卷心菜、花椰菜和芥菜等。蔬菜烹调过程中为减少维生素 C 的损失，可采用急火快炒、用淀粉勾芡或加醋烹调等方法。维生素 C 含量较多的水果有柑橘、柠檬、草莓、柚子、樱桃、石榴等，而苹果和梨中含量较低。某些野菜、野果中维生素 C 含量尤为丰富，如苋菜、苜蓿、刺梨、沙棘、猕猴桃、酸枣等。枣、刺梨等水果中所含的生物类黄酮对维生素 C 的稳定性具有保护作用。动物性食物中仅动物肝脏和动物肾脏含少量维生素 C，肉、禽、鱼、蛋和牛奶中维生素 C 含量较少，谷类及豆类含量很少。常见食物中维生素 C 的含量见表 1-34。

表 1-34　常见蔬菜与水果中维生素 C 的含量（每 100g 可食部）

食物名称	含量/mg	食物名称	含量/mg	食物名称	含量/mg
酸枣	900.0	辣椒（青，尖）	59.0	金橘	35.0
枣（鲜）	243.0	苦瓜	56.0	芥菜	34.0
沙棘	204.0	西蓝花	56.0	橙	33.0
辣椒（红，小）	144.0	红果	53.0	花椰菜	32.0
甜椒	130.0	草莓	47.0	柠檬	22.0
苜蓿	102.0	水萝卜	45.0	芦橘	19.0
大蒜（脱水）	79.0	木瓜	43.0	菠萝	18.0
萝卜缨（白）	77.0	荔枝	41.0	番茄	8.0
番石榴	68.0	大白菜	37.5	葡萄	4.0
中华猕猴桃	62.0	芥蓝	37.0	苹果	3.0

资料来源：《中国食物成分表标准版（第 6 版）》。

第七节　水

一、概述

水是人体的重要组成成分，在体内含量最多，是维持生命的重要条件。年龄越小，体内水的含量越高，新生儿总体水含量最高，约占总体积的 80%，婴幼儿体内水分约占总体积的 70%，随着年龄的增长，总体水含量逐渐降低，10～16 岁以后降低至成人水平，老年人体内水含量降低至 60% 以下。水在机体各组织、器官中的含量也不相同，如血液、肾脏含水量高达 80% 以上，心、肺、脑、肌肉、皮肤含水量在 70% 以上，而脂肪组织的含水量仅为 10% 左右。

二、水的分类

1. 自来水

自来水是通过自来水处理厂净化、消毒后生产出来的符合相应标准供人们生活、生产使用的水。目前所使用的自来水均取自于江、河、湖泊等地表水以及地下水，经过沉淀、消毒、过滤等工艺流程的处理后输送到各家各户。

2. 纯净水

纯净水是以符合生活饮用水卫生标准的水为原水，通过适当的加工方法制得的，密封于容器内干净、不含有杂质或细菌、可直接饮用的水。纯净水几乎不含矿物质，硬度低，高温加热后不易形成水垢，因此是市场上百姓饮用最多的水。

3. 矿泉水

矿泉水是从地下深处自然涌出或经人工揭露的，未受污染的地下矿水，含有一定量的矿物盐、微量元素或二氧化碳气体。通常情况下，矿泉水的化学成分、流量、水温等在天然波动范围内相对稳定，但值得注意的是，矿泉水必须达到国家标准方可饮用。

三、水的生理功能

1. 机体组织的重要组成部分

人体内水分含量达 2/3 之多，所以说水是构成机体的主要成分，水分分布在所有的细胞、组织内。人体的每个细胞及其基本构成单位均含有水分，人体各腺体的分泌物也均为液体。血液、淋巴液、脑脊液含水量较高，可达 90% 以上；肌肉、神经、内脏、细胞等含水量为 60%～80%。水在维持组织器官形态、硬度和弹性方面起重要作用。水对维持人体血容量具有重要意义。血液中含水量约为 92%，如果机体大量缺水则会使血容量减少，造成血压降低，从而对心、脑、肾等器官造成一定影响。

2. 参与体内物质代谢

水具有较大的流动性，可作为物质代谢的载体在体内消化、吸收、循环过程中加速协助营养物质的运输，也可通过粪便、尿液、汗液等途径协助代谢废物的排泄，使人体新陈代谢和生理化学反应得以顺利进行。

3. 维持体液正常渗透压及电解质平衡

人体内环境中的水、无机盐、蛋白质、尿素等物质维持内环境具有一定的渗透压。当水分过多时可导致血浆渗透压下降，血浆渗入组织液，出现组织水肿的现象。体液的主要成分是水，其次是电解质。体液化学组成和理化性质的恒定，对维持细胞正常的形态与生理功能非常重要。

4. 调节和维持体温恒定

水的比热容较高，1g 水升高 1℃需要 4.184J 的能量。由于人体内含有大量水分，在代谢过程中产生的热能会被水吸收，而使体温不至显著升高。另外水的蒸发热较高，37℃下每克水蒸发需吸收 2.4kJ 的热量，因此人体只需蒸发少量的水即可散发大量的热，以使体温维持在一定水平。如果所处环境温度较高，体内热量可随水分经皮肤蒸发散发热量，维持体温的恒定。

5. 润滑作用

人体关节、胸腹腔以及胃肠道等部位均存在一定量水分，可对人体器官、组织起到缓冲、润滑和保护作用。

四、水的参考摄入量及来源

水的需要量不仅个体差异较大，而且同一个体在不同的环境或生理条件下，对水的需要量也不同。所以，水的每日需要量在不同的个体间存在差异，并不完全等同于人群推荐量。人体对水的需要量受代谢、性别、年龄、体力活动、温度以及膳食等因素的影响，因此水的需要量变化很大。不同年龄段人群水的适宜摄入量见表 1-35。

表 1-35　中国居民水适宜摄入量[①]　　　　　　单位：mL/d

年龄/阶段	饮水量		总摄入量[②]	
	男性	女性	男性	女性
0 岁～	—		700[③]	
0.5 岁～			900	
1 岁～	—		1300	
4 岁～	800		1600	
7 岁～	1000		1800	
12 岁～	1300	1100	2300	2000
15 岁～	1400	1200	2500	2200
18 岁～	1700	1500	3000	2700
65 岁～	1700	1500	3000	2700
孕早期	—	+0		+0
孕中期	—	+200		+300
孕晚期	—	+200		+300
乳母	—	+600		+1100

注：①温和气候条件下，低强度身体活动水平时的摄入量。在不同温湿度和/或不同强度身体活动水平时，应进行相应调整。②包括食物中的水和饮水中的水。③纯母乳喂养婴儿无需额外补充水分。

"—"表示未制定；"+"表示在相应年龄阶段的成年女性需要量基础上增加的需要量。

资料来源：《中国居民膳食营养素参考摄入量（2023 版）》。

体内水的来源包括饮用水、食物中所含的水以及内生水三部分。食物水来源于主食、蔬菜、零食和汤，包括食物本身含有的水分以及烹调过程中加入的水。常见含水量≥80％的食物主要有液态奶、豆浆、蔬菜类、水果类以及汤类和粥类等。从不同类的食物中所获得的水分是膳食水摄入的主要组成部分。

第八节　膳食纤维

一、概述

膳食纤维是植物中不被人体消化的一大类糖类物质，自然界中大约有千种以上的膳食纤维。虽然膳食纤维不具有营养价值但与人体健康密切相关，在预防人体某些疾病方面发挥重要作用，是膳食中不可缺少的成分。

二、分类

从膳食来源角度分析，膳食纤维可分为三大类：一是天然存在于植物中的基本组成部分，完整的碳水化合物聚合物，如谷物纤维、果蔬纤维、豆类纤维、薯类纤维及其他天然存在的食物纤维；第二类是通过物理、化学、酶等方法从植物中提取获得的碳水化合物聚合物；第三类是合成的碳水化合物聚合物。

从膳食纤维的化学结构和聚合度来看，膳食纤维可分为：非淀粉多糖，如纤维素、半纤维素、植物多糖、微生物多糖等；抗性低聚糖，如低聚果糖、低聚半乳糖和其他抗性低聚糖；抗性淀粉，如包埋淀粉、天然淀粉颗粒、回生直链淀粉、化学（物理）改性淀粉；其他，如木质素类等。木质素虽不是碳水化合物，但在检测时并不能将其排除，因此将木质素纳入膳食纤维之中。

三、生理功能

1. 降低血糖和血胆固醇

膳食纤维可减缓小肠对糖吸收的速度，使餐后血糖不至因进食而升高过快，同时可以减少胰岛素的释放，有助于稳定血糖。多数可溶性纤维可以降低血浆胆固醇水平，尤其可降低低密度脂蛋白胆固醇。各种纤维可吸附胆汁酸、脂肪等使吸收率下降，也可起到降血脂的作用。

2. 增加饱腹感

膳食纤维，尤其是可溶性纤维进入消化道后，可在胃中吸水膨胀，增加胃内容物的体积。同时，可溶性纤维黏度高，可使胃排空速度减慢，延缓食物从胃进入小肠的速度，使人产生饱腹感，减少食物和能量的摄入，有利于控制体重，防止肥胖的发生。

3. 促进排便

不溶性膳食纤维由于具有吸水性，可增加粪便体积，作为肠内容物的核心，以机械刺激使肠壁蠕动；可被结肠菌发酵，产生的短链脂肪酸可降低肠道 pH，

随着所产生的 CO_2 和 H_2 等气体的作用，进一步促进生理蠕动，利于粪便排出；膳食纤维可增加粪便含水量，使粪便硬度降低，利于排便。不同膳食纤维吸水性差异较大，谷类纤维比蔬菜、水果类纤维更能有效地增加粪便体积，防止便秘的发生。

4. 改变肠道菌群

大部分在结肠中被发酵的物质，如抗性淀粉、抗性糊精、抗性低聚糖等是结肠微生物的底物，显示出其"益生元"的特性，能够刺激双歧杆菌和乳酸菌等有益肠道菌群的生长；发酵所产生的短链脂肪酸可降低肠道 pH，导致肠内微生物菌群的构成和代谢发生改变，诱导益生菌大量繁殖。

四、膳食纤维的参考摄入量及食物来源

膳食纤维推荐摄入量的研究相对较少，一般对于膳食纤维的推荐量有两种方法估计：一是根据健康人的膳食调查来推算适宜摄入量；二是根据人群试验和观察研究来确定摄入量。目前建议我国成年人膳食纤维摄入量为 $25\sim30g/d$；从膳食的能量密度和营养需求考虑，儿童膳食纤维摄入量应适当减少，14 岁以下儿童可按照 10g/1000kcal 计算。

膳食纤维是平衡膳食的重要组成部分，我国膳食纤维的主要来源是全谷物、豆类、水果、蔬菜及马铃薯等。全谷物食物中膳食纤维主要来源于谷物表皮。燕麦和大麦中水溶性多聚糖、黏性多聚糖、β-葡聚糖、果胶含量很高，并且谷类中纤维素、半纤维素、低聚糖等膳食纤维常同时存在，而精加工后的谷类食品则含量较少。蔬菜、水果类食物水分含量较高，因此膳食纤维含量相对较少。常见食物中膳食纤维含量见表 1-36。

表 1-36　食物中总膳食纤维的含量（每 100g 可食部）

食物名称	总膳食纤维/g	食物名称	总膳食纤维/g
海苔	46.4	荞麦面	5.5
山核桃（熟）	20.2	荔枝（干）	5.3
玉米糁（黄）	14.4	西芹	4.8
燕麦片	13.2	四季豆	4.7
葵花子（熟）	12.1	腐竹	4.6
杏仁（熟）	10.3	小米（黄）	4.6
雪菜	8.3	馒头	4.4
豆腐干	6.8	空心菜	4.0
黑贡枣	6.4	甘蓝	3.9
籼米	5.9	冬枣	3.8

续表

食物名称	总膳食纤维/g	食物名称	总膳食纤维/g
小麦面粉	3.7	芦笋（绿）	2.8
西蓝花	3.7	辣椒（青）	2.5
黄豆芽	3.6	红薯	2.2
蚕豆（煮）	3.6	香蕉	1.8
韭菜	3.3	山竹	1.5
茄子	3.0	土豆	1.2

资料来源：《中国食物成分表标准版（第6版）》。

（侯玉蓉）

第二章

各类食物营养

___

第一节　植物性食物

一、谷薯类

（一）概述

谷类是我国的主要粮食作物，在我国居民膳食结构中，谷类占重要地位。谷类包括小麦、稻米、玉米、大麦、小米、青稞、高粱、燕麦、荞麦等。谷类虽然种类繁多，但结构基本相似，都是由谷皮、糊粉层、胚乳、胚芽四个主要部分组成。谷皮是谷粒的最外层，由纤维素、半纤维素等组成，含一定量的蛋白质、脂肪、维生素以及较多的无机盐。糊粉层在谷皮与胚乳之间，含有较多的磷、丰富的 B 族维生素及无机盐，可随加工流失到糠麸中。胚乳是谷类的主要部分，含淀粉、蛋白质及很少量的脂肪、无机盐、维生素和纤维素等。谷类为主是中国人平衡膳食模式的重要特征。《中国学龄儿童膳食指南（2022）》建议 6～10 岁学龄儿童每天摄入谷类 150～200g；11～13 岁学龄儿童每天摄入 225～250g；14～17 岁学龄儿童每天摄入 250～300g。《中国居民膳食指南（2022）》建议成人每天摄入 200～300g。

薯类包括马铃薯、甘薯、木薯、山药、芋头等，淀粉含量较高，蛋白质和脂肪含量较低，含一定量的维生素和矿物质，并富含各种植物化学物，是为居民提供淀粉的主要食物之一。《中国学龄儿童膳食指南（2022）》建议 6～13 岁学龄儿童每天摄入薯类 25～50g；14～17 岁学龄儿童每天摄入 50～100g。《中国居民膳食指南（2022）》建议成人每天摄入 50～100g 薯类。

（二）谷类的营养价值

1. 碳水化合物

谷类碳水化合物含量较高，是碳水化合物最经济的来源。谷类所含碳水化合物主要为淀粉，还包含少量糊精、戊聚糖、葡萄糖和果糖等。谷类淀粉分为直链淀粉和支链淀粉。直链淀粉黏性小，遇碘呈蓝色，容易出现"老化"现象，形成难消化的抗性淀粉。支链淀粉黏性大，遇碘呈棕色反应，容易"糊化"，消化率较高，其血糖生成指数高于直链淀粉。食物中直链淀粉和支链淀粉的比例因谷类品种不同而有所差异，并可直接影响谷类食物的风味及营养价值。谷皮中含有丰富的膳食纤维，加工越精细膳食纤维丢失越多，因此全谷物是膳食纤维的重要来源。

2. 蛋白质

谷类蛋白质含量一般为 $7.5\%\sim15.0\%$。但由于谷类蛋白质所含必需氨基酸组成不合理，其营养价值低于动物性食物。谷类赖氨酸含量较低，通常为第一限制氨基酸，有些谷类苏氨酸、色氨酸、苯丙氨酸、蛋氨酸含量也偏低。通过蛋白质互补作用将谷类与豆类等富含赖氨酸的食物混合食用，以弥补谷类赖氨酸的不足，提高谷类蛋白质的营养价值。

3. 脂肪

谷类脂肪含量普遍偏低，为 $1\%\sim4\%$，燕麦脂肪含量较高为 7%，主要集中在糊粉层和胚芽，在谷类加工过程中，易转入糠麸中。小麦胚芽脂肪含量可达 10.1%，而玉米胚芽中脂肪含量更高，一般在 17% 以上，因此被用来加工成玉米胚芽油。玉米胚芽油中不饱和脂肪酸含量达 80% 以上，主要是亚油酸和油酸，其中亚油酸占油脂总量的 50% 以上。

4. 维生素

谷类食物是膳食中 B 族维生素，特别是维生素 B_1 和烟酸的重要来源。谷类一般不含维生素 C、维生素 D 和维生素 A，只有黄玉米和小麦含有少量类胡萝卜素，小麦胚芽中含有较多的维生素 E。谷类维生素主要存在于糊粉层和胚芽中，精加工的谷物如小麦、大米中 B 族维生素损失较多；而小米、高粱、荞麦、燕麦等杂粮不需过多研磨，因此，其维生素留存较多。

5. 矿物质

谷类食物均含有一定量的矿物质，主要是钙和磷，多以植酸盐的形式存在于谷皮和糊粉层中，消化、吸收较差并且容易在加工过程中损失。

（三）谷类制品的营养价值

谷粒经过脱壳形成可食用的粮粒，粮粒进一步加工可制成不同精度的大米和白面等。谷类经过深加工可以生产出面包、饼干、点心等各种产品，是目前市场上预包装食品的重要组成部分。由于在加工过程中选取的原料多是精加工的面粉或米粉，微量元素丢失较多。谷物蛋白质经水解形成的生物活性肽具有降低血压、去除血栓等多种功能，如玉米蛋白水解肽具有类超氧化物歧化酶的活性，能够改善肝性脑病症状，降低血清胆固醇，可制成保健食品或肽类药品。小麦胚芽提取的胚芽油不饱和脂肪酸含量较高，具有降低血清胆固醇、防止动脉粥样硬化的作用。

（四）薯类的营养价值

我国居民膳食中常将马铃薯、山药、芋头作为蔬菜食用。薯类碳水化合物含量为 25％左右，蛋白质、脂肪含量较低，含有一定量的矿物质和维生素，还含有各种植物化学物。马铃薯中酚类化合物含量较高，如水溶性的绿原酸、咖啡酸、没食子酸和原儿茶酸等，其中绿原酸的含量可达其鲜质量的 0.45％。山药块茎中主要含山药多糖、皂苷、麦角甾醇、多酚氧化酶、植酸等多种活性成分，这些成分是山药营养价值和生物活性作用的物质基础。

二、豆类及其制品

豆类是指籽粒较大的可食用豆科植物，包括大豆和杂豆。大豆按种皮的颜色可以分为黄豆、黑豆、青豆三种，杂豆包括豌豆、蚕豆、绿豆、红豆、豇豆、芸豆等。豆制品是指由大豆或绿豆等为原料制作而成的发酵或非发酵食品，如豆腐、豆浆、豆酱、豆豉等。

（一）大豆的营养价值

1. 蛋白质

大豆蛋白质含量较高，可达 35％～40％。大豆蛋白质包括球蛋白、清蛋白、谷蛋白和醇溶蛋白，其中球蛋白含量最高。大豆蛋白质氨基酸模式较好，利用率较高，营养价值也较高，属于优质蛋白质。大豆蛋白质赖氨酸含量丰富，蛋氨酸含量较少，因此将大豆与谷类食物混合食用，可较好地发挥蛋白质互补作用。大豆蛋白可弥补米、面蛋白质中赖氨酸的不足，而米、面蛋白质也在一定程度上补充大豆蛋白质蛋氨酸的不足。

2. 脂肪

大豆脂肪含量高达 15％～20％，其中以黄豆和黑豆最高，常作为提取食用油脂的原料。大豆油中不饱和脂肪酸含量超过 85％，其中油酸为 32％～36％，亚油酸为 52％～57％，亚麻酸为 2％～10％，还有 1.64％的磷脂。目前大豆油是我国居民主要的烹调油，也特别适合高血压、动脉粥样硬化等患者食用。

3. 碳水化合物

大豆中碳水化合物含量为 25%～30%，其中一半是人体可利用的阿拉伯糖、半乳聚糖、蔗糖和淀粉，另一半是存在于细胞壁中，不能被人体利用的寡糖，如水苏糖、棉子糖。

4. 矿物质和维生素

大豆含有丰富的钙、铁、维生素 B_1、维生素 B_2、烟酸，还含有一定量的胡萝卜素和维生素 E。

5. 大豆中的其他成分

（1）大豆异黄酮：大豆异黄酮是主要分布在大豆种子的子叶和胚轴中的具有3-苯基色酮结构的化合物，含量为 0.1%～0.3%。目前发现的大豆异黄酮有 12 种，具有预防癌症、心血管疾病、骨质疏松症和更年期综合征等生理功能。

（2）大豆皂苷：大豆皂苷，又称皂素，属三萜系化合物的低聚配糖体，含量为 0.62%～6.12%。大豆皂苷对热稳定，具有激活纤溶系统、抗氧化、降血脂、提高免疫力、抗肿瘤和抗病毒等多种生物学作用。

（3）大豆甾醇：大豆甾醇是植物固醇的一种，是从大豆油脱臭馏出物中提取出来的，在大豆油中的含量为 0.1%～0.8%。大豆甾醇在体内的吸收方式与胆固醇相似，但其吸收率较低，只有胆固醇的 5%～10%。大豆甾醇的摄入能阻碍胆固醇的吸收，因此具有降血脂的功效；对高血压、冠心病等心血管疾病具有预防和治疗作用；此外，大豆甾醇还具有抗氧化、消炎、防癌等多种生物活性。

（4）大豆卵磷脂：大豆卵磷脂是精制大豆油过程中产生的一种淡黄色至棕褐色、无异嗅或略带有气味的黏稠状或粉末状副产品，不易溶于水，易溶于有机溶剂。大豆卵磷脂具有调节血脂、抗氧化、提高免疫力等多种生理功能。

（5）大豆低聚糖：大豆低聚糖包括水苏糖和棉子糖，由于人体缺乏 α-D-半乳糖苷酶和 β-D-果糖苷酶，因此难以消化、吸收，但可在结肠经大肠埃希菌发酵分解产生二氧化碳、甲烷和氢气等气体，引起胀气，因此也被称作"胀气因子"。近年来，研究发现大豆低聚糖可被肠道益生菌利用，具有促进肠道益生菌增殖、维持肠道微生态平衡、提高免疫力、降低胆固醇、降血压等作用，因此被称为"益生元"。大豆低聚糖口感良好，甜度约为蔗糖的 70%，不增加能量摄入，目前已作为功能性食品的基料，部分代替蔗糖应用于清凉饮料、酸奶、面包等多种食品生产中。

（6）植酸：植酸即肌醇-6-磷酸酯，广泛存在于植物体内，大豆中含 1%～3%。植酸是一种很强的金属离子螯合剂，在肠道内可与钙、镁、锌、铁等多种金属离子络合成不溶性复合物，形成稳定的植酸盐，影响金属离子的吸收。植酸盐也可与内源性淀粉酶、脂肪酶结合，抑制其活性，影响碳水化合物和脂肪的消化利用率。植酸也可与食物蛋白质的碱性残基结合，抑制胃蛋白酶和胰蛋白酶的活性，导致食物蛋白质的消化利用率下降。将大豆浸泡在 pH 4.5～5.5 的溶液中，35％～75％的植酸可溶解，但对蛋白质质量影响不大，因此可使用本方法除去大部分植酸。近年来，研究发现植酸也具有一些有益的生物学作用，如可防止脂质过氧化损伤和抗血小板凝集。

（7）蛋白酶抑制剂：蛋白酶抑制剂是指能够抑制胰蛋白酶、糜蛋白酶和胃蛋白酶等酶活性的物质。蛋白酶抑制剂广泛存在于植物中，以豆类中含量高、活性强，谷薯类和蔬菜中也含少量。胰蛋白酶抑制剂是豆类中主要的蛋白酶抑制剂，可降低大豆的营养价值。胰蛋白酶抑制剂的本质是蛋白质或蛋白质结合体，对热不稳定，经常压蒸汽加热 30 分钟或 1kg 压力加热 10～25 分钟即可被破坏。近年来，研究发现蛋白酶抑制剂具有抗艾滋病病毒等有益的生物学作用。

（8）豆腥味：生食大豆时会产生一种特有的由臭味、腥味、苦味、涩味等杂合而成的特殊气味，即豆腥味。这是由豆类中的不饱和脂肪酸经脂肪氧化酶氧化降解，形成极不稳定的氢过氧化物，经裂解后形成的挥发性醇、酮、醛等小分子挥发物质所致。在豆类加工过程中可采用加热、调整 pH、添加还原剂或铁离子络合剂等方法去除豆腥味。

（9）植物红细胞凝集素：植物红细胞凝集素是能凝集人和动物红细胞的一种蛋白质，在自然界的植物中广泛存在，在豆类中含量较高，集中在子叶和胚乳的蛋白体中，含量随成熟的程度而增加，发芽时含量迅速下降。植物红细胞凝集素可引起红细胞发生凝集；损伤肠黏膜上皮细胞，使细胞通透性增加，毒素渗入，对机体器官和免疫造成一定损害；干扰肠激酶、麦芽糖酶、碱性磷酸酶等多种酶的分泌，引起碳水化合物、脂肪、氨基酸和维生素 B_{12} 吸收不良和代谢障碍。植物红细胞凝集素对热敏感，耐热性低于胰蛋白酶抑制剂，生大豆经湿热处理可使其失活。

（二）豆制品的营养价值

豆制品包括豆浆、豆腐、豆腐干、腐竹等非发酵大豆制品和腐乳、豆豉、臭豆腐等发酵大豆制品两类。

1. 豆腐

豆腐是大豆经过浸泡、磨浆、过滤、煮浆等工序加工制成的产品，在加工过程中去除了大量粗纤维和植酸，胰蛋白酶抑制剂和植物红细胞凝集素也被破坏，营养素的吸收利用率有所提高。

2. 豆腐干

豆腐干在加工过程中经压榨成型，除去了大量水分，使得营养成分得以浓缩；豆腐丝、千张的水分含量更低，而蛋白质含量可达 20％～45％。

3. 豆浆

豆浆是将大豆用水浸泡后，经磨碎、过滤、煮沸等工艺制作而成的。豆浆含有丰富的植物蛋白和磷脂，还有一定量的矿物质和 B 族维生素，适合于各种人群食用。豆浆中各营养成分的含量因制作过程中加入水的量不同而有所差异，易于消化、吸收。

4. 发酵豆制品

腐乳、豆豉、豆瓣酱、酱油等是大豆经加工、发酵工艺制作而成的发酵豆制品。发酵使蛋白质部分降解，消化率提高；产生游离氨基酸，增加豆制品的鲜美口味；使豆制品维生素 B_2、维生素 B_6 及维生素 B_{12} 的含量增高。发酵豆制品是素食人群补充维生素 B_{12} 的重要食物。经过发酵，大豆中的水苏糖、棉子糖被曲霉、毛霉和根霉等微生物分解，因此食用发酵的豆制品不会引起胀气。

5. 大豆蛋白制品

以大豆为原料制成的蛋白质制品主要有以下四种：①大豆分离蛋白，其蛋白质含量约为 90%，可用于强化和制成多种食品；②大豆浓缩蛋白，其蛋白质含量在 65% 以上，其余为纤维素等不溶成分；③大豆组织蛋白，是将油粕、分离蛋白质或浓缩蛋白质除去纤维，加入各种调料或添加剂，经高温高压膨化而成；④油料粕粉，是用大豆或脱脂豆粕碾碎而成的，可制作成粒度大小不一、脂肪含量不同的各种产品。以上 4 种大豆蛋白制品的氨基酸组成和蛋白质功效比值较好，目前已广泛应用于肉制品、烘焙食品、奶类制品等食品加工业。

（三）杂豆的营养价值

杂豆碳水化合物含量为 50%～60%，主要以淀粉形式存在；蛋白质含量为 20% 左右，低于大豆；脂肪含量极少，为 1%～2%。其营养素含量与谷类更为接近。由于杂豆淀粉含量较高，因此可将其制作成粉条、粉皮、凉皮等食品，这些食品中大部分蛋白质被去除，故其营养成分主要是碳水化合物，如粉条淀粉含量可达 90% 以上。

三、蔬菜、水果类

蔬菜和水果种类繁多，富含人体所必需的维生素、矿物质，水分和酶类含量较高，含有一定量的碳水化合物和丰富的膳食纤维，蛋白质和脂肪含量较少。由于蔬菜、水果中含有多种有机酸、芳香物质和色素等，使其具有良好的感官性状，对增进食欲、促进消化、赋予食物多样化具有重要意义。蔬菜、水果中富含多种植物化学物，对人体健康具有多种有益的生物学作用。

（一）蔬菜的营养价值

蔬菜根据其结构和食用部位的不同，可分为叶菜类（大白菜、小白菜、油菜、菠菜及其他绿叶蔬菜等）、根茎类（萝卜、芋头、土豆、藕等）、豆荚类（扁豆、豇豆等）、花芽类（西蓝花、黄豆芽等）、瓜茄类（茄子、冬瓜、黄瓜、青椒、番茄等）、菌藻类（蘑菇、紫菜、海藻等），不同种类的蔬菜所含营养素种类差异较大。

1. 蛋白质

大多数蔬菜中蛋白质含量较低，仅为 1%～2%，且氨基酸模式中赖氨酸和蛋氨酸比例较低。鲜豆蛋白质含量相对较高，可达 4%。菌藻中发菜、干香菇和蘑菇的蛋白质含量可达 20% 以上，必需氨基酸含量较高且氨基酸模式较好，因此，其营养价值较高。

2. 脂肪

蔬菜中脂肪含量极低，大多数蔬菜的脂肪含量均低于 1%。

3. 碳水化合物

不同种类的蔬菜中碳水化合物的含量差异较大，一般为 4% 左右，但土豆、藕、南瓜等可达 20%。蔬菜中所含的碳水化合物包括单糖、双糖、淀粉及膳食纤维。胡萝卜、番茄、南瓜等单糖、双糖含量较高；芋头、藕等根茎类蔬菜淀粉含量较高。蔬菜所含纤维素、半纤维素、木质素等是人体膳食纤维的主要来源，含 1%～3%，叶菜类和根茎类蔬菜中含纤维素和半纤维素较多，而南瓜、胡萝卜、番茄等含有一定量果胶。膳食纤维对人体健康的有益作用已得到广泛认可。蘑菇、香菇、银耳等菌藻类含多糖物质，具有提高人体免疫力和抗肿瘤作用。

4. 矿物质

蔬菜富含钙、磷、铁、钾、钠、镁、铜、碘等矿物质元素，以钾含量最多，其次是钙和镁，这些矿物质在体内的代谢终产物呈碱性，对维持机体酸碱平衡必不可少。叶菜类含矿物质较多，如菠菜、雪里蕻、油菜、苋菜等钙、铁含量比较丰富，但由于蔬菜中草酸的存在，不仅影响蔬菜本身所含钙、铁的吸收，还对其他同时食用的食物中所含钙、铁的吸收造成一定影响。草酸易溶于水，加热易挥发，因此可采用水焯、爆炒等方法将其破坏。菌藻类铁、锌和硒的含量是其他食物的数倍至十余倍，海产植物碘含量较为丰富。

5. 维生素

新鲜的蔬菜中含丰富的维生素 C、维生素 B_2、叶酸和胡萝卜素。蔬菜中所含维生素种类及含量与蔬菜的品种、鲜嫩程度和颜色有关，一般叶部含量较根茎部高，嫩叶中含量比老叶中高，深色菜叶比浅色菜叶高。嫩茎、叶、花菜类富含 β-胡萝卜素、维生素 C、维生素 B_2，胡萝卜素在苋菜、南瓜、胡萝卜等绿色、黄色或红色蔬菜中含量较多。绿叶蔬菜中维生素 B_2 和叶酸含量较高。总体来说，深色蔬菜中维生素的含量高于浅色蔬菜。《中国居民膳食指南（2022）》建议每天深色蔬菜的摄入量应占到蔬菜总摄入量的 1/2 以上。

6. 蔬菜中的其他成分

（1）植物化学物：蔬菜中的植物化学物主要有类胡萝卜素、植物固醇、皂苷、芥子油苷、多酚、蛋白酶抑制剂、单萜类、有机硫化物、植酸等。蔬菜中所含叶绿素、类胡萝卜素、花青素、花黄素等天然色素，使蔬菜呈现鲜艳的色泽，促进食欲；萝卜所含的淀粉酶和芥子油，可促进胃肠蠕动，增进食欲，帮助消化；大蒜所含植物杀菌素和含硫化合物，具有抗菌、消炎、降低血清胆固醇水平的功效；洋葱、甘蓝、黄瓜所含类黄酮具有抗氧化作用。

（2）抗营养因子和有害物质：蔬菜中存在植物红细胞凝集素、皂苷、蛋白酶抑制剂、草酸等影响人体对营养素消化、吸收的抗营养因子。如木薯中的氰苷可抑制人和动物体内细胞色素酶的活性；甘蓝、萝卜和芥菜中的硫苷化合物在大剂量摄入时可导致甲状腺肿；茄子和马铃薯表皮所含茄碱可引起喉部瘙痒和灼热感；某些蕈类含有能引起中毒的毒素；某些蔬菜中硝酸盐和亚硝酸盐含量较高，尤其是不新鲜的蔬菜中含量更高。

（二）蔬菜制品的营养价值

酱腌菜是我国居民经常食用的蔬菜制品，在加工过程中营养素有一定损失，尤其是维生素 C 和叶酸的损失较大，但钙、铁等矿物质被浓缩，使成品的营养密度提高。近年来冷冻保藏蔬菜得到发展，冷冻豌豆、胡萝卜粒、茭白及各类蔬菜拼盘等，既较好地保留了原有的感官性状和营养价值，又为居民提供了方便。

（三）水果的营养价值

水果种类繁多，根据果实形态和生理特征，可将其分为仁果类、核果类、浆果类、柑橘类和瓜果类等。新鲜水果的营养价值与新鲜蔬菜相似，是人体维生素、矿物质和膳食纤维的重要来源之一。新鲜水果水分含量较多，蛋白质和脂肪含量较低，一般不超过 1%。

1. 碳水化合物

水果中碳水化合物含量在 6%～28% 之间，主要是单糖、双糖、淀粉与膳食纤维。不同种类和品种的水果所含碳水化合物差异较大。苹果、梨等仁果类以果糖为主；葡萄、草莓、猕猴桃等浆果类主要含葡萄糖和果糖；核果类如桃、杏则以蔗糖为主。水果未成熟时，所含碳水化合物以淀粉为主，随着水果逐渐成熟，淀粉逐渐转化为可溶性糖，甜度增加。水果中所含膳食纤维以果胶为主，具有很强的凝胶力，因此山楂、苹果、柑橘等果胶含量丰富的水果常被制成果酱、果冻。

2. 矿物质

水果含有丰富的钙、磷、钾、镁、铜、铁、钠、锌等元素，以钾、钙、镁、磷含量较多，除个别水果外，不同种类和品种水果中矿物质含量相差不大。

3. 维生素

新鲜水果中维生素 C 和胡萝卜素较多，而维生素 B_1 和维生素 B_2 含量较少。芒果、柑、橘、杏等黄或橙色水果胡萝卜素含量较高，鲜枣、草莓、柑橘、猕猴桃等水果中维生素 C 含量较丰富。

4. 水果中的其他成分

（1）有机酸：水果中含有多种有机酸，其中柠檬酸、苹果酸、酒石酸相对较多，也有少量的苯甲酸、水杨酸、琥珀酸和草酸。这些有机酸的存在既可使水果呈现酸味，也有利于稳定水果中的维生素 C，以及促进消化液的分泌。柑橘类水果所含的有机酸主要是柠檬酸，仁果类及核果类含苹果酸较多，而葡萄中主要含酒石酸。在同一种水果中，常常是几种有机酸同时存在，如苹果中主要含苹果酸，同时存在少量的柠檬酸和草酸。

（2）芳香物质：水果中存在油状挥发性化合物，并含有醇、酯、醛、酮等物质，使水果具有独特的香气，可刺激食欲。

（3）植物化学物：水果中富含各类植物化学物，不同种类的水果中所含植物化学物各不相同。草莓、桑葚、蓝莓、猕猴桃等浆果类富含花青素、类胡萝卜素和多酚类化合物；橘子、金橘、柠檬、葡萄柚等柑橘类含类胡萝卜素和黄酮类物质较多；樱桃、杏、李、梅、枣、橄榄、龙眼、荔枝等核果类主要含多酚类化合物，多酚类化合物是橄榄中最重要的功效成分，橄榄的苦涩以及许多药理作用都与多酚类化合物有关；西瓜、香瓜、哈密瓜等瓜果类主要含类胡萝卜素，其中西瓜主要含番茄红素，而哈密瓜主要含胡萝卜素。

（四）水果制品的营养价值

干果是新鲜水果经过加工、晒干制作而成的食品，如葡萄干、杏干、蜜枣和柿饼等。由于受加工的影响，维生素损失较多，尤其是维生素 C。但因其具有便于储运、风味独特等特点，具有一定的食用价值。

四、坚果类

坚果种类繁多，按照所含营养素的特点可将其分为油脂类坚果和淀粉类坚果。前者富含油脂，如核桃、花生、榛子、杏仁、松子、葵花子、西瓜子、南瓜子等；后者淀粉含量较多而脂肪含量较少，如栗子、银杏、莲子、芡实等。坚果是植物的精华部分，营养丰富，对促进人体生长发育、增强体质、预防疾病具有良好功效。

坚果的营养价值

1. 蛋白质

坚果的蛋白质含量在 $12\%\sim25\%$ 之间，有些坚果的蛋白质含量更高，如西瓜子、南瓜子的蛋白质含量可达 30％以上。但有些坚果中某些必需氨基酸含量较低，从而影响蛋白质的生物学价值，如核桃、杏仁中蛋氨酸含量不足。

2. 脂肪

坚果中脂肪含量可高达 44％～70％，所含脂肪酸以不饱和脂肪酸为主，如油酸、亚油酸和亚麻酸等。如每 100g 干核桃中脂肪含量为 58.8mg，其中亚油酸约为 64％，油酸为 14.3％，亚麻酸为 12.2％。

3. 碳水化合物

坚果、种仁碳水化合物含量较少，多低于 15％，但栗子、莲子中碳水化合物含量较高，可达 40％以上。膳食纤维的含量各异，大杏仁中膳食纤维的含量可达 18％左右，占碳水化合物总量的 66％。

4. 矿物质

坚果富含钾、镁、磷、钙、锌、铁、硒、铜等矿物质。榛子中钾、钙、铁、锌等矿物质元素含量高于花生、核桃等，是矿物质的极佳膳食来源。坚果中锌的含量普遍较高。腰果硒含量最高，黑芝麻铁含量最多，榛子锰含量丰富。

5. 维生素

坚果是维生素 E 和 B 族维生素的良好来源，葵花子仁和黑芝麻的维生素 E 含量较高，分别为 79.09mg/100g、50.4mg/100g。栗子、杏仁、莲子中还含有少量维生素 C。

第二节　动物性食物

一、畜、禽类及其制品

畜肉是指猪、牛、马、羊等牲畜的肌肉、内脏及其制品；禽肉则是鸡、鸭、鹅等的肌肉、内脏及其制品。畜禽肉类能为人体提供优质蛋白质、脂肪、矿物质和部分维生素，还可加工成各种制品和菜肴，是人类膳食的重要组成部分。畜禽肉类中营养素的分布与含量因动物的种类、年龄、肥瘦程度以及部位的不同而有所差异。

（一）畜禽肉的营养价值

1. 蛋白质

畜禽肉的蛋白质含量为 10％～20％，大部分存在于肌肉组织中，氨基酸模式与人体氨基酸模式较为接近，属于优质蛋白质。动物的品种、年龄、部位及肥瘦程度不同，其蛋白质含量差异也较大，如猪肉蛋白质含量约为 15.1％，而瘦猪肉为20.7%，猪肥肉中仅为2.4%，牛肉和鸡肉蛋白质含量约为20%，鸭肉为15.5%。

畜禽的心、肝、肾等内脏器官的蛋白质含量较高，但不同的内脏中其含量有所不同。皮肤和筋腱的蛋白质含量可达35%～40%，但多为结缔组织，主要含有胶原蛋白和弹性蛋白，其氨基酸模式中色氨酸和蛋氨酸比例较低，因此蛋白质利用率较低，营养价值也较低。

畜禽肉中含有肌凝蛋白原、肌肽、肌酸、肌酐、嘌呤、尿素、少量游离氨基酸等非蛋白质含氮浸出物以及无氮浸出物，使肉汤呈现鲜味。禽肉含氮浸出物多于畜肉，且肉的质地较畜肉细嫩，因此禽肉炖汤的味道较畜肉更鲜美。此外，同一品种的禽类，成年动物含氮浸出物高于幼年动物。

2. 脂肪

畜禽肉中脂肪含量也因动物的品种、年龄、部位和肥瘦程度不同而有较大差异，如猪肥肉脂肪含量高达88%，猪前肘为22.9%，瘦猪肉为6.2%，羊肉为6.5%，牛肋条肉为5.4%，牛里脊肉为0.9%。畜肉中以猪肉的脂肪含量最高，其次是羊肉，牛肉和兔肉含量较低。禽类中鸭肉和鹅肉的脂肪含量较高，分别为19.7%和19.9%，鸡肉含量较低，约为6.7%。畜禽内脏中脂肪含量为2%～11%，以脑组织中脂肪含量最高。

畜肉脂肪以饱和脂肪酸为主，主要是甘油三酯，还有少量卵磷脂、胆固醇和游离脂肪酸。畜类内脏胆固醇含量较高，如每100g猪脑中含量为2571mg。禽类脂肪含量比畜类少，熔点低，且含有20%的亚油酸，易于消化、吸收。

3. 碳水化合物

畜禽肉中碳水化合物含量极少，主要以糖原形式存在于肌肉和肝脏中。畜禽如在宰前过度疲劳，可使糖原含量下降。宰后后熟过程中，在酶的作用下，糖原继续分解，因此畜禽肉类中碳水化合物含量极低。

4. 矿物质

畜禽肉类的矿物质含量为0.8%～1.2%，瘦肉中的含量高于肥肉，内脏高于瘦肉。畜禽类的肝脏和血中铁含量丰富，且以血红素铁的形式存在，消化吸收率较高，是膳食铁的良好来源。牛肾和猪肾中硒的含量较高，是其他食物的数十倍。畜肉中含有较多的磷、硫、钾、钠、铜等。禽肉中也含钾、钠、钙、镁、磷、铁、锰、硒及硫等，其中硒的含量高于畜肉中含量。

5. 维生素

畜禽肉可提供多种维生素，其中以B族维生素和维生素A为主，内脏含量高于肌肉。肝脏中维生素A和维生素B_2含量丰富。维生素A含量以牛肝和羊肝最高，维生素B_2以猪肝含量最高。

（二）畜禽肉类制品的营养价值

肉类制品是以畜禽肉为原料，经加工制成，包括腌腊制品、酱卤制品、熏烧烤制品、干制品、油炸制品、香肠、火腿和肉类罐头等。

腌腊制品、干制品由于水分减少，其蛋白质、脂肪和矿物质含量升高，但易出现脂肪氧化以及 B 族维生素损失。酱卤制品部分脂肪因溶于汤汁而损失，饱和脂肪酸含量降低，B 族维生素也有所损失，但游离脂肪酸的含量升高。熏烧烤制品制作过程中，含硫氨基酸、色氨酸和谷氨酸等因高温而分解，脂类也部分损失，因此营养价值降低。香肠制品因品种不同其营养特点也各不相同。肉类罐头在加工过程中含硫氨基酸、B 族维生素会被分解破坏。

香肠、火腿、罐头等作为方便食品有其独特的风味，有特定的市场需求，但腌腊、熏烧烤、油炸等食品亚硝胺类或多环芳烃类物质含量增加，可能会危害人体健康，应控制其摄入量，尽量食用新鲜畜禽肉类。

二、水产品

水产品是指在水域中捕捞、获取的水产资源，包括鱼类、甲壳类、软体类。水产品分为淡水产品和海水产品，海水产品又分为深海水产品和浅海水产品。水产制品是以水产品为主要原料加工制成的食品。

水产品的营养价值

1. 蛋白质

鱼类蛋白质含量为 $15\%\sim25\%$，其含量因鱼的种类、年龄、肥瘦程度及捕获季节不同而有所不同。鱼类蛋白质氨基酸模式与人体接近，且亮氨酸和赖氨酸比例较高，属于优质蛋白质。鱼肉肌纤维短而细滑，间质蛋白少，水分含量较多，组织柔软细嫩，比畜禽肉蛋白质更易消化。鱼类蛋白质主要分布于肌浆和肌基质；肌浆主要含肌凝蛋白、肌溶蛋白、可溶性肌纤维蛋白、肌结合蛋白和球蛋白；肌基质主要包括结缔组织和软骨组织，含胶原蛋白和黏蛋白丰富，煮沸后呈溶胶状，是鱼汤冷却后形成凝胶的主要物质。鱼类除蛋白质外，还含有游离氨基酸、肽、胺类、胍、季铵类化合物、嘌呤类和脲等，是鱼汤的呈味成分。

其他水产品中河蟹、对虾、章鱼的蛋白质含量约为 17%。软体动物的蛋白质含量约为 15%，其中螺蛳、河蚬、蛏等较低，约为 7%，酪氨酸和色氨酸的含量比牛肉和鱼肉高。

2. 脂类

鱼类脂肪含量较低，为 $1\%\sim10\%$，不同种类的鱼其脂肪含量差别较大，主要分布在皮下和脏器周围，肌肉组织中含量较少。不同种类的水产品脂肪含量差异较大，如鳕鱼脂肪含量不足1%，而鲭鱼含量可高达近40%；河虾、蟹类脂肪含量为2%左右。

鱼类不饱和脂肪酸含量丰富，熔点低，消化吸收率较高，可达95%。一些深海鱼类脂肪中长链多不饱和脂肪酸含量丰富，其中二十碳五烯酸和二十二碳六烯酸含量较高，具有调节血脂、防治动脉粥样硬化、辅助抗肿瘤等生理功能。

3. 碳水化合物

鱼类的碳水化合物含量较低，约为1.5%，主要以糖原的形式存在于肝脏和肌肉中。鱼类肌肉中的糖原含量与鱼的死亡方式有关，捕后即杀者糖原含量最高，为0.3%～1.0%；挣扎疲劳死去的鱼，肌肉糖原含量下降。软体动物碳水化合物含量平均为3.5%左右，海蜇、鲍鱼、牡蛎和螺蛳等可达6%～7%。此外，还有一些鱼类不含碳水化合物，如草鱼、青鱼、鲈鱼、鳜鱼等。

4. 矿物质

鱼类矿物质含量为1%～2%，含量最多的矿物质是磷、钙、钠、镁、钾、氯的含量也较丰富。鱼类钙的含量高于畜禽肉，是膳食钙的良好来源。海水鱼碘含量丰富，为（50～100）mg/100g。鲐鱼、金枪鱼等红肉含量较多的鱼类，肌红蛋白含量较高，因此铁含量较丰富。此外，鱼类含锌、硒也较丰富，如白条鱼、鲤鱼、泥鳅、鲈鱼、带鱼、沙丁鱼中锌含量均超过2.0mg/100g。

河虾钙含量丰富，可达325mg/100g，锌含量也较高；河蚌中锰含量可达59.61mg/100g；鲍鱼、河蚌、田螺中铁含量较高。软体动物中钙、钾、铁、锌、硒和锰丰富，为1.0%～1.5%。如生蚝锌含量高达71.20mg/100g，海蟹、牡蛎和海参等硒的含量均超过50μg/100g。

5. 维生素

鱼类肝脏中维生素A和维生素D含量丰富，也含较多的维生素B_2。维生素B_1存在于鱼肉和肝脏中，但一些生鱼中含有硫胺素酶，当鱼存放或生吃时可破坏维生素B_1，经烹调加热可被灭活。软体动物的维生素含量与鱼类相似，但维生素B_1的含量较低，泥蚶、扇贝和贻贝中维生素E的含量较高。

三、乳类及乳制品

乳类包括牛乳、羊乳、马乳等，人们食用最多的是牛乳。乳类能够满足初生幼仔迅速生长发育的全部需要，是一种营养素齐全、容易消化吸收的优质食物，也是各年龄组健康人群及婴幼儿、老年人、患者等特殊人群的理想食物。乳类味道温和，稍有甜味，其所含丙酮、乙醛、二甲硫、短链脂肪酸和内酯等低分子化合物，使乳呈现特有的乳香味。

乳类是由水、脂肪、蛋白质、乳糖、矿物质、维生素等组成的一种复杂乳胶体，水分含量为86%～90%。乳制品是以乳为原料经浓缩、发酵等工艺制成的产品，某些乳制品在加工过程中去除了大量水分，营养素的含量有所提高，但某些营养素在加工过程中受到影响，含量有所下降。

（一）乳的营养价值

1. 蛋白质

牛乳蛋白质含量为2.8%～3.3%，其中酪蛋白约占80%，可与钙、磷等结合，形成酪蛋白胶粒，以胶体悬浮液的状态存在于牛乳中；乳清蛋白含量约11%，大部分为热敏性α-乳清蛋白，加热时发生凝固，对酪蛋白具有保护作用，其余为β-乳球蛋白及少量血清蛋白、免疫球蛋白等。此外，牛乳中还含有3%左右与机体免疫有关的乳球蛋白。乳类蛋白质的氨基酸模式较好，消化吸收率为87%～89%，属优质蛋白质。

2. 脂类

乳中脂类含量一般为3.0%～5.0%，主要是甘油三酯，也有少量磷脂和胆固醇，随季节及饲料的不同，乳中脂类成分略有不同。奶类脂肪熔点低，呈高度乳化状态，以微粒分散在乳浆中，吸收率高达97%。乳中脂肪酸组成复杂，油酸、亚油酸和亚麻酸分别占30%、5.3%和2.1%，丁酸、己酸、辛酸等短链脂肪酸的含量也较高，是乳脂肪风味良好、易于消化的原因。乳脂肪是脂溶性维生素的载体，对乳的风味和口感有重要影响。

3. 碳水化合物

乳类碳水化合物含量为3.4%～7.4%，主要是乳糖，也有少量单糖、寡糖及氨基己糖等。乳糖具有调节胃酸、促进胃肠蠕动和促进消化液分泌的功能，还能促进钙吸收以及肠道乳杆菌的繁殖，对肠道健康具有重要意义。乳糖在人体内经乳糖酶作用可分解为葡萄糖和半乳糖，然后被人体吸收，如体内乳糖酶不足或活性低，乳糖不能被分解吸收，进入肠道后因肠道细菌发酵而产酸、产气，可导致乳糖不耐受。

4. 矿物质

乳类矿物质含量丰富，富含钙、磷、钾、镁、钠、硫、锌、锰等多种元素，钙含量为107mg/100mL，且吸收率较高，是钙的良好食物来源。乳中铁含量较低，仅为0.3mg/100mL，属贫铁食物。牛乳中矿物质含量因品种、饲料和泌乳期等因素不同而有所差异。

5. 维生素

乳中含脂溶性维生素，包括维生素A、维生素D、维生素E、维生素K。乳类也含较丰富的B族维生素，尤其是维生素B_2。牛乳中维生素的含量和饲养方式和季节有关，如放牧期牛乳中维生素A、维生素D、胡萝卜素和维生素C的含量比冬季棚内饲养期间明显增多。乳中维生素 D 含量较低，但夏季日照较多时，其含量有所增加。

6. 其他成分

（1）酶类：牛乳中含有氧化还原酶、转移酶和水解酶等多种酶类。水解酶包括淀粉酶、蛋白酶和脂肪酶等，可促进营养物质的消化。牛乳中还含有溶菌酶和过氧化物酶等具有抗菌作用的成分。牛乳中的转移酶主要是 γ-谷氨酰转移酶和黄素单核苷酸腺苷转移酶。

（2）有机酸：乳类所含的有机酸主要是柠檬酸，也有微量的乳酸、丙酮酸及马尿酸等，在酸败的过程中乳酸的含量因乳酸菌活动而增高。乳中柠檬酸含量约为 0.18%，以盐类的状态存在，除以酪蛋白胶粒的形式存在外，还存在离子态及分子态的柠檬酸盐，主要是柠檬酸钙。在发酵乳或干酪中，马尿酸因乳酸作用而生成苯甲酸。

（3）生理活性物质：乳类中较为重要的生理活性物质有生物活性肽、乳铁蛋白、免疫球蛋白、激素和生长因子等。生物活性肽是乳类蛋白质在消化过程中经蛋白酶水解产生的，包括镇静安神肽、抗高血压肽、免疫调节肽和抗菌肽等。牛乳中乳铁蛋白的含量为 20～200μg/mL，具有调节铁代谢、促生长和抗氧化等作用，经蛋白酶水解形成的肽片段具有一定的免疫调节作用。

（4）细胞成分：乳类含有白细胞、红细胞和上皮细胞等细胞成分，来自乳牛的体细胞。牛乳的体细胞数是衡量牛乳卫生品质的指标之一，体细胞数越低，生鲜乳质量越高；体细胞数越高，对生鲜乳的质量影响越大，并对其他乳制品如酸奶、奶酪等的产量、质量、风味等产生较大的不利影响。乳类还含有各种挥发性烷酸、烯酸、酮酸、羟酸、内酯、烷醛、烷醇、酮类等香气成分，使乳呈现良好风味。

（二）乳制品的营养价值

1. 巴氏杀菌乳、灭菌乳、调制乳

巴氏杀菌乳是指仅以生牛（羊）乳为原料，经巴氏杀菌等工序制得的液体产品。灭菌乳分为超高温灭菌乳和保持灭菌乳两类。超高温灭菌乳是指以生牛（羊）乳为原料，添加或不添加复原乳，在连续流动的状态下，加热到至少 132℃并保持很短时间的灭菌，再经无菌灌装等工序制成的液体产品。保持灭菌乳是指以生牛（羊）乳为原料，添加或不添加复原乳，无论是否经过预热处理，在灌装并密封之后经灭菌等工序制成的液体产品。调制乳是以不低于 80% 的生牛（羊）乳或复原乳为主要原料，添加其他原料或食品添加剂或营养强化剂，采用适当的杀菌或灭菌等工艺制成的液体产品。以上三种形式的产品是我国市场上目前流通的主要液态乳，除维生素 B_1 和维生素 C 有损失外，营养价值与新鲜生牛乳差别不大，但调制乳因是否进行营养强化而差异较大。

2. 发酵乳

发酵乳是以生牛（羊）乳或乳粉为原料，经杀菌、发酵后制成的 pH 降低的产品。以生牛（羊）乳或乳粉为原料，经杀菌、接种嗜热链球菌和保加利亚乳杆菌（德氏乳杆菌保加利亚亚种）发酵制成的产品称为酸乳。以 80％以上生牛（羊）乳或乳粉为原料，添加其他原料，经杀菌、发酵后 pH 降低，发酵前或后添加或不添加食品添加剂、营养强化剂、果蔬、谷物等制成的产品称为风味发酵乳。而以 80％以上生牛（羊）乳或乳粉为原料，添加其他原料，经杀菌、接种嗜热链球菌和保加利亚乳杆菌（德氏乳杆菌保加利亚亚种）发酵前或后添加或不添加食品添加剂、营养强化剂、果蔬、谷物等制成的产品称为风味酸乳。

发酵乳经过乳酸发酵后，酪蛋白遇酸凝固，部分蛋白质分解成肽链和游离氨基酸，提高蛋白质的消化利用率，脂肪不同程度水解，形成独特的风味。乳糖被乳酸菌分解成乳酸，可刺激胃酸分泌，与钙作用生成乳酸钙，使钙更易被人体吸收。发酵乳中的益生菌可抑制肠道腐败菌的生长繁殖，防止腐败胺类产生，对维护人体健康具有重要作用，尤其适合乳糖不耐受人群食用。

3. 炼乳

炼乳是一种浓缩乳，分为淡炼乳、加糖炼乳、调制炼乳三种不同类型。

（1）淡炼乳：淡炼乳是以生乳和（或）乳制品为原料，添加或不添加食品添加剂和营养强化剂，经加工制成的黏稠状产品。生产工艺中采用蒸发技术除去生乳中 2/3 的水分，因此按适当比例加水冲调，其营养价值与生乳基本相同。淡炼乳经高温灭菌后，维生素会受到一定程度的破坏，因此常用维生素加以强化。

（2）加糖炼乳：加糖炼乳是以生乳和（或）乳制品、食糖为原料，添加或不添加食品添加剂和营养强化剂，经加工制成的黏稠状产品。通常在生乳中添加15％的蔗糖后，经减压浓缩制成。因糖分过高，食用时需加大量水冲淡，营养成分相对下降，因此不适宜喂养婴幼儿。

（3）调制炼乳：调制炼乳是以生乳和（或）乳制品为主料，添加或不添加食糖、食品添加剂和营养强化剂，添加辅料，经加工制成的黏稠状产品，分为调制淡炼乳和调制加糖炼乳。

4. 乳粉

乳粉是以生牛（羊）乳为原料，经加工制成的粉状产品，可分为全脂乳粉、脱脂乳粉、部分脱脂乳粉和调制乳粉等。

（1）全脂乳粉：全脂乳粉是指将经巴氏杀菌的鲜乳，在 82.6kPa 的压力下浓缩，挥发除去 70％～80％的水分，再经喷雾干燥法，将乳喷成雾状微粒而成，一般全脂乳粉中营养素含量约为鲜乳的 8 倍。奶粉加工过程中维生素 B_1、

维生素 B_6 和维生素 C 等水溶性维生素会有部分损失，可通过营养强化进行弥补。

（2）脱脂乳粉：脱脂乳粉是将生乳脱去脂类，再经上述方法制成的乳粉，在加工过程中脂溶性维生素损失较多，其他营养素变化不大，适合于腹泻的婴幼儿以及要求低脂膳食的患者食用。

（3）调制乳粉：调制乳粉是指以生牛（羊）乳或其加工制品为主要原料，添加其他原料，添加或不添加食品添加剂和营养强化剂，经加工制成的乳固体含量不低于 70％的粉状产品。调制乳粉一般是以牛乳为基础，根据不同人群的营养需求特点，对牛乳的营养组成成分加以适当调整和改善调制而成，使各种营养素的含量、种类和比例更适合不同人群的生理特点和营养需要。如降低乳中酪蛋白的含量，增加乳清蛋白、亚油酸、乳糖的含量，去掉部分矿物质，调整钙、磷比例；强化维生素 A、维生素 D、维生素 B_1、维生素 B_2、维生素 C、叶酸，以及铁、铜、锌、锰等矿物质。调制乳粉包括婴幼儿配方乳粉、孕妇乳粉、儿童乳粉、中老年乳粉等。

5. 奶油

奶油主要用于佐餐、面包和糕点的制作之中，包括稀奶油、奶油、无水奶油三种类型。

（1）稀奶油：稀奶油是以乳为原料，分离出含脂肪的部分，添加或不添加其他原料、食品添加剂和营养强化剂，经加工制成的脂肪含量为 10.0％～80.0％的产品。

（2）奶油：奶油是以乳和（或）稀奶油（经发酵或不发酵）为原料，添加或不添加其他原料、食品添加剂和营养强化剂，经加工制成的脂肪含量不低于80.0％的产品。

（3）无水奶油：无水奶油是以乳和（或）奶油或稀奶油（经发酵或不发酵）为原料，添加或不添加食品添加剂和营养强化剂，经加工制成的脂肪含量不低于99.8％的产品。

6. 奶酪

奶酪是在原料乳中加入适量的乳酸菌发酵剂或凝乳酶，使蛋白质发生凝固，加盐，压榨去除乳清后获得的产品。奶酪的蛋白质大部分为酪蛋白，经凝乳酶或酸作用形成凝块，部分白蛋白和球蛋白仍包含于凝块之中。乳酪蛋白质包裹的脂类占干酪固形物的 45％以上，其发酵产物可使干酪具有独特的风味。奶酪制作过程中，乳糖可促进发酵，抑制杂菌的生长、繁殖，但也使大部分乳糖流失。奶酪含原料中的各种维生素，脂溶性维生素可被保留在蛋白质凝块中，而水溶性维生素有所损失，维生素 C 几乎全部丢失。

四、蛋类及其制品

蛋类包括鲜蛋及蛋制品。鲜蛋是指各种家禽生产的，未经加工或仅用冷藏法、液浸法、涂膜法、消毒法、气调法、干藏法等贮藏方法处理的带壳的蛋，包括鸡蛋、鸭蛋、鹅蛋、鹌鹑蛋和鸽蛋等，其中鸡蛋是食用最普遍、销量最大的蛋类。蛋制品是以蛋类为原料加工制成的产品，包括全蛋液、蛋黄液、蛋白液等液蛋制品，以及全蛋粉、蛋黄粉、蛋白粉等干蛋制品和皮蛋、咸蛋、糟蛋等再制蛋。

（一）蛋的营养价值

1. 蛋白质

全蛋的蛋白质含量一般为 $10\%\sim15\%$，鸡蛋为 13.1%，鸭蛋为 12.6%，鹅蛋为 11.1%，鹌鹑蛋为 12.8%。蛋清中蛋白质含量较低，蛋黄中较高。蛋清中所含蛋白质主要为卵清蛋白、伴清蛋白、卵黏蛋白、卵胶黏蛋白、卵类黏蛋白、卵球蛋白等。蛋黄中蛋白质大部分是脂蛋白，包括低密度脂蛋白（LDL）、高密度脂蛋白（HDL）、卵黄球蛋白和卵黄高磷蛋白。蛋类氨基酸模式与人体蛋白质氨基酸模式接近，蛋白质消化利用率较高，其中鸡蛋蛋白质的氨基酸模式与人体蛋白质氨基酸模式最为接近，在实验中常以它作为参考蛋白，用来测定其他蛋白质质量。

2. 脂类

蛋清中脂肪含量极少，多数脂肪集中在蛋黄中，呈乳化状态，分散成细小颗粒，因此容易消化、吸收。甘油三酯占蛋类中脂肪的 $62\%\sim65\%$，不饱和脂肪酸丰富，油酸约占 50%，亚油酸为 10%；磷脂占蛋类中脂肪的 $30\%\sim33\%$，包括卵磷脂、脑磷脂和神经磷脂；此外，还有 $4\%\sim5\%$ 的胆固醇和微量的脑苷脂类。蛋类胆固醇含量较高，全蛋胆固醇含量为 $500\sim700mg/100g$，蛋黄中胆固醇含量最高，鸡蛋黄中胆固醇的含量为 $1510mg/100g$，鸭蛋黄为 $1576mg/100g$，鹅蛋黄为 $1696mg/100g$。

3. 碳水化合物

全蛋碳水化合物含量较少，蛋黄略高于蛋清。蛋黄中所含碳水化合物主要是葡萄糖，多与蛋白质以结合的形式存在；蛋清中主要是葡萄糖，也含果糖、甘露糖、阿拉伯糖等，或与蛋白质以结合的形式存在，或以游离状态存在。

4. 矿物质

蛋黄中矿物质含量为 $1.0\%\sim1.5\%$，磷含量最为丰富，占 60% 以上，钙为 13% 左右，还含有铁、硫、钾、钠、镁等。虽然蛋黄中铁含量较高，但以非血红素铁的形式存在，并与卵黄高磷蛋白结合，吸收率仅为 3% 左右。

5. 维生素

蛋清中维生素含量较少，主要是维生素 B_2。鲜蛋的维生素主要集中在蛋黄中，以维生素 A、维生素 E、维生素 B_2、维生素 B_6 和泛酸为主，也含一定量的维生素 D、维生素 K、维生素 B_1、叶酸等。蛋类维生素含量受品种、季节和饲料等因素的影响。

6. 其他成分

动物喂饲饲料中若添加类胡萝卜素含量丰富的青饲料，可使蛋黄中含有 β-胡萝卜素，蛋黄会呈现黄色至橙色的鲜艳色泽，蛋类的营养价值提高。但饲料中其他的脂溶性色素，甚至是毒性色素，如苏丹红等也可使蛋黄颜色加深。饲料中维生素 A 和钙的含量过高可抑制蛋黄的着色，因此蛋黄颜色的深浅与蛋类的营养价值不一定相关。蛋黄中还含有叶黄素及玉米黄素，可在视网膜中选择性累积，形成视网膜黄斑色素，通过吸收蓝光而防止视网膜受到光线伤害，有助于预防老化所引起的新生血管型视网膜黄斑变性。

（二）蛋制品的营养价值

新鲜蛋类经过特殊的加工，可制成各种蛋制品，其中以鲜蛋为原料，添加或不添加辅料，经盐、碱、糟、卤等不同工艺加工而成的蛋制品为再制蛋。再制蛋的宏量营养素与鲜蛋相似，但不同加工方法对一些微量营养素的含量会造成一定影响。

1. 松花蛋

松花蛋是以新鲜鸭蛋为主要原料经特殊加工制成的。制作过程中水分减少，蛋白质含量增加；加碱和盐可使矿物质含量上升，尤其是铅含量上升，其中碱可使蛋清暗褐透明，蛋黄呈褐绿色，而 B 族维生素几乎完全被破坏，但维生素 A 和维生素 D 的含量与鲜蛋接近。

2. 咸蛋

咸蛋是将新鲜禽蛋置于盐水中或经盐泥包裹制成的。与鲜蛋相比，咸蛋营养价值变化不大，但由于食盐的渗透作用，咸蛋中水分含量下降，而脂肪和碳水化合物的含量有所上升，蛋白质含量因有部分渗出而下降，而钙、钠等矿物质的含量则明显上升。

3. 糟蛋

糟蛋是由优质鲜鸭蛋经糯米酒糟糟制而成的，蛋壳全部或部分脱落，仅留有壳下膜包裹的内容物。在制作过程中可产生醇，使蛋清与蛋黄凝固变性，因此成品蛋白呈乳白胶冻状，蛋黄呈橘红色的半凝固状态。乙酸可使蛋壳软化，蛋壳中的钙盐经渗透作用进入蛋类，因此糟蛋的钙含量比新鲜蛋高。

第三节 食物营养价值的影响因素

食物的营养价值除了受食物种类的影响外，还受食物的加工、烹调以及储藏等因素的影响。烹调、加工处理可改善食物的感官性状、增加风味，去除或破坏食物中的抗营养因子，提高食物的消化吸收率，延长保质期。但食品的加工过程也可使部分营养素受到破坏和损失，从而降低食物的营养价值。因此食物应采用合理的加工、烹调和储藏方法，最大限度地保存食物中的营养素，以提高食物的营养价值。

一、加工对食物营养价值的影响

（一）碾磨

谷粒由谷皮、糊粉层、胚乳和胚芽四个部分组成，谷皮外还有种皮和谷壳，食用前需进行脱壳处理。谷皮含纤维素、半纤维素较多，口感较差，影响营养素的消化、吸收，因此需对谷粒进行必要的碾磨加工处理之后才能食用。若加工精度高，则谷皮、糊粉层和胚芽保留的少，使得加工出的大米膨胀性好、出饭率高、口感好，消化吸收率也较高，但矿物质和维生素损失较多。而谷类加工粗糙时，虽然出粉率高、营养素损失较少，但感官性状较差，消化吸收率降低，此外，因植酸和纤维素含量较高，还会影响矿物质的吸收。谷类碾磨加工过程中应遵循的原则是：既提高消化率、改善感官性状，又能最大限度保留谷类营养成分。

（二）清洗与整理

蔬菜、水果进行深加工前首先要进行清洗与整理，如摘掉老叶、去皮等，可造成不同程度的营养成分丢失。如苹果皮中维生素 C 的含量比果肉高 3～10 倍，马铃薯、胡萝卜表层的维生素含量比内部高，去皮可造成维生素不同程度的损失。清洗与整理过程应注意蔬菜、水果防挤压和碰撞，以免引起酶促褐变和损害，也应尽量避免切后水洗造成的水溶性维生素流失。

（三）烫漂和沥滤

蔬菜和水果在装罐、冷冻和脱水前多需进行烫漂处理，如高压灭菌装罐前烫漂是为了去除组织中的气体，防止杀菌时发生胖听；冷冻以及脱水干燥前的烫漂是为了使能够引起质量下降的酶钝化。烫漂和沥滤过程中主要是维生素丢失严重。当烫漂时食物单位质量的表面积越大，则维生素损失的越多；蔬菜、水果的成熟度越高时，维生素 B_1 和维生素 C 的保存率越高；高温短时间烫漂既可去除氧并钝化酶，也可较好地保留营养素。不同的烫漂方式造成的维生素损失程度不同，沸水烫漂损失的最多，其次是蒸汽烫漂，微波烫漂损失的最少，因此蒸汽烫漂和微波烫漂是较好的选择。

（四）发酵

发酵是利用微生物、植物细胞、酵母菌等的代谢功能，使有机物分解的生物化学过程。发酵过程中，微生物利用基质中的营养成分维持其生命活动，并向基质中释放代谢产物。

发酵过程中，酶的水解作用可使营养素的消化、吸收和利用率提高。发酵使蛋白质被水解为胨、肽等更易消化、吸收的短链成分，提高了蛋白质的生物价。发酵过程中食物中的谷氨酸游离，增加了食物鲜美的口味。发酵使食物中的淀粉、纤维素、半纤维素裂解成可被人体吸收利用的低级糖及其衍生物，提高了碳水化合物的利用率，但微生物也可将低级糖类分解为二氧化碳、乙醇和有机酸，使碳水化合物的含量下降。豆制品发酵过程中，棉子糖和水苏糖被根霉分解，因此不再引起胀气。乳类发酵过程中，乳酸菌含有的乳糖酶可分解乳糖，避免乳糖不耐受的发生，所生成的乳酸还可促进钙的吸收。

（五）热加工

热加工可杀灭食物中的微生物并钝化酶，达到防止食物腐败变质的目的，但对食物中的营养素会造成一定影响。

合理的热加工可使蛋白质适当地变性，有利于蛋白酶对其酶解，使消化吸收率提高。同时热加工可使食物中存在的能够影响蛋白质吸收的抗营养成分发生变化，使蛋白质的消化吸收率得以提高。但热加工对蛋白质同时具有不利影响，未加热的蛋白质被酶促水解消化时，可产生游离氨基酸，而长时间加热则可抑制氨基酸的释放，过度加热也可使氨基酸遭到破坏。

高温使脂肪酸的构成发生变化，随着时间的延长，亚油酸和亚麻酸含量逐渐下降，饱和脂肪酸含量增加。热氧化作用可将胆固醇转变为挥发性成分或多聚产物，降低了食物中胆固醇的含量。

加热可使淀粉产生糊化作用，在糊化过程中，淀粉分子吸水膨胀，在热力的作用下，氢键断裂，使淀粉酶更易对其进行分解，形成大量寡糖和还原性单糖，提高淀粉的消化率。加热可使食物中的单糖发生降解和差向异构反应，形成糖醛；温度若达到单糖的熔点以上时，还原糖还可发生焦糖化反应，失去营养价值；若食物含有蛋白质、氨基酸等氨基化合物时，还原糖可因热加工或长期储存而与之发生羰氨反应，即美拉德反应，生成不能被水解利用的褐色聚合物，该聚合物不被消化利用，因此无营养价值，但如果控制适当可产生特殊而诱人的色泽与香味。

热加工对矿物质的影响因加工方式而异，烫漂、沥滤可损失较多矿物质，而蒸汽和微波烫漂则造成的矿物质损失较少。

工业热加工与普通烹调均可造成维生素的损失，其损失程度与维生素的种类、食物的种类、加热温度、加热时间、氧和金属离子的含量等多种因素有关。

（六）微波处理

微波技术广泛应用于食品工业，微波解冻、加热、烹调也在商业及家庭普及。微波本身不产生热，但食物中易极化的水、电解质等形成离子导体，在微波场中高速振动，因分子间剧烈碰撞、摩擦，产生了大量的热，因此，可用于食品加工。微波技术会对食物营养素造成一定影响。

微波可使蛋白质的四级结构发生不可逆的破坏，使氮的溶解率降低。随着微波处理时间的延长，具有抑制蛋白质水解作用的褐色美拉德反应产物增加。同时微波处理还可使赖氨酸、色氨酸、含硫氨基酸的含量降低。

因热氧化作用产生的环氧化合物可控制不饱和脂肪酸的水解进程，因此微波处理有利于保持不饱和脂肪酸的稳定性。微波加工还使磷脂的含量减少。牛奶经微波处理后，脂肪含量虽无明显变化，但脂肪球在超高频强大电场的作用下有规律地振荡，直径减小，表面积相应增大，增加了脂肪球表面吸收的酪朊，不易发生脂水分离现象。

经微波反复处理，食物中分子量较低的可溶性多糖水平升高，有利于碳水化合物的消化、吸收。经微波处理后，直链淀粉与支链淀粉之间、支链淀粉之间出现结晶区域，使食品内部受热不均，淀粉老化和糊化过程不一致，食物内部结构粗糙，口感差。在微波处理时间延长的情况下，食物中的碳水化合物会发生美拉德反应或焦糖化反应，使碳水化合物的含量下降。

与传统电炉加热方式相比，微波处理较好地保留了肉类食物中铁和钙等矿物质，但若弃去汤汁，则仍可造成矿物质损失。

微波加工时间短，减少了高温对B族维生素的破坏，但用微波炉长时间处理可使食物水分过分蒸发，引起水溶性维生素大量丢失。传统加工方式通常需要加水，造成水溶性维生素随汤汁流失，而微波处理不需加水，能够较好保留食物中的水溶性维生素。但如果在微波处理时加入水，则固形物中维生素的保留率与传统加工方式相差无几。绝大部分维生素尤其是维生素C易被空气氧化分解，器皿中的金属离子对此类维生素的氧化有促进作用，但微波处理过程中不使用金属器皿，因此可避免此类氧化造成的维生素C损失。脂溶性维生素在微波处理过程中的损失多因被破坏所致。如微波可使植物油中的脂肪酸与维生素E分子上的羟基结合形成酯，使维生素E失去抗氧化能力，且氧化分解产生的自由基和微波的选择加热效应加剧了维生素E分子中羟基等极性基团的降解，增加了维生素E的损耗。

微波处理时间短、温度低，对植物化学物的保留优于传统加工方式，但对某些抗营养因子的灭活不如传统的加工方式。微波处理可显著降低蔬菜中鞣酸、植酸的含量，但草酸含量未见明显降低。

二、烹调对食物营养价值的影响

食物在烹调过程中，会发生一系列的物理化学变化。洗涤、加热等处理可将食物中存在的有害微生物、寄生虫卵等去除，起到清洁、消毒的作用，保证食物安全；加热可使食物中淀粉水解、蛋白质分解、果胶软化、细胞破裂、水溶性物质浸出、芳香物质挥发；加入的各种调味品可去除食物中原有的腥膻味，改善食物的色、香、味等感官性质；但烹调过程也会使食物中的某些营养素遭到破坏或流失。

（一）烹调对食物营养素的影响

1. 蛋白质

食物在烹调过程中，蛋白质会发生变性，包括受热变性、酸碱变性以及乙醇、丙酮等有机物引起的变性。蛋白质的受热变性一般开始于 45~50℃，蛋白质受热变性后其生理活性丧失。常温下，超出一定的 pH 范围蛋白质即可发生变性，在烹调过程中加酸、碱均可加快热变性的速度。食物中加入乙醇、丙酮等有机溶剂或溶液中有电解质存在时，蛋白质凝结变性的速度更快，如在肉类加热烹调的早期加入食盐，可使表面蛋白质凝固，减少食物中水溶性营养素的流失。

2. 脂类

食物烹调过程中甘油三酯分解为甘油和脂肪酸，易被肠道黏膜吸收。加入料酒和醋，甘油三酯可发生酯化反应，生成易挥发的酯类物质，使食物具有芳香气味。

3. 碳水化合物

直链淀粉在加热过程中发生溶解、膨胀，形成均匀的糊状溶液，有利于体内消化酶对其酶解，并且可对营养成分发生保护作用。勾芡就是利用淀粉的糊化作用进行烹调的一种方法。淀粉在 180~200℃ 的高温下加酶和加酸时，可分解为糊精，并进一步分解成麦芽糖和葡萄糖，易被人体消化、吸收，碳水化合物在无水条件下加热，还可发生焦糖化反应和美拉德反应，使其含量下降。

4. 矿物质

食物烹调过程中，矿物质可不同程度地溶解和损失。新鲜蔬菜和水果的细胞中水分充足，细胞间存在连接各个细胞的果胶，加热后果胶溶解，细胞膜破裂，细胞内的矿物质溶于水中，可随水分溢出。

5. 维生素

维生素是食物烹调过程中损失最多的营养素。各维生素损失的程度由高到低依次为：维生素 C＞维生素 B_1＞维生素 B_2＞其他 B 族维生素＞维生素 A＞维生素 D。食物中的维生素可因溶解于水而损失，如维生素 C、维生素 B_1、维生素 B_2；也可因暴露于空气而氧化损失，如维生素 A。大部分维生素是在加热时被分解破坏的，加热温度越高，时间越长，损失的越多。一般烹调方式不易造成维生素 D 和维生素 E 的损失。

（二）各种烹调方式对营养素的影响

由于不同的烹调工艺所采用的温度和时间等各不相同，因此营养素的损失也各不相同。

1. 煮

煮是将各种食物原材料放入多量的汤汁或清水中，先用旺火烧沸，再用中、小火将其烧熟的烹调方法。煮对食物中的碳水化合物及蛋白质具有部分水解作用，对脂类则基本无影响。煮时利用汤汁或水传热，会使大量水溶性成分，如钙、磷等矿物质以及维生素 B_1、维生素 C 等水溶性维生素溶解于汤汁中。蔬菜采用煮的方式进行烹调时，可有约 30％的维生素 B_1 和 60％的维生素 C 损失。食物煮沸的时间长短、食物的形态也会影响维生素损失的程度：煮沸时间延长，维生素 C 损失急剧增加；食物的表面积越大，水溶性维生素损失也越多。

2. 蒸

蒸是以蒸汽加热，使经过调味的原料变熟的一种烹调方法。蒸所需时间较长，但食物与水接触比煮的方式少，因此水溶性维生素损失的较少，只有部分维生素 B_1 和维生素 C 损失，而矿物质基本不损失。

3. 炖

炖是将原料放在陶制或瓷制的器皿中，加入调味品和水，加盖，用小火长时间加热，制作成汤菜的一种烹调方法，分为隔水炖和不隔水炖两种。炖使食物发生的变化与煮相似，但炖是一种缓慢加热的方法，烹调过程中加入的水较多，会有部分维生素受到破坏，大量的水溶性维生素和矿物质会溶于汤中。炖可使肉类蛋白质部分水解，产生肌溶蛋白、肌肽、肌酸、肌酐、嘌呤和少量的游离小分子氨基酸等含氮浸出物，使汤呈现鲜味。

4. 焖

焖是将经过炸或煎的原料放入锅中，再加辅料和汤汁，加盖，用小火长时间加热，使原料成熟的烹调方式。焖会使食物中蛋白质、脂肪和维生素有不同程度的损失，并且营养素损失的程度与焖的时间长短有关，焖的时间越长，营养素损失越多。

5. 烤

烤是利用辐射热能将经过腌制的原料或半成品烹熟的一种方法，分为明火烤和暗火烤两种。明火烤是将原料直接在火上烤，因火力分散，耗时长，脂肪、维生素 A、B 族维生素和维生素 C 等营养素损失较多。暗火烤也称烘，即烤炉封闭，保持高温，将原料放入烤熟，特点是食物四周受热均匀。与明火烤相比，暗火烤对营养素的破坏少一些。

6. 熘

熘是将挂糊的原料预蒸或炸熟，然后将调制好的油汁或汤汁浇淋于原料表面，或将原料投入油汁中搅拌，用旺火急速加热的一种烹调方法。虽然熘所用的温度较高，但由于操作速度较快，且原料经挂糊油炸后再熘制，油炸使糊受热形成焦脆的外壳，使原料所含的汁液不致外流，是保持营养素较好的一种烹调方式。

7. 炒

炒是最基本的烹调方法，通常是将原料放进热油锅中，用旺火翻拨，使原料变熟的一种烹调方法。干炒法使食物中营养素损失较大，蛋白质因受干热而变性，影响消化，吸收率降低；过早放盐，不仅影响成熟时间，且出现较多菜汁，水溶性矿物质和维生素易溶出而损失。高温短时的急火快炒，可较大程度减少维生素的破坏。炒菜时经蛋清或淀粉上浆拌匀以形成保护膜，或用淀粉勾芡，可减少维生素 C 损失。

8. 炸

炸是将原料放入多油的热锅中，用旺火或温火使食物变熟的一种烹调方法。油炸时温度较高，各营养素都有不同程度的损失，蛋白质变性，脂肪被破坏，维生素的破坏高于煮等烹调方式，如炸油条中维生素 B_1 几乎全部丢失。

9. 煎

煎是用锅把少量油加热，将食物放入使表面变成焦黄的一种烹调方法。煎时所采用的温度比炖、煮高，因此维生素损失较为严重。如能在原料外裹一层糊再煎，能减少维生素的损失。

10. 卤

卤是将经过初加工后的食物放入预先制成的卤汁中，用中火逐渐加热，使卤汁渗透其中，直至成熟的一种烹调方法。在卤制过程中，食物中的水溶性蛋白质、氨基酸、矿物质、B 族维生素和维生素 C 等会溶于卤汁中，若弃去卤汁则造成营养素的损失，如能将卤汁进行利用，则可提高卤制食品的营养价值。

（三）各类食物在烹调过程中的营养变化

1. 谷类

谷类食物在烹调前的预处理如淘洗可对谷类中营养素，特别是水溶性维生素和矿物质造成一定的损失。淘洗的次数越多、水温越高、浸泡时间越长，营养素的丢失越多。谷类的烹调有煮、蒸、焖、烙、烤、炸、炒等多种方式，不同的烹调方法所引起的营养素损失程度不同：弃汤捞饭可使大量蛋白质、碳水化合物、矿物质和维生素溶于米汤而损失；米饭在电饭煲中保温时，随着保温时间延长，维生素 B_1 的损失增加；熬粥时加碱以及制作面点时加碱均会对食物中维生素 B_1 造成破坏。制作面食时，采用蒸、烙、烤的方式 B 族维生素损失较少，但使用高温油炸时损失较多。制作油条时，维生素 B_1 几乎全部损失，维生素 B_2 和烟酸损失约 50％。在谷类食物制作过程中，以蒸和烙的烹调方式为宜，应尽量避免水煮、捞和油炸的烹调方式，以减少营养素的损失。

2. 蔬菜

蔬菜在烹调过程中，矿物质和水溶性维生素会溶于水中而造成一定损失，特别是维生素 C。烹调对蔬菜中维生素 C 的影响与烹调过程中的洗涤方式、切碎程度、用水量、pH、加热的温度及时间有关。如蔬菜炒前用开水焯并挤出菜汁再炒熟，维生素和矿物质的损失较直接炒丢失多；焯菜或炒菜时，加碱虽可保持蔬菜的嫩绿，但可造成维生素 B_1、维生素 B_2 和维生素 C 损失。绿色蔬菜在热力作用下，细胞壁破裂，植物体中的酸会析出，可加速游离叶绿素与酸接触发生的脱镁反应，生成黄褐色脱镁叶绿素，脱镁反应程度随着烹调时间的延长而增加。

蔬菜先洗后切、急火快炒、现做现吃是保持蔬菜中营养素最好的方法。炒菜适量加醋或用淀粉勾芡，既可保色增味，又可避免水溶性维生素损失。由于矿物质和维生素可因渗透作用流失，因此炒菜不宜过早放盐。凉拌能较好保存新鲜蔬菜中的营养素，凉拌时加醋有利于维生素 C 的保存。烹调过程中加植物油有利于胡萝卜素的吸收，加蒜和葱能提高维生素 B_1 和维生素 B_2 的利用率，并且具有杀菌作用。

3. 动物性食物

畜、禽、鱼等动物性食物常采用炒、焖、蒸、炖、煮、煎、炸等方法进行烹调。在烹调过程中，蛋白质含量变化不大，而且经烹调后，蛋白质变性有利于消化、吸收，但高温制作过程中维生素会有部分损失，另有部分可溶性蛋白质、脂肪和矿物质溶于汤汁中。对肉、蛋等动物性食物采用炒、爆、熘等方式优于炖、煮等烹调方式。上浆挂糊、急火快炒可使肉类外部蛋白质迅速凝固，避免营养素外溢损失。蛋类烹调过程中除 B 族维生素损失外，其他营养素损失不大。

三、保藏对食物营养价值的影响

食品保藏是通过改变食品的温度、水分、氢离子浓度、渗透压以及采用其他抑菌、杀菌措施，将食品中的微生物杀灭或减弱其生长繁殖能力，以保持食品品质，达到保存食品的目的。食品保藏常用的方法有：低温保藏、化学保藏、辐照保藏和干燥脱水保藏等，由于保藏方法不同以及保存时间不同，食物保藏过程中营养素含量可发生相应变化。

（一）低温保藏

低温可以降低酶的活性和食品内化学反应的速度，延长微生物繁殖所需的时间，因此低温保藏可在一定期限内较好地保持食品的品质。低温保藏有两种方式，即冷藏和冷冻。冷藏是指在不结冻状态下的低温储藏，温度一般在-1～$10℃$的范围内，而4～$8℃$是常用的冷藏温度，食物经冷藏可保存数日至数周。冷冻保藏是指采用缓冻或速冻的方法先将食物冻结，然后在保持冻结状态的温度下储存的方法，温度一般在-23～$-12℃$，$-18℃$是最常用的冷冻温度，食物可保存数日，长者可达数年。

冷藏对食物营养价值影响较小。冷冻通常被认为是保持食品感官性状、营养价值及长期保藏食物的最好方法。冷冻保藏过程需经历预冻结处理、冻结、冻藏和解冻四个阶段。冻结和冻藏对食物营养成分影响较小，但在预冻结处理和解冻阶段，各种水溶性营养素均会发生不同程度的损失。

多数蔬菜在冻结前需要进行预冻结处理，即烫漂处理。蔬菜在烫漂过程中与水接触，会使矿物质大量损失，其损失程度与矿物质的溶解度有关；水溶性维生素也会大量损失，但脂溶性维生素几乎不损失。

冻结是将食品温度降低到食品冻结点以下的某一预定温度，使食品中的水分大部分冻结成冰晶体，以减少微生物活动和食品发生变化所必需的液态水分，从而延长食品的保存期。冻结的速度越慢，最后达到的温度越低，蛋白质的变性越严重。食物中的糖原磷酸化酶、葡萄糖、山梨糖、甘油等成分可防止蛋白质冻结变性。

在冻藏期间，食物会发生组织瓦解、质地改变、乳化液破坏及其他物理或化学变化，维生素损失较大，而蛋白质、碳水化合物、脂类和矿物质的损失较少。

解冻期间，食物渗出的固形物中，蛋白质、氨基酸的含量不高，但矿物质和维生素含量较多。矿物质的损失程度与其水溶性大小有关。不同种类的食物在解冻期间维生素损失有所不同：蔬菜解冻过程中维生素损失较少，但B族维生素可随解冻渗出物流失；动物组织解冻期间流失的水溶性维生素可达30%。水溶性维生素的损失程度取决于冷冻速率、解冻操作等，与汁液的流出量成正比。

食品冷冻包括速冻和缓冻两种方式。速冻是指食物的温度在30分钟内迅速下降到$-20℃$左右；缓冻是指在3～72小时内，使食物温度下降到所需的低温。不同的冷冻方式对食物品质的影响差别较大。食物在冻结过程中，当温度降低至冻结点时，细胞间隙的水分首先形成冰晶体，由于渗透压作用及冰晶体对细胞的挤压，细胞或肌纤维内的水分不断向外扩散并聚积于冰晶体周围，使冰晶体附近溶液浓度增加。当温度停滞于冰晶生成带，冰晶体从周围细胞或组织中不断吸收水分，体积增大，对食物细胞和组织结构造成机械损伤甚至导致破溃；如果能够加速降温，使食物快速通过冰晶生成带，则食物内部生成的冰晶核数量多、体积较小，不会压破细胞膜，食物不会因受损伤而发生溃破。

在食物解冻过程中，若急速升温，食物体积发生突然变化，冰晶体融解的水不能及时被食物细胞吸收回原处，造成食物内自由水增多，汁液外流，引起食物中水溶性营养成分损失。相反，若温度上升缓慢，融解水能够被吸收回原处，食物基本上可恢复至冻结前状态。因此冷冻食物快速冻结、缓慢解冻有利于保持食品的品质。

（二）化学保藏

食品的化学保藏是指在食品生产和储运过程中使用化学制品来提高食品的耐藏性和尽可能保持原有品质的一种方法。食品化学保藏可采用酸型防腐剂、酯型防腐剂、生物防腐剂等延长食品保存期，抑制食物中微生物繁殖，也可采用抗氧化剂防止油脂及富脂食物的氧化酸败。化学保藏降低了食物的氧化作用，对食物中的脂类、维生素和多酚等成分具有保护作用。部分防腐剂和抗氧化剂对食物营养价值具有特殊的作用，如 SO_2、亚硫酸盐类可减少植物组织中的氧气，抑制褐变反应，减少碳水化合物的损失，但 SO_2、亚硫酸盐类也可造成维生素 B_1 的破坏，并与花青素、胡萝卜素等作用，造成营养成分的损失。亚硝酸盐可与维生素 C 发生反应而破坏维生素 C，并可造成维生素 B_1、叶酸和胡萝卜素的损失。

（三）脱水与干燥保藏

食品脱水保藏是一种常用的食品保藏方法，其机制是将食品水分含量降至15％以下或保持水分活度在 0～0.60 之间，以抑制微生物的生长，使食品在常温下长期保藏。食品干燥脱水的方法有日晒、阴干、喷雾干燥、冷冻干燥、减压干燥等，食品工业常用的是喷雾干燥和冷冻干燥。喷雾干燥是将料液雾化成直径几十微米的液滴，增大了料液与高温介质接触的表面积，实现瞬间干燥。同时，干燥介质的温度相对较低，能较好地保持食品的营养，适用于奶制品、蛋制品、果蔬制品、固体饮料等热敏性物料的干燥。冷冻干燥是将湿物料先冻结在冰点以下，在真空状态下，将冰直接转化为蒸汽去除。由于水分升华之后，物料中水分存在的空间基本保持不变，矿物质被均匀地分配在物料中，避免了传统干燥方法因物料内部水分向表面扩散携带矿物质而造成表面硬化的现象。食品经冷冻干燥后复水时，可恢复其原有的形状和结构，因此冷冻干燥特别适用于肉类、水产类、蔬菜类、水果类、蛋类、速溶咖啡、速溶茶、香料、酱油等热敏食物及易氧化食物的干燥。

食品脱水干燥后，干制品中营养素密度增加，各种营养素的含量都相对增高，即单位质量的干制品中蛋白质、脂类、碳水化合物的含量均高于新鲜食物。

但复水后的干制品营养素则总是低于新鲜食物，这是因为除了干制过程有一定损耗外，复水过程还有部分营养素的流失。

1. 蛋白质

食物脱水时的温度较低，对蛋白质的变性作用较弱，难以破坏食物中酶的活性，因此食物脱水前常进行预煮处理，即用热水或蒸汽将食物加热到 70℃并持续 1～3 分钟；或用 0.13％的亚硫酸及其盐类处理，通过产生的 SO_2 将食物中的氧化酶破坏。虽然食物预煮会对营养素造成一定损失，但对脱水干燥食物在保藏过程中营养素的保留有更多益处。

2. 脂类

含油脂的食物，尤其是富含不饱和脂肪酸的食物在干燥的过程中极易变质。高温脱水时，脂类的氧化比低温时更为严重，但如果事先添加抗氧化剂则能有效地控制脂类的氧化。

3. 碳水化合物

在高温快速脱水干燥时，淀粉和纤维素相对稳定，不易损失，但糖类（如单糖、双糖），尤其是果糖和葡萄糖长时间加热脱水会分解，而当加热的温度较高时，还原糖类含量较高的食物还易发生焦糖化反应，导致糖类的损失。在温度较低的干燥过程中，淀粉、纤维素和糖类均会发生不同程度的变化。动物性食物中碳水化合物的含量较低，除乳制品和蛋制品外，碳水化合物的变化不会成为干制过程中营养素损失的主要问题。

4. 矿物质

食物干燥过程对矿物质的影响较小，但干燥前如进行烫漂，则水溶性矿物质因溶于烫漂水中而流失。还原性较强的金属元素，如二价铁离子，在热干燥过程中可因氧化作用而导致含量降低。食物干制过程尤其是缓慢干燥过程中，蔬菜类细胞的损伤较为严重，复水时，受损细胞中的矿物质等水溶性内容物易因溶出而流失。

5. 维生素

食物脱水干燥过程中，维生素的含量明显降低。维生素 C 对加工温度和氧气非常敏感，是食物脱水时最不稳定的维生素。食品的黏度越高时，维生素 C 的损失率越低。迅速干燥时维生素 C 的保存量远高于缓慢干燥，缓慢日晒干燥时则几乎全部损失；而真空冷冻干燥因为在真空和低温条件下进行，因此维生素 C 几乎不损失。维生素 B_1 对温度敏感，在中性和碱性条件下稳定性较差，食物脱水干燥时维生素 B_1 的损失与成品水分含量有关，水分越高则损失量越大。维生素 B_2 在碱性溶液中易被热分解且易被紫外线破坏，日光干燥对食物中的维生素 B_2 破坏较为严重，尤其是在碱液烫漂后的干燥过程中。维生素 B_{12} 和叶酸对热稳定，但日光干燥时破坏较为严重。烟酸、泛酸和维生素 B_6 在脱水干燥过程中损失较少，其损失主要发生在干燥前的烫漂和沥滤过程中。

干燥脱水保藏对脂溶性维生素的破坏与脂类氧化的机制相似，维生素 A、维生素 E 以及胡萝卜素都不同程度地受脱水影响，而其损失的量因食品特性而异。如加热等任何能够引起维生素 A 和胡萝卜素由反式转变为顺式异构体的理化因素都可影响其活性，脱水过程中维生素 A 可损失 $10\% \sim 20\%$，但冷冻干燥的橘子汁、喷雾干燥的强化乳粉中维生素 A 和胡萝卜素的损失可以忽略不计。维生素 E 具有天然的抗氧化性质，其稳定性取决于脱水过程的干燥温度、时间、食品的含氧量以及矿物质含量等。维生素 D 是最稳定的维生素之一，在脱水干燥过程中损失较少。

（四）辐照保藏

食品的辐照是利用射线照射食品，延迟新鲜食物某些生理过程（发芽和成熟）的发展，或对食品进行杀虫、消毒、杀菌、防霉等处理，达到延长保藏时间、稳定提高食品质量目的的操作过程。目前使用的辐照源有 ^{60} 钴（^{60}Co）和 ^{137} 铯（^{137}Cs）所产生的 γ 射线、电子加速器所产生的低于 10 兆电子伏（MeV）的电子束以及能量低于 5MeV 的 X 射线，其中 γ 射线和 X 射线穿透食物的能力较强，电子束穿透食物的能力较弱。

在照射剂量适当的情况下，食物的感官性状及营养成分很少发生改变。大剂量照射可使食物营养成分受到一定的损失，主要是维生素。但在低剂量、低温、无氧条件下照射，则能较好地保存食物营养成分。

1. 水

食品中的水分是影响辐照食品品质的重要因素之一。食品中的水分子经辐照后可发生电离，生成水化电子、羟自由基、氢原子自由基等，通过氧化、还原、加成、解离等多种反应机制与食品中的其他营养成分发生反应，从而破坏这些营养成分的结构。辐照对食品营养成分的影响，很大程度上是由水受辐照后产生的离子和自由基的化学作用所导致的。

2. 蛋白质

食物蛋白质经照射后，蛋白质中的二硫键、氢键、盐键和醚键等断裂，使蛋白质的三级结构和二级结构遭到破坏，导致蛋白质变性。但在商业允许的照射剂量下，食品中蛋白质和氨基酸含量的变化远小于加热处理。

3. 脂类

食物经辐照后水分在电离辐射作用下产生的游离自由基直接参与氧化还原反应，使食物中脂类发生氧化、脱羧、氢化、脱氢等作用，生成过氧化物、酮基化合物等。通常饱和脂肪酸较稳定，不饱和脂肪酸易氧化。脂类被氧化的程度与辐照剂量成正比，有氧存在时，脂类更易发生典型的连锁反应。

4. 碳水化合物

碳水化合物对辐照较稳定，只有大剂量照射时才会引起碳水化合物的氧化和分解，产生醛、酸和脱氧核糖等。多糖受辐照分解可产生 CO_2 和 H_2 等，变得易于水解和松脆，黏度下降。

5. 矿物质

辐照对食物中矿物质的影响不是使其总量减少，而是使食物的组成成分产生电子、离子、自由基等各种活性粒子，这些活性粒子所引起的化学反应可影响食物中矿物质存在的形式，降低矿物质的生物有效性。

6. 维生素

食物中的维生素对辐照较为敏感，其损失量取决于辐照的剂量、温度、氧气、食物的类型以及水分含量等。当食品在冷冻状态下辐照时，由于水分子受辐照产生的自由基流动性较小，因此维生素的损失也较少。当食物含水量较大时，辐照时所产生的电子、离子、自由基等各种活性粒子较多，这些活性粒子所引起的化学反应会影响某些维生素的分子结构，从而使维生素失活导致损失增加。通常情况下，辐照对维生素的破坏程度与受热加工时相当，而低温缺氧条件下辐照可减少维生素的损失。辐照引起的维生素损失还受辐射时其他物质（包括维生素）存在的影响，如烟酸单独存在时进行辐照未受太大影响，但与维生素 C 同时存在时，烟酸可竞争性地与被活化的水分子结合，自身破坏增多，从而保护维生素 C 免遭破坏。维生素 C 和维生素 E 也可使 β-胡萝卜素的破坏减少。

（侯玉蓉）

第三章

学生营养调查与营养状况评价

———

营养调查是运用各种手段准确了解某一人群或个体各种营养指标的水平，用来判定其当前营养状况和健康状况，是全面了解人群或个体膳食结构和营养状况的重要方法。营养调查的目的是：①了解不同地区、不同年龄组人群的膳食结构和营养状况；②了解与食物摄入不足和过度消费有关的营养问题，如某些营养素摄入不足导致的营养缺乏，或营养素摄入过多导致的肥胖等；③发现与膳食和营养素有关的营养问题，为进一步监测或进行原因探讨提供依据；④评价居民膳食结构和营养状况的现状，并预测今后的发展趋势；⑤为某些与营养有关的综合性或专题性研究课题提供基础资料；⑥为国家制定营养政策和社会发展规划提供基础数据。

全面的营养调查由膳食调查、体格测量、人体营养水平的生化检验和营养相关疾病的临床体征及症状检查四部分组成。营养评价是对营养调查四部分内容进行营养状况的综合判定，客观地对目标人群中的营养问题提出解决措施。

营养调查应遵循以下步骤：①确定营养调查的目的；②根据调查目的确定调查对象和人群；③确定抽样方法；④制订调查工作内容、方法和质量控制措施；⑤调查前人员准备，包括组织动员调查对象以及调查员的培训；⑥现场调查、体格检查、样本采集以及指标检测；⑦数据管理、统计分析及结果反馈；⑧形成调查报告。在营养调查中，制订科学、严谨、可行的调查计划是保证调查质量的前提，而调查对象的配合程度、调查人员的专业知识技能水平和工作态度以及各级领导的支持也是影响调查质量的重要因素。

学生尤其是处于生长发育时期的中小学生，新陈代谢旺盛，每天从膳食中摄取的营养素除了用于补充物质代谢的消耗，还需供给其生长发育的需要。中小学生要达到最佳的生长发育状态，除了需要平衡的膳食、合理的营养，还需要适当的运动、充足的睡眠以及规律的生活。大学生年龄一般为 18～25 岁，正处于青春期向壮年期过渡阶段，此时期机体生长旺盛，脑力活动和体力活动频繁，因此保证平衡膳食以满足机体对不同营养素的需求尤为重要。学生营养状况评价是判断学生从食物中获得的能量和营养素是否能够满足其生理需要，是对学生营养状况是否达标的客观评价，全面系统的营养评价应包括营养调查的四个方面，学生常见的营养问题将在第四章进行详细介绍，本章对其他内容进行介绍。

第一节　膳食调查

膳食调查是通过了解个体或群体在一定时间内各种食物摄入及营养素摄入的数量和质量，以此来评价被调查对象营养需求得到满足程度的方法。通过膳食调查可以了解学生每日能量和营养素的摄入量，对照中国营养学会推荐的膳食营养素参考摄入量，结合体格发育、临床检查以及实验室检查结果，能够较为全面地对学生的营养状况做出评价。在调查过程中，应同时了解膳食计划、食物调配、烹饪加工等过程所存在的问题，便于以膳食调查为基础对膳食构成进行改进，编制新的、符合标准的营养餐谱。

一、膳食调查方法

目前常用的膳食调查方法有称重法、记账法、膳食回顾法、化学分析法、食物频率法等。在实际调查过程中可以选取一种或两种方法合并使用。

（一）称重法

称重法是用标准化的称量工具对食物进行称重，从而了解调查对象当前食物消费情况的一种方法，是比较精确的一种膳食调查方法。称重法可针对某一饮食单位（集体食堂或家庭）或个人一日三餐各种食物的食用量进行称重，以了解该饮食单位或个人当前的食物消耗情况，以计算出每日每人各种营养素摄入的平均量。不同民族、地区、季节的人群膳食营养摄入情况不相同，因此应选择不同季节分次调查，使结果具有代表性。

称重法具体的操作步骤是：①准确记录每餐食物（包括调味品和零食）的名称；②准确称取各种食物烹调前的毛重、舍弃废弃部分后的净重、烹调后的熟重以及进餐后剩余食物的重量，同时记录调查期间食物的结存量、购入或自产量、废弃量及剩余量；③计算生熟比，生熟比＝烹调前各种食物可食部分的重量/烹调后熟食物的重量，然后按照生熟比计算出所摄入食物原料的生重量；④记录或计算调查期间就餐的人数或标准人日数；⑤将调查期间消耗的食物按品种分类、综合，计算每人每日各种食物的消耗量；⑥按食物成分表计算每人每日各种营养素的摄入量。

我国食物成分表所列出的各种食物的营养成分是以每100g可食部为基础的，

因此在称重调查中多数食物需使用生熟比或可食部比例换算成 100％可食部的量，再计算该食物各种营养素的含量。《中国食物成分表标准版（第 6 版）》中也有部分熟食成品的营养成分含量，可直接用熟食的重量进行分析。

称重法的优点是能够准确地计算和分析每人每日各种营养素的摄入量，是个体膳食调查的理想方法，可适用于个人、家庭或集体食堂的膳食调查，但其缺点是耗费人力、物力，不适合大规模的调查。

（二）记账法

记账法是通过查账或记录本单位在一定时间内各种食物消耗的总量和用餐人日数，计算出每人每日平均的食物消耗量，一般可用于调查较长时间的膳食，如一个月或更长时间。

记账法的操作步骤是：①记录食物消耗量。开始调查前称量并记录该饮食单位各种食物的现存量，然后详细记录每日各种食物的购入量和废弃量。在调查周期结束时，称最后食物剩余量。将每种食物的最初结存量加上每日购入量，减去每种食物的废弃量和最后剩余量，即为调查期间摄入的各种食物总量。在整个调查过程中，要称量各种食物的可食部。②记录进餐总人数或计算进餐总的标准人日数。对于相对封闭，被调查对象年龄、劳动强度、生理状态相近且三餐均进食的饮食单位，可直接记录调查期间的进餐人数；而对被调查对象年龄、劳动强度、生理状态差别较大的饮食单位，记录每人每日进餐状况，然后计算总的标准人日数，再计算标准人的这些食物所供给的能量和营养素数量。③计算每人或每标准人每日各种食物的摄入量，再计算这些食物所供给的能量和营养素数量，参考相应的膳食营养素参考摄入量进行评价。

记账法的优点是操作简单、费用低、所需人力少，适合大样本膳食调查，但调查结果只能得到人均膳食摄入情况，难以分析个体膳食摄入情况。

（三）膳食回顾法

膳食回顾法是对被调查者在过去一段时间内各种主副食物摄入的情况进行回顾调查，获得个人各种食物的摄入量，并根据食物成分表计算出能量和各种营养素的摄入量。一般情况下对 24 小时内所摄入食物有较好的记忆，因此认为 24 小时膳食回顾调查是最易取得的可靠资料。但在实际工作中，通常使用 3 日连续调查的方法，即获取 3 个 24 小时回顾所得的食物种类和数量的信息。24 小时回顾法要求每个调查对象对 24 小时内所摄入的食物种类、数量进行回顾与描述，包括三餐以及正餐之间的零食。24 小时是从最后一餐所吃食物开始向前推 24 小时。食物的量以家庭常用的量具或容器、食物模型或食物图谱进行估计，要求调查者熟练掌握各种衡量食物量的方法。

回顾法常用的获得信息的方法是使用开放式调查表面对面进行询问。在进行调查时需要建立一种特定的引导方式以帮助被调查者回忆起一日内所食用的所有食物。

回顾法的优点是简便易行，能得到个体膳食营养素摄入情况，但其缺点是所获得的资料是估计值较为粗略，且不适合年龄在 7 岁以下的儿童以及年龄超过 75 岁的老人使用。

（四）化学分析法

化学分析法是收集调查对象一日膳食中所摄入的全部主副食食品，通过实验室化学分析法来测定其能量和营养素的数量与质量。收集样品的方法有双份饭法和双份原料法两种。双份饭法是最准确的样品收集方法，即制作两份完全相同的饭菜，其中一份供食用，另一份作为样品进行分析。双份原料法是收集研究期间被调查者消耗的各种未加工的食物或从市场上购买相同食物作为样品，其优点是收集样品较为容易，缺点是所收集的样品与食用的食物并不完全一致，且分析的是未经烹调的食物中各营养素的量，未考虑食物烹调过程中营养素的损失。

化学分析法的优点是能够较为准确地得到从食物中摄入的各营养成分的实际摄入量，缺点是成本较高、操作复杂，除非有特殊需要时才使用，目前已很少单独使用，常与其他调查方法联合使用。

（五）食物频率法

食物频率法是收集调查对象在过去一段时间内食用某些食物的频率的一种方法，通常以问卷形式进行调查，以调查个体经常摄入的食物种类，根据每日、每周、每月甚至每年所摄入各种食物的次数和食物的种类来评价膳食营养状况。

食物频率法所使用的问卷应包括食物名单和食物的食用频率两方面内容。食物名单的确立要根据调查目的，选择被调查者经常食用的食物、含有所要研究营养成分的食物或被调查者间摄入状况差异较大的食物。食物频率法可分为定性食物频率法和定量食物频率法两种。定性食物频率法是获得被调查者在特定时间内每种食物的食用频率，而不收集食物摄入的量、份额大小等资料的方法。定量食物频率法是获得被调查者在特定时间内每种食物的食用频次以及摄入量的方法。

食物频率法的优点是能够迅速得到被调查者平时摄入食物的种类和摄入量，能够反映被调查者的长期膳食模式，缺点是需要对过去摄入的食物进行回忆，被调查者的当前膳食模式可能影响其对过去膳食的回顾。

二、膳食评价

膳食调查结束后，应从膳食中摄入的营养成分的数量与质量、膳食结构、烹调加工等方面，评价其是否达到合理营养要求及其所达到的程度。

（一）食物消费及膳食结构评价

被调查对象在调查期间各种营养素的摄取是通过摄入各种食物而获得的，因此在调查膳食状况时应了解各类食物的摄入量。应参考中国居民膳食指南及中国居民平衡膳食宝塔将所摄入的食物进行归类、排序，分别统计每一类食物摄入的数量。以中国居民平衡膳食宝塔作为参考评价食物消费及膳食结构。在进行食物归类时应注意，有些食物需要经过相应的换算之后才能进行相加。如计算奶类摄入量时，鲜奶与奶粉不能直接相加计算，应将奶粉折算成鲜奶再相加；大豆类制品也应折算成黄豆之后才能相加。

（二）膳食营养分析

膳食营养分析即对膳食中所摄入的能量和营养素满足学生营养需求的程度进行分析，是膳食营养评价的核心。

1. 能量和各种营养素摄入量的评价

平均每人每日能量和营养素的摄入量是根据食物成分表中各种食物所提供的能量和营养素的含量计算而来的。在进行计算时需要注意被调查食物是生重还是熟重，如果食物成分表中有熟重，应尽量采用，食物的重量同样以熟重记录。另外，还需要注意被调查的食物是净重还是市品重量，如果是市品重量还需先按食物成分表中各种食物的"可食部"换算成净重。对于食物成分表中查不到的食物可以使用相近食物的营养成分进行代替，但需要标注。

2. 膳食平衡状况评价

（1）三餐能量分配比例：学生的三餐供能比例为早餐占25％～30％，午餐占30％～40％，晚餐占30％～35％，可以在三餐之外适当加餐。应坚持每天吃早餐并保证其营养充足，午餐要吃好，晚餐要适量。不暴饮暴食，不经常在外就餐。零食作为一日三餐之外的营养补充，可以合理选用，尽量选择一些营养素含量高而能量含量低的食物，如新鲜水果和奶类，注意来自零食的能量应计入全天能量摄入之中。

（2）三大产能营养素的供能比：合理营养要求不同人群应有不同的能量比例标准。营养素供能比应根据蛋白质、脂肪、碳水化合物的能量系数，分别计算出三大产能营养素所提供的能量及所占能量的百分比。

（3）蛋白质、脂肪、钙等来源的评价：一般要求动物性蛋白质和大豆蛋白等优质蛋白质至少占蛋白质摄入总量的30％，最好达到50％；脂肪来源于动物性食物的比例不能太高，并且要注意饱和脂肪酸、单不饱和脂肪酸、多不饱和脂肪酸的比例，以及 n-3 和 n-6 系列脂肪酸的供能比例。同时应注意保持膳食中适宜的钙磷比例，以促进钙的吸收与利用，理论上，膳食中的钙磷比例维持在 2：1

之间比较好，不宜低于 0.5。

从以上 3 个方面对膳食进行评价之后，对总体膳食质量状况还应综合评价，对膳食合理的对象建议保持原有膳食状况，若存在膳食不合理的问题还应给出针对性的改进建议。

第二节　体格测量与评价

体格测量数据是评价群体和个体营养状况的有用指标，体格的大小和生长速度是反映营养状况的灵敏指标。儿童生长发育测量常用的指标是身高（身长）、体重、坐高、头围、胸围、上臂围等，其中身高、体重、头围和胸围是测量的主要指标；大学生常用的测量指标包括身高、体重、上臂围、腰围（WC）、臀围和皮褶厚度等。此外，还有一些其他临床体检指标，如儿童头发的光泽、柔软程度、皮肤的弹性及颜色、肌肉紧张度、牙齿整齐度、有无龋齿、双下肢是否变形、食欲好坏以及对外界的反应等。

一、体格测量常用指标

1. 身高

身高是反映骨骼发育，尤其是钙和蛋白质在体内储备情况的指标。测量身高应取站位，以立正姿势站于平台上，两眼平视正前方，收腹，稍微挺起胸部，双臂自然下垂，脚跟并拢，脚尖分开约 60°，注意脚跟、臀部与肩背部紧靠测量尺，头部正直。测量者用头板与被测者头顶接触，并读出刻度。身高的记录以厘米（cm）为单位，读数时精确到 0.1cm。

2. 体重

体重是骨骼、肌肉、皮下脂肪、内脏、体液的总重量，是反映机体营养状况的一项综合指标。体重测量应在清晨、空腹、排泄完毕的状态下进行，室内温度 25℃ 左右。测量时将体重秤放置平稳并调零，被测者平静站立于体重秤踏板中央，两腿均匀负重、免冠、赤足、穿贴身内衣裤。体重的记录以千克（kg）为单位，读数时精确至 0.1kg。

3. 上臂围

上臂围是指上臂肩峰与鹰嘴连线中点的周长。测量时被测者裸露整个手臂，手臂自然下垂，测量者位于被测者左侧，固定软尺零点于左臂肩峰至尺骨鹰嘴连线的中点，自然贴近皮肤绕臂一周。上臂围的记录以厘米（cm）为单位，读数时精确到 0.1cm。

4. 皮褶厚度

皮褶厚度是衡量全身脂肪含量、判断皮下脂肪发育情况的一项重要指标。皮褶厚度可采用 X 射线、超声波、皮褶卡钳等方法测量。用卡钳测量皮褶厚度是最简单而经济的方式。测量时测量者右手持皮褶卡钳，用左手拇、示指将测试皮肤和皮下组织捏紧提起（拇、示指间约保持 3cm 距离），测量皮褶捏提点下方 1cm 处的厚度。共测 3 次，取中间值或两次相同的值。常用测试部位有：①肱三头肌部，位于肩峰点与桡骨头连线中点、肱三头肌的肌腹上；②肩胛下角部，位于肩胛下角下方约 1cm 处，皮褶方向与脊柱呈 45°角；③脐旁，右锁骨中线与脐水平线交界处，沿躯干长轴方向纵向捏起皮褶。实际测量时常采用肩胛下角和上臂肱三头肌肌腹处的皮褶厚度之和，并根据相应的年龄、性别标准进行判断。皮褶厚度记录以毫米（mm）为单位，读数时精确到 0.1mm。

5. 腰围与臀围

腰围、臀围也是评价人体营养状况的重要指标。腰围反映腹腔内脂肪堆积程度，是评价中心型肥胖的重要指标。测量时受检者应空腹直立，双臂自然下垂，两脚分开 25～30cm，测量时平稳呼吸，不要收腹或屏气，在肚脐以上 1cm 处，以腋中线肋弓下缘和髂嵴连线中点的水平位置为测量点。软尺绕腰部的松紧度应适宜（使皮肤不产生明显凹陷）。检测人员目光与软尺刻度在同一水平面，软尺上与零点相交的值即为测量值。臀围是耻骨联合与臀大肌最凸处的水平周径，反映髋部骨骼和肌肉的发育情况，是评价中心型肥胖的另一重要指标。被测者应穿单薄长裤，双臂交叉抱于胸前，两脚并拢，自然站立，两腿均匀负重，臀部放松。测试人员立于受试者侧前方，将软尺经臀大肌最凸处水平绕一周（为确保软尺部位无误，可以将软尺上下移动，比较不同位置时读数的大小，取最大值），松紧度适宜（使皮肤不产生明显凹陷），软尺上与零点相交的值即为测量值。腰围和臀围记录以厘米（cm）为单位，读数时精确到 0.1cm。

二、体格评价

体格评价是以体格测量数据为标准，评价个体或群体体格生长所处水平及其偏离标准值的程度。

（一）生长发育水平评价

1. 离差法

离差法是用平均值（$\bar{x}$）与标准差（s）表示样本调查值的分布，适用于正态分布资料，以均值±标准差来表述。离差法是评价个体及群体儿童、少年生长发育水平和现状较常用的方法之一。利用标准差与均值的位置远近划分等级，可分为三分法、五分法或七分法。我国常用的是五等级评价标准，见表 3-1。

表 3-1　生长发育评价的五等级划分

等级	离差法	百分位数法
上等	$>\bar{x}+2s$	$>P_{97}$
中上等	$>\bar{x}+s\sim\bar{x}+2s$	$>P_{75}$
中等	$\bar{x}\pm s$	$P_{25}\sim P_{75}$
中下等	$\bar{x}-2s\sim<\bar{x}-s$	$<P_{25}$
下等	$<\bar{x}-2s$	$<P_3$

2. 百分位数法

百分位数法是将某一指标（如体重、身高）不同个体的测量值按从小到大的顺序排列，分为 100 个等份，每一等份即代表一个百分位的值。个体的测量值处于参考人群的百分位数，则反映该个体的发育水平。百分位数法适用于正态或非正态分布的调查资料。当变量呈非正态分布时，百分位数（P_n）能更准确地反映所测数值的分布情况，一般采用 P_3、P_{10}、P_{25}、P_{50}、P_{75}、P_{95}、P_{97} 为主要界值点。当变量呈正态分布时，百分位数法与离差法相应数值相当接近：P_{50} 即中位数（M），在正态分布时与均数一致；$P_3\sim P_{97}$ 之间包括 94% 的样本人群，接近 $\bar{x}\pm 2s$（95.4%）的样本人数，但主百分位线 P_3、P_{25}、P_{75}、P_{97} 与离差法的 $\bar{x}-2s$、$\bar{x}-s$、$\bar{x}+s$、$\bar{x}+2s$ 仍不完全对应。百分位数法比离差法制订的生长发育等级评价方法更为灵活，可以通过对其进行调整（如将界值点 P_3 更换为 P_5 或 P_{10}，P_{97} 更换为 P_{95}、P_{90}）提高两者的一致性。依据百分位数法划分的生长发育评价等级见表 3-1。

3. Z 分法

Z 分即标准差分，是一种特殊类型的离差法，以 0 为中心，用偏离该年龄组标准差的程度来反映生长情况，即将个体的测量值转换成 Z 分，由 Z 分可确定其发育等级。Z 分在 $-1\sim1$ 之间评价为中等，$1\sim2$ 为中上等，$-2\sim-1$ 为中下等，>2 为上等，<-2 为下等。

Z 分法的优点是无论男女、年龄多大、使用什么指标，它在该群体中的位置都以 Z 值来表示。Z 值没有单位，离均值越近，越接近 0；离均值越远，绝对值越大。

（二）发育匀称度评价

1. 年龄别体重、年龄别身高和身高别体重

这组指标主要应用于儿童生长发育与营养状况评价。年龄别身高主要反映较长期的营养状况，长期慢性营养不良可导致儿童生长发育迟缓，表现为身高较相同年龄儿童矮小。身高别体重如果达不到相同身高儿童应有的标准，表示为消瘦。这一指标主要反映当前的营养状况，对区别急性营养不良和慢性营养不良有意义。Gomez 分类法（表 3-2），是国际上对儿童体重、身高评价的方法，即按相对于参考值的百分比来评价，体重和身高＞100％者在该评价方法中被认为是"营养良好"。

表 3-2　Gomez 分类法

评价	参考标准体重中位数	参考标准身高中位数
营养正常	90％～100％	95％～100％
Ⅰ度营养不良	75％～89％	90％～94％
Ⅱ度营养不良	60％～74％	85％～89％
Ⅲ度营养不良	＜60％	＜85％

身高别体重是评价 10 岁以下儿童超重和肥胖的最好指标，身高别体重中位数的百分比评价法如表 3-3 所示，相比 Gomez 分类法，此为单一指标，临床使用较多。

表 3-3　身高别体重中位数百分比评价营养状况标准

身高别体重中位数	营养状况
≥120％	肥胖
90％～119％	适宜
80％～89％	轻度营养不良
70％～79％	中度营养不良
≤69％	重度营养不良

2. 体质指数

体质指数（body mass index，BMI）是每平方米体表面积下所涵盖机体组织的平均密度，或可理解为身体匀称度。体质指数不仅敏感反映身体充实度和体型胖瘦，而且受身高干扰小，与皮褶厚度、上臂围等营养指标的相关性较高，被广泛用于建立营养不良、超重/肥胖的筛查指标。我国建有《学龄儿童青少年超重与肥胖筛查》（WS/T 586—2018）和《学龄儿童青少年营养不良筛查》（WS/T 456—2014），可用于筛查儿童与少年的超重、肥胖和营养不良。18 岁以后与成人筛查标准接轨，即 BMI＜18.5kg/m^2 为消瘦，18.5～23.9kg/m^2 为正常，24.0～27.9kg/m^2 为超重，≥28.0kg/m^2 为肥胖。体质指数计算公式如下。

$$BMI＝体重（kg）/[身高（m）]^2$$

3. 身高体重指数

身高体重指数又称克托莱指数，表示单位身高下的体重，体现人体充实度，也可反映营养状况。指数均值随年龄增大而逐渐增大，女性 19 岁、男性 26 岁后趋于稳定。计算公式如下。

$$身高体重指数＝体重（kg）/身高（cm）×100\%$$

4. 理想体重

理想体重一般用于衡量成年人实测体重是否在适宜范围，常用如下公式进行计算。

$$理想体重（kg）＝身高（cm）－100　　（Broca 公式）$$
$$理想体重（kg）＝身高（cm）－105　　（Broca 改良公式）$$
$$理想体重（kg）＝[身高（cm）－100]×0.9　　（平田公式）$$

中国人比较适宜的公式为 Broca 改良公式。实际体重在理想体重的－10％～10％为正常；－10％～－20％为消瘦；＜－20％为重度消瘦；10％～20％为超重；＞20％为肥胖，其中 20％～30％为轻度肥胖，30％～50％为中度肥胖，＞50％为重度肥胖。

第三节　临床症状检查

临床检查是检查者运用自己的感官或借助于传统的检查手段，根据临床症状和体征判断被检查者是否存在营养不足或营养过剩所导致的营养相关疾病并明确其严重程度。某种营养素缺乏或过剩所引起的营养相关疾病，在不同的疾病发展阶段呈现相应的特征性症状和体征。

1. 蛋白质-能量营养不良

蛋白质缺乏在儿童及成年人中都有发生，处于生长阶段的儿童更为敏感。蛋白质-能量营养不良有两种：一种是能量摄入基本满足而蛋白质严重不足的儿童营养性疾病，主要表现为腹部水肿、虚弱、表情淡漠、生长滞缓，头发变色、变脆和易脱落，易感染其他疾病；另一种是蛋白质和能量摄入均严重不足的儿童营养性疾病，患儿消瘦无力，易感染其他疾病而死亡。

2. 儿童单纯性肥胖

儿童单纯性肥胖是长期能量摄入超过消耗，体内脂肪过度积聚，体重超过参考值范围的一种营养障碍性疾病。儿童单纯性肥胖可发生于任何年龄段，最常见于婴儿期、5～6 岁和青春期。肥胖儿童全身皮下脂肪均匀堆积，以腹部、肩部、面颊部、乳房等处尤为明显，腹部出现白色或紫色皮纹。男孩会阴部脂肪堆积，阴茎埋入会阴部而被误认为阴茎发育短小；女孩因乳房部脂肪丰满而被误认为乳房发育。肥胖儿童性发育较早，因此最终身高不会太高。体重过大，走路时双下肢负荷过度会造成双膝外翻。极度肥胖儿童脂肪过度堆积，胸廓的扩展及膈肌运动受到限制，肺换气量减少，易造成缺氧，出现呼吸急促、发绀、红细胞增多、心脏扩大或充血性心力衰竭。

3. 维生素 A 缺乏

维生素 A 缺乏最早的症状是暗适应能力下降，进一步可发展为夜盲症，严重者可出现眼干燥症，甚至失明；儿童维生素 A 缺乏在临床诊断过程中最重要的体征是比托斑，角膜两侧和结膜外侧因干燥而出现皱褶，角膜上皮堆积，形成大小不等的形状似泡沫的白斑。维生素 A 缺乏还会引起机体不同组织上皮干燥、增生及角化，出现皮脂腺及汗腺角化、皮肤干燥、毛囊角化过度、毛囊丘疹与毛发脱落等症状，患者食欲降低，易发生感染。维生素 A 缺乏时，血红蛋白合成代谢障碍，免疫功能低下，儿童生长发育迟缓。

4. 维生素 D 缺乏

维生素 D 缺乏可导致肠道吸收钙、磷减少，肾小管对钙和磷的重吸收减少，影响骨钙化，造成骨骼和牙齿的矿物质异常。儿童维生素 D 缺乏可出现前额凸出、"O"形腿或"X"形腿、胸骨变形（哈氏沟、鸡胸）等表现。由于腹部肌肉发育不良，易出现腹部膨出。在牙齿方面，可出现出牙推迟、恒牙稀疏、凹陷，容易发生龋齿。

5. B 族维生素缺乏

（1）维生素 B_1 缺乏：维生素 B_1 缺乏症又称脚气病，其前驱症状有下肢软弱无力伴沉重感、肌肉酸痛（尤以腓肠肌明显）、厌食、体重下降、消化不良和便秘，此外，还可有头痛、失眠、不安、易怒、健忘等精神神经系统的症状。

（2）维生素 B_2 缺乏：维生 B_2 缺乏主要表现为眼、口腔和皮肤的炎症反应。早期表现为疲倦、乏力、口腔疼痛，眼睛出现瘙痒、烧灼感，继而出现口腔和阴囊病变，称为"口腔生殖系统综合征"，包括唇炎、口角炎、舌炎、皮炎、阴囊炎以及角膜血管增生等。

6. 钙缺乏

儿童长期钙缺乏和维生素 D 不足可导致生长发育迟缓，骨软化、骨骼变形，严重缺乏者可导致佝偻病，出现"O"形腿或"X"形腿、肋骨串珠、鸡胸等症状。钙摄入不足者易患龋齿，影响牙齿质量。

7. 铁缺乏

铁缺乏儿童易烦躁，对周围不感兴趣，成人表现为冷漠呆板。当血红蛋白继续降低，则出现面色苍白、口唇黏膜和眼结膜苍白，有疲劳乏力、头晕、心悸、指甲脆薄、反甲等症状。儿童、青少年身体发育受阻，体力下降，注意力与记忆力调节过程障碍，学习能力降低。

8. 锌缺乏

锌缺乏可影响细胞核酸蛋白的合成、味蕾细胞更新，导致黏膜增生、角化不全、唾液中磷酸酶减少，从而引起食欲减退、异食癖、生长发育停滞等症状。儿童长期缺乏锌可导致侏儒症；成人长期缺锌可导致皮肤粗糙、免疫力降低等。

常见临床体征与可能缺乏的营养素关系见表 3-4。

表 3-4 常见临床体征与可能缺乏的营养素关系

部位	体征	可能缺乏的营养素
全身	消瘦或水肿，发育不良	能量、蛋白质、锌
	贫血	蛋白质、铁、叶酸、维生素 B_{12}、维生素 B_6、维生素 B_2、维生素 C
皮肤	干燥、毛囊角化	维生素 A
	毛囊四周出血点	维生素 C
	癞皮病皮炎	烟酸
	阴囊炎，脂溢性皮炎	维生素 B_2
头发	稀少、失去光泽	蛋白质、维生素 A
眼睛	比托斑，角膜干燥，夜盲	维生素 A
唇	口角炎，唇炎	维生素 B_2
口腔	齿龈炎，齿龈出血，齿龈松肿	维生素 C
	舌炎，舌猩红，舌肉红	维生素 B_2、烟酸
	地图舌	维生素 B_2、烟酸、锌
指甲	反甲	铁
骨骼	颅骨软化，方颅，鸡胸，串珠肋，"O"形腿，"X"形腿	维生素 D
	骨膜下出血	维生素 C
神经	肌肉无力，四肢末端蚁行感，下肢肌肉疼痛	维生素 B_1

资料来源：《营养与食品卫生学（第 8 版）》。

第四节 实验室评估

为了解膳食中营养素被机体吸收、利用的情况，可以借助生化、生理实验手段，发现人体临床营养不足、营养储备水平低下或营养过剩等状况，以便较早掌握营养失衡的征兆和动态变化，及时采取必要的措施。

人体内营养素从饱和到出现缺乏症状，大体可分为五个阶段：①饱和阶段；②不饱和阶段，此阶段尚不影响机体正常功能；③不饱和且功能受影响阶段，表现为潜在能力已下降；④潜在性营养素缺乏，出现非特异性症状；⑤出现营养素缺乏特有的临床体征。

营养缺乏病在出现症状前即所谓亚临床状态时，往往先有生理和生化改变，正确选择生化判定方法，可尽早发现人体营养储备低下的状况。评价营养状况的实验室测定方法基本上可分为：①测定血液中的营养成分或其标志物水平；②测定尿中营养成分或其代谢产物的排出；③测定与营养素有关的血液成分或酶活性的改变；④测定血、尿中因营养素不足而出现的异常代谢产物；⑤进行负荷、饱和及核素试验。目前，判定营养状况的实验室检测常选用血、尿样品进行测定。实验室常用检测指标举例如下。

一、蛋白质营养状况评价

1. 血清蛋白质

血清蛋白质浓度是评价人体蛋白质营养状况常用的生化指标，其中，前白蛋白和转铁蛋白可以快速反映蛋白质的营养状况。主要指标见表 3-5。

表 3-5　评价蛋白质营养状况的主要指标

评价指标	参考范围	优点	缺点
白蛋白	40～55g/L	是群体调查时常用的指标，白蛋白测定样品易采集，方法简单	白蛋白体积大，生物半衰期长，早期缺乏时不易测出
转铁蛋白	2.3～4.1g/L	能及时地反映脏器蛋白质急剧的变化	受铁的影响，当蛋白质和铁的摄取量都低时，其血浆浓度出现代偿性升高
前白蛋白	250～400mg/L	体内储存很少，生物半衰期仅 1.9 天，较敏感	在任何急需合成蛋白质的情况下，如创伤、急性感染，血清前白蛋白都迅速下降
视黄醇结合蛋白	25～70mg/L	高度敏感	在很小的应激情况下，也有变化；肾脏有病变时，浓度升高
血清总蛋白	65～85g/L	样品易采集，方法简易	特异性差

2. 血清氨基酸比值（SAAR）

在蛋白质营养不良时，可能由于适应性代谢的结果，血清游离氨基酸的模式发生变化。蛋白质营养不良的儿童，空腹血亮氨酸、异亮氨酸等必需氨基酸和酪氨酸、精氨酸等非必需氨基酸减少，而其他非必需氨基酸正常或增高。血清氨基酸比值的计算公式如下。

$$SAAR = \frac{甘氨酸 + 丝氨酸 + 谷氨酰胺 + 牛磺酸}{异亮氨酸 + 亮氨酸 + 缬氨酸 + 蛋氨酸}$$

评价标准：SAAR＜2 为正常，＞3 为蛋白质营养不良。

二、矿物质营养状况评价

1. 钙的营养状况评价

机体具有保持血清钙稳态的精密调控机制，总钙和离子钙浓度不能够反映机体钙营养状况，血清碱性磷酸酶虽能反映钙状态但不具有特异性。

（1）生化指标：生化指标的参考范围仅供参考。①血清总钙浓度为 2.25～2.75mmol/L（90～110mg/L）；②血清离子钙浓度为 1.10～1.37mmol/L（45～55mg/L）；③血清 [Ca] × [P] >30，低于此限为不足；④血清碱性磷酸酶为 40～150U/L；⑤24 小时尿羟脯氨酸/肌酐比值，正常值为 10～33。

（2）骨质测定：测量骨质可直接反映机体钙长期的营养状况，但具有滞后性，对于近期钙缺乏反应不灵敏，当钙缺乏超过 6 个月后才能通过骨矿物质或骨密度情况反映出来。

① 骨矿物质含量：指在某一特定骨骼部位中矿物质的含量，例如股骨颈、腰椎或全身，单位为每单位长度骨矿物质的含量（g/cm）。

② 骨矿物质密度：即骨密度，是骨矿物质含量除以被扫描的骨面积（g/cm^2）。骨矿物质密度是评价生长发育期儿童钙水平的常用指标，比骨矿物质含量更适用。

2. 铁的营养状况评价

（1）血清铁蛋白：血清铁蛋白是反映人体内铁储存的指标，对血清铁蛋白的测定是诊断隐性缺铁性贫血最好、最可靠的方法。依据世界卫生组织（WHO）的界定标准，5 岁及 5 岁以上人群的血清铁蛋白临界值是 15μg/L。

（2）血清转铁蛋白受体：血清转铁蛋白受体反映了未成熟红细胞中受体的数量和红细胞生成水平。由于血清转铁蛋白受体不受感染或炎症的影响，因此成为精确反映铁营养状态的指标。该指标灵敏度高，早期缺铁即可诊断，缺铁性贫血时比正常值高 3～4 倍，正常值为 0.9～2.3mg/L。

（3）血红蛋白：血红蛋白低于正常参考值可诊断为贫血，但在正常参考范围内，也不能排除缺铁的可能性，血红蛋白是缺铁的晚期指标。

3. 锌的营养状况评价

边缘性或者轻度锌缺乏常常被忽视，主要原因是没有明显的临床症状，而且在流行病学调查和临床诊断中，缺乏敏感、特异的锌营养状况评价指标。因此，目前锌的营养学评价主要通过生化指标和功能指标结合膳食状况调查进行判定。

（1）生化指标

① 血浆锌：机体血浆锌含量相对稳定，并且受多种生理、病理状态影响，只有当严重锌缺乏时才具有诊断意义；对于边缘性或轻、中度锌缺乏不建议作

为个体的诊断标准。血浆锌可作为锌缺乏的生物标志物用于评价群体锌营养状况。

②尿锌：尿锌含量与人体锌营养状况相关性好，且灵敏度高于血浆锌。但受尿量和近期饮食影响，且没有标准的测定方法，因此只能作为参考指标。

③发锌：发锌与人体锌营养状况相关性好，但由于发锌含量受头发生长速度、洗护发、烫染发等因素影响，1986年世界卫生组织微量元素专家小组认为，发锌不再作为判断个体锌营养状况的可靠指标。

④唾液锌：味觉敏感度降低是锌缺乏的早期症状，唾液锌和味觉灵敏度具有很好的相关性，并且唾液采集方便，可作为判断个体锌营养状况的参考指标。

（2）功能指标：通过含锌酶活性、味觉、暗适应能力等的变化对锌功能进行评价。如血浆碱性磷酸酶是评价锌营养状况的常用指标，但由于其缺乏特异性而使应用受到限制。目前国内外越来越多的实验证实单核细胞金属硫蛋白mRNA可靠性较好，是反映边缘性锌缺乏的良好指标，被认为是评价锌营养状况的相对"金标准"。

三、脂溶性维生素营养状况评价

1.维生素A营养状况评价

虽然用血清维生素A含量评价维生素A的营养水平并非绝对可靠，但血清维生素A含量低于一定界值，可以用来判断维生素A缺乏或边缘性缺乏；维生素A储存降低者血清水平也可能正常，此时不能认为维生素A营养充足。成人血清视黄醇水平$<0.35\mu mol/L$（$100\mu g/L$）可判定为维生素A缺乏；血清视黄醇水平在$0.35\sim0.70\mu mol/L$（即$100\sim200\mu g/L$）之间，可判定为维生素A边缘性缺乏。在人群营养调查与监测中，常用6~72月龄婴幼儿、儿童及妊娠期妇女血清视黄醇水平$<0.7\mu mol/L$的个体占该群体百分比来反映人群维生素A缺乏的严重程度，$\geqslant20\%$表示人群重度维生素A缺乏，在$10\%\sim20\%$之间表示人群中度维生素A缺乏，而在$2\%\sim10\%$之间则表示人群轻度维生素A缺乏。

2.维生素D营养状况评价

$25-(OH)D_3$是维生素D在血液中主要的存在形式，主要依赖于皮肤产生和饮食摄入，在体内的半衰期较短，因此可特异性地反映人体几周到几个月内维生素D的储存情况。此外，血液中$25-(OH)D_3$受机体调节影响较小，因此可作为评价机体维生素D状况的首选指标。一般认为，血中$25-(OH)D_3<10ng/mL$（25nmol/L）为严重缺乏，$<20ng/mL$（50nmol/L）为缺乏，$21\sim29ng/mL$（$52\sim72nmol/L$）为不足，$\geqslant30ng/mL$（75nmol/L）为充足。其正常上限值为100ng/mL（250nmol/L），当$>150ng/mL$（375nmol/L）时，可引起中毒。

四、水溶性维生素营养状况评价

1. 维生素 B_1 营养状况评价

（1）尿负荷试验：清晨先给被测试者口服 5mg 维生素 B_1，然后收集 4 小时内排出的尿液，测定其中维生素 B_1 的含量。一般认为 4 小时尿液中维生素 B_1 的排出量<100μg 为缺乏，100～199μg 为不足，≥200μg 为正常，≥400μg 为充裕。还可以测定 24 小时尿液中维生素 B_1 的含量，40～150μg 为不足，<40μg 为缺乏。

（2）尿中维生素 B_1 和肌酐含量比值：取一次清晨空腹尿样，测定其中维生素 B_1 和肌酐含量，计算维生素 B_1（μg）/肌酐（g）比值，用来评定维生素 B_1 的营养状况。人体每日随尿液排出的肌酐量比较恒定，因此该比值能较好反映机体维生素 B_1 的营养水平。

2. 维生素 B_2 营养状况评价

（1）尿中维生素 B_2 和肌酐含量比值：测定任意一次尿中维生素 B_2 与尿肌酐含量比值，<27 为缺乏，27～79 为不足，80～269 为正常，≥270 为充足。

（2）红细胞维生素 B_2 类物质含量：红细胞维生素 B_2 含量可以反映体内维生素 B_2 的储存情况。目前认为，红细胞维生素 B_2 含量>400nmol/L 或>150μg/L 为正常，<270nmol/L 或<100μg/L 为缺乏。

（3）红细胞谷胱甘肽还原酶活性系数：测定红细胞谷胱甘肽还原酶活性是评价维生素 B_2 营养状况的一个灵敏指标。该酶的活性系数为加入黄素腺嘌呤二核苷酸前后谷胱甘肽还原酶活性的比值，<1.2 为正常，1.2～1.4 为不足，>1.4 为缺乏。

3. 维生素 C 营养状况评价

（1）血浆中维生素 C 含量：测定血浆中的维生素 C 水平，可反映近期维生素 C 摄入情况，不能反映机体内的储备水平。如果每日摄入 90～150mg 维生素 C，血浆维生素 C 浓度可达到 12～15mg/L。血浆维生素 C 浓度≥4mg/L 为正常，2.0～3.9mg/L 为不足，<2mg/L 为缺乏，可出现坏血病症状。

（2）白细胞中维生素 C 浓度：白细胞中维生素 C 含量可以反映组织中维生素 C 的储备情况，但不能反映近期维生素 C 的摄入量，一般认为<2μg/10^8 个白细胞为缺乏。

（3）尿负荷试验：晨起空腹时被检查者口服 50mg 维生素 C（成人量），然后收集 4 小时或 24 小时的尿液，测定尿液中维生素 C 含量。若 4 小时尿中维生素 C 排出量>13mg 为充足，5～13mg 为正常，<5mg 为不足；24 小时尿中维生素 C 排出量为口服量的 10％以上为正常。

实验室检测具有客观、灵敏的优点，对于人体营养水平的鉴定、营养缺乏病的早期发现和预防治疗具有重要意义。我国常用人体营养水平鉴定的实验室参考数值见表 3-6。

表 3-6 人体营养水平鉴定生化检验参考指标及临界值

营养素	检查项目	正常值范围
蛋白质	血清总蛋白	60～80g/L
	血清白蛋白	30～50g/L
	血清球蛋白	20～30g/L
	白蛋白/球蛋白	(1.5～2.5)∶1
	空腹血中氨基酸总量/必需氨基酸量	＞2
	血液比重	＞1.015
	尿羟脯氨酸系数	＞2.0～2.5mmol/L（以尿肌酐系数计）
	游离氨基酸	40～60mg/L（血浆），65～90mg/L（红细胞）
	每日必要的氮损失	男 58mg/kg，女 55mg/kg
血脂	总血脂	4.5～7.0g/L
	甘油三酯	0.2～1.1g/L
	α-脂蛋白	30%～40%
	β-脂蛋白	60%～70%
	胆固醇（其中胆固醇酯）	1.1～2.0g/L（70%～75%）
	游离脂肪酸	0.2～0.6mmol/L
	血酮	＜20mg/L
钙、磷、维生素 D	血清钙（其中游离钙）	90～110mg/L（45～55mg/L）
	血清无机磷	儿童 40～60mg/L，成人 30～50mg/L
	血清钙磷乘积	＞30～40
	血清碱性磷酸酶	儿童 5～15 菩氏单位，成人 1.5～4.0 菩氏单位
	血浆 25-$(OH)D_3$	36～150nmol/L
	1,25-$(OH)_2$-D_3	62～156pmol/L
铁	全血血红蛋白浓度	成人（男）＞130g/L，成年（女）、儿童＞120g/L，6 岁以下儿童及妊娠期妇女＞110g/L
	血清转铁蛋白饱和度	成人＞16%，儿童＞7%～10%
	血清铁蛋白	＞10～12mg/L
	血液红细胞比容	男 40%～50%，女 37%～48%
	红细胞游离原卟啉	＜70mg/L（以 RBC 计）
	血清铁	500～1840μg/L
	平均红细胞体积	80～90μm^3
	平均红细胞血红蛋白含量	26～32pg
	平均红细胞血红蛋白浓度	32%～36%（320～360g/L）
锌	血清锌	750～1200μg/L
	血浆锌	800～1100μg/L

续表

营养素	检查项目	正常值范围
锌	发锌	125～250μg/g（各地暂用：临界缺乏＜110μg/g，绝对缺乏＜70mg/g）
	尿锌	138～722μg/24h
	红细胞锌	12～14mg/L
	血清碱性磷酸酶活性	成人1.5～4.0苦氏单位，儿童5～15苦氏单位
碘	血清总甲状腺激素	65～180nmol/L
	血清总三碘甲状腺原氨酸	1.3～3.1nmol/L
	血清游离甲状腺素	12.0～22.0pmol/L
	血清游离三碘甲状腺原氨酸	3.1～6.8pmol/L
	血清促甲状腺激素	0.27～4.2mU/L
	尿碘	育龄妇女＞150μg/L，妊娠期及哺乳期妇女＞200μg/L，学龄儿童及其他人群＞100μg/L
维生素A	血清视黄醇	儿童＞300μg/L，成人＞400μg/L
	血清胡萝卜素	＞800μg/L
维生素B$_1$	24小时尿	＞100μg
	4小时尿负荷	＞200μg（5mg负荷）
	任意一次尿	＞66μg/g（以肌酐计）
	红细胞转羟乙醛酶活力TPP效应	＜16％
维生素B$_2$	24小时尿	＞120μg
	4小时尿负荷	＞800μg（5mg负荷）
	任意一次尿	＞80μg/g（以肌酐计）
	红细胞内谷胱甘肽还原酶活力系数	≤1.2
烟酸	24小时尿	＞1.5mg
	4小时尿负荷	＞3.5～3.9mg（5mg负荷）
	任意一次尿	＞1.6mg/g（以肌酐计）
维生素C	24小时尿	＞10mg
	4小时尿负荷	5～13mg（500mg负荷）
	任意一次尿	男＞9mg/g，女＞15mg/g（以肌酐计）
	血浆维生素C含量	＞4mg
	白细胞中维生素C含量	20～30μg/10^9
叶酸	血浆叶酸	3～16μg/L
	红细胞叶酸	130～628μg/L
其他	尿糖（－）；尿蛋白（－）；尿肌酐0.7～1.5g/24h；尿肌酐系数，男性为23mg/kg，女性为17mg/kg；全血丙酮酸4～12.3mg/L	

（侯玉蓉）

第四章

学生常见营养问题

第一节　蛋白质-能量营养不良

蛋白质-能量营养不良也被称为营养不良或营养不足，是由能量和（或）蛋白质缺乏导致的一种营养缺乏病，是发展中国家首要的营养缺乏病，在学生中常表现为生长迟缓与消瘦。在我国，随着经济的发展，学生蛋白质-能量营养不良的发病率已在逐年下降，但由于受到家庭环境、饮食习惯及疾病因素的影响，蛋白质-能量营养不良问题依然需要受到足够的重视。在 2016 年至 2017 年的中国儿童与乳母营养健康监测中，学龄儿童及青少年的生长迟缓率为 1.7%，消瘦率为 8.7%。

一、病因

1. 摄入不足

在儿童的营养不良中，喂养不当是最重要的原因。一部分学生的营养不良原因甚至可以追溯至婴儿期的喂食不当（如未及时添加辅食、长期以淀粉类食品喂养）。除此之外，学生不良的饮食习惯，如偏食、挑食、吃零食过多等，都可能导致蛋白质及能量的摄入不足。

2. 消化、吸收不良

人体想要利用食物中的营养物质，需要消化系统进行一系列复杂的过程。消化系统包含口腔、食管、胃、小肠、大肠、肝脏、胰腺等多个重要器官，其中任何一个器官出现结构或功能上的异常，都可能导致消化、吸收不良。如迁延性腹泻、过敏性肠炎、肠吸收不良综合征等疾病都会影响到食物的消化、吸收，使人体无法获取到足够的营养成分。

3. 需要量增加

青春期是人体生长发育的重要阶段，青少年的身高、体重、内脏器官都会在这个阶段进行增长。各类营养物质的需求量也随之增大，以满足生长发育的需要。此时若没有在饮食中加以补充，便可能发生蛋白质-能量营养不良。

另外，学生如有传染病（如麻疹、肝炎、结核等）、糖尿病、发热性疾病、甲状腺功能亢进症、外伤或处在手术的恢复期，营养素及能量的消耗也会增多，可能造成营养的相对缺乏。

二、症状及特点

（一）中小学生

青春期及青春期之前的营养不良早期表现为活动减少、精神较差、体重不增。随着营养不良的加重，体重会逐渐下降，主要表现为消瘦。判断青少年、儿童是否营养不良主要有两种方法。

1. 生长迟缓

生长迟缓通常起因于胎儿、婴儿、幼儿阶段的蛋白质-能量营养不良，最终导致身高低于筛查标准的界值范围。因此，生长迟缓反映的是慢性长期营养不良。2014年我国制定了6～18岁学龄儿童青少年分年龄的身高筛查标准（见表4-1）。

表4-1　6～18岁学龄儿童青少年分年龄身高筛查生长迟缓临界值范围

单位：cm

年龄/岁	男生	女生	年龄/岁	男生	女生
6.0～	≤106.3	≤105.7	12.0～	≤133.1	≤133.6
6.5～	≤109.5	≤108.0	12.5～	≤134.9	≤135.7
7.0～	≤111.3	≤110.2	13.0～	≤136.9	≤138.8
7.5～	≤112.8	≤111.8	13.5～	≤138.6	≤141.4
8.0～	≤115.4	≤114.5	14.0～	≤141.9	≤142.9
8.5～	≤117.6	≤116.8	14.5～	≤144.7	≤144.1
9.0～	≤120.6	≤119.5	15.0～	≤149.6	≤145.4
9.5～	≤123.0	≤121.7	15.5～	≤153.6	≤146.5
10.0～	≤125.2	≤123.9	16.0～	≤155.1	≤146.8
10.5～	≤127.0	≤125.7	16.5～	≤156.4	≤147.0
11.0～	≤129.1	≤128.6	17.0～	≤156.8	≤147.3
11.5～	≤130.8	≤131.0	17.5～18.0	≤157.1	≤147.5

2. 消瘦

BMI 低于筛查标准界值范围称为消瘦。消瘦通常代表近期或急性的营养不良。我国针对学龄儿童青少年分年龄 BMI 筛查消瘦制定了如下标准（见表 4-2）。

表 4-2　6～18 岁学龄儿童青少年分年龄 BMI 筛查消瘦界值

单位：kg/m^2

年龄/岁	男生		女生	
	中重度消瘦	轻度消瘦	中重度消瘦	轻度消瘦
6.0～	≤13.2	13.3～13.4	≤12.8	12.9～13.1
6.5～	≤13.4	13.5～13.8	≤12.9	13.0～13.3
7.0～	≤13.5	13.6～13.9	≤13.0	13.1～13.4
7.5～	≤13.5	13.6～13.9	≤13.0	13.1～13.5
8.0～	≤13.6	13.7～14.0	≤13.1	13.2～13.6
8.5～	≤13.6	13.7～14.0	≤13.1	13.2～13.7
9.0～	≤13.7	13.8～14.1	≤13.2	13.3～13.8
9.5～	≤13.8	13.9～14.2	≤13.2	13.3～13.9
10.0～	≤13.9	14.0～14.4	≤13.3	13.4～14.0
10.5～	≤14.0	14.1～14.6	≤13.4	13.5～14.1
11.0～	≤14.2	14.3～14.9	≤13.7	13.8～14.3
11.5～	≤14.3	14.4～15.1	≤13.9	14.0～14.5
12.0～	≤14.4	14.5～15.4	≤14.1	14.2～14.7
12.5～	≤14.5	14.6～15.6	≤14.3	14.4～14.9
13.0～	≤14.8	14.9～15.9	≤14.6	14.7～15.3
13.5～	≤15.0	15.1～16.1	≤14.9	15.0～15.6
14.0～	≤15.3	15.4～16.4	≤15.3	15.4～16.0
14.5～	≤15.5	15.6～16.7	≤15.7	15.8～16.3
15.0～	≤15.8	15.9～16.9	≤16.0	16.1～16.6
15.5～	≤16.0	16.1～17.0	≤16.2	16.3～16.8
16.0～	≤16.2	16.3～17.3	≤16.4	16.5～17.0
16.5～	≤16.4	16.5～17.5	≤16.5	16.6～17.1
17.0～	≤16.6	16.7～17.7	≤16.6	16.7～17.2
17.5～18.0	≤16.8	16.9～17.9	≤16.7	16.8～17.3

除上述两种特点外，儿童、青少年的蛋白质-能量营养不良常有营养性贫血的并发症，以小细胞低色素性贫血最常见。维生素 A 缺乏及锌缺乏也同样常见。维生素 D 缺乏在营养不良时症状不明显，但在提高营养摄入的恢复期，儿童、青少年生长发育加快，可能出现维生素 D 的缺乏。

（二）大学生

在成年的大学生中，通常以 BMI 低于 $18.5kg/m^2$ 诊断营养不良。在没有进行自主减肥活动时出现了体重下降，半年内体重下降超过 5％，或一年内体重下降超过 10％，同样代表出现了营养不良。

需要注意的是，由于大学生在饮食上更具有自主选择性，所以非自主的体重丢失往往意味着伴有其他身体或心理问题，如：学业压力或生活压力过大，导致精神紧张、焦虑、抑郁，表现为胃肠道不适或食欲减退，导致进食不足；患有甲状腺功能亢进症、慢性炎症、肿瘤等使能量及营养素消耗增加的疾病，使能量摄入出现负平衡，导致体重下降。

三、不良影响

（一）新陈代谢异常

1. 蛋白质

学龄儿童及青少年每天摄入的蛋白质应高于日常代谢消耗，以满足身体生长发育的需要，通常称之为蛋白质代谢的正平衡。而当蛋白质摄入不足的时候，或因总能量摄入不足，使本应当用于构建身体细胞、组织的蛋白质为身体提供能量，导致参与身体组织合成的蛋白质不足的时候，就会使蛋白质代谢出现负平衡，体内蛋白质的分解多于蛋白质的合成。

当体内蛋白质不足时，血液中的蛋白也会相应减少。血液中的蛋白有一项重要的功能，就是形成胶体渗透压，使水保存在血管中。当血液中的总蛋白浓度＜40g/L，白蛋白＜20g/L，便会因为血管内的水分向血管外渗透，使水分在其他的身体组织中存蓄，发生低蛋白性水肿。这种水分的异常存蓄会使体重不降反增，看起来像是"胖"了，但增长的既不是健康的肌肉成分，也不是象征着肥胖的脂肪成分。

2. 脂肪

经过一段时间的能量摄入不足，体内脂肪会大量消耗以维持生命活动，血清胆固醇浓度也会随之下降。肝脏是脂肪代谢的主要器官，当体内脂肪消耗过多，超过肝脏的代谢能力时便可使脂肪在肝内蓄积，影响肝脏的功能。

3. 糖类

摄入不足和消耗增多会使体内糖原不足，血糖偏低，出现自发性低血糖。轻度低血糖的症状并不明显，严重时可表现为突然面色灰白、神志不清、脉搏减慢、呼吸暂停，若诊治不及时可危及生命。

4. 水、盐代谢

人体细胞想要正常工作，需要使细胞内液和细胞外液的离子都维持在固定的范围内。在严重蛋白质-能量营养不良时，离子运转的能量不足，造成体内离子紊乱，如低渗性脱水、酸中毒、低钾血症、低钠血症、低钙血症、低镁血症等。

（二）各系统功能低下

1. 消化系统

蛋白质-能量营养不良会使消化食物的消化液与各种消化酶分泌减少，消化酶的活力降低，肠蠕动减弱，肠道内菌群失调。这些问题会使消化功能低下，易发生腹泻。

2. 循环系统

心脏的收缩力减弱，心脏泵血量减少，使血压偏低，脉搏细弱。

3. 泌尿系统

肾脏是人体的一大过滤器，血液通过肾脏形成原尿。然后肾脏再将原尿中的有用物质重新吸收回体内，将有害物质和多余的离子排出体外。当体内能量严重不足时，肾脏缺少足够的能量，不能将有用物质重新吸收回体内，导致尿量增多、尿比重下降。同时，由于肾脏功能的异常，可能会进一步加重体内离子紊乱。

4. 神经系统

人的大脑是一个重要且复杂的器官。人脑的活动需要消耗大量糖类以提供能量。当大脑供能不足时，就会产生一系列的神经系统症状，如精神抑郁、烦躁不安、表情淡漠、反应迟钝、记忆力减退等，严重影响学生各项学习活动。

5. 免疫系统

蛋白质-能量营养不良时，身体的特异性免疫功能与非特异性免疫功能都会受到影响，免疫力全面低下，非常容易并发各类感染。而感染会使能量消耗增加，加重营养缺乏，形成恶性循环。

四、相关检查

早期营养不良在临床诊断上缺乏特异性强且敏感的诊断指标。血浆白蛋白浓度降低是营养不良的特征性改变，但血浆白蛋白的半衰期较长，不够灵敏。血浆前白蛋白和视黄醇结合蛋白半衰期更短，相对于白蛋白更敏感。胰岛素样生长因子1（IGF-1）不受肝脏功能影响，也可作为早期诊断的可靠指标。下面简单介绍一下蛋白质-能量营养不良相关的常见实验室检查指标及意义（见表4-3）。

表 4-3　蛋白质-能量营养不良常见实验室检查指标及意义

血生化指标	意义
血红蛋白、红细胞计数	反映脱水和贫血程度
平均红细胞体积（MCV）、平均红细胞血红蛋白含量（MCH）、平均红细胞血红蛋白浓度（MCHC）	反映贫血的类型（缺铁性贫血、巨幼细胞贫血、溶血性贫血、疟疾性贫血）
血糖	低血糖症
钠	低钠血症，反映脱水类型
钾	低钾血症
氯、pH、碳酸氢盐	代谢性碱中毒或代谢性酸中毒
总蛋白、转铁蛋白、（前）白蛋白、视黄醇结合蛋白	反映蛋白缺乏程度
肌酐	反映肾脏功能
C反应蛋白（CRP）、淋巴细胞计数、血清学、血涂片	细菌、病毒感染或疟疾
粪便检查	寄生虫
胰岛素样生长因子1	监测儿童生长发育迟缓

五、预防及治疗

（一）预防

1. 合理饮食

学龄儿童的蛋白质-能量营养不良预防重点在于培养良好的饮食习惯，一日三餐，定时定量，尤其要注意吃饱早餐。保证每天摄入足够的谷薯类，新鲜蔬菜及水果，奶类及鱼、禽、肉、蛋等动物性食物。奶、鱼、禽、肉、蛋等都含有丰富的优质蛋白质，可供学龄儿童的成长需要。豆制品与谷类食物搭配食用可以形成必需氨基酸的互补，同样可以作为优质蛋白质来源。

避免学龄儿童及青少年养成偏食、挑食的陋习，不喝含糖饮料，合理选择零食。含糖饮料和一些零食如膨化食品、甜点等，具有高糖、高钠、高热量、低蛋白质、低维生素和低微量元素的特点。不科学的零食摄入可能会使正餐时食欲降低，蛋白质、维生素及微量元素摄入不足，同样可能引起营养不良。

2. 定期测量身高、体重

定期测量儿童的身高、体重有利于及早发现蛋白质-能量营养不良。可以将体重值标在生长发育检测图上，如发现儿童体重增长缓慢或不增，应及时查明原因，给予纠正。

成年的大学生也应当定期测量体重，关注自身体重变化。如发现体重的异常变化，需及时寻找原因。不能明确原因时可去医院做相关检查，排除疾病造成的消耗增加或食欲减退。根据体重变化的原因，调整饮食结构或生活方式，以免造成严重的不良影响。

（二）治疗

蛋白质-能量营养不良的治疗原则是：积极治疗各类危及生命的并发症，去除病因，调整饮食，促进消化功能。一旦发生营养不良或出现相关并发症如水肿、低血糖等应及时去医院的儿科、儿童保健科或其他相关科室就医。

第二节　单纯性肥胖

单纯性肥胖又称原发性肥胖，是由长期食物摄入过多，导致能量摄入超过人体消耗、体内脂肪过度积聚、体重增加的一种营养障碍性疾病。肥胖是多种慢性病的重要危险因素。儿童期的肥胖不仅影响身体健康，同时还与成年期的代谢综合征密切相关。

肥胖是影响人们健康的严重问题。我国居民超重和肥胖的患病率在过去 30 年中有了惊人的增长。在 1991 年的调查中，儿童青少年的超重率和肥胖率分别仅为 4%～5%和 1%～3%。而在 2017 年的调查中，我国学龄儿童青少年的超重率和肥胖率已分别达到 11.1%和 7.9%。《儿童蓝皮书：中国儿童发展报告（2021）》显示，2019 年我国中小学生超重肥胖率已达到 24.2%。2010～2019 年间，各年龄组学生、男女生及城乡学生的超重肥胖率均呈现持续上升的趋势。认识肥胖的危害，预防、治疗肥胖，已刻不容缓。

一、病因

1. 能量摄入过多

肥胖发生的最主要原因就是能量的摄入大于能量的消耗，体内多余的能量以脂肪的形式储存于脂肪细胞，导致体内脂肪增加。脂肪细胞储存能量具有无上限的特点，长期能量摄入过多会使体重不断增加，并不会因达到某种程度而停止。

过去几十年，我国居民食物种类和消费特点发生了巨大的变化。膨化食品、煎炸类食品、含糖饮料、零食等食物消费增多。这些食物与蔬菜、水果相比拥有更高的能量密度，并有相当一部分食物 100g 可食部所含的能量比一碗米饭、一碗面条或一个馒头的能量更大。以含糖饮料代替不含能量的水，煎炸类面食代替米饭、馒头，三餐之外吃膨化食品，这些行为都非常容易在不知不觉间就增加了能量的摄入，很容易导致摄入超标而引起肥胖。另外，这些食物还常常具有高脂肪、低蛋白质的特点，脂肪具有增香作用，可以促进食欲，且能增加饱腹感，高脂肪、低蛋白质食物会使人们想吃的更多。

2. 活动不足

缺乏体育锻炼是学生单纯性肥胖发生的重要原因。如果没有进行适当的体育活动，即使吃的不多，也可以引起肥胖。同时，运动不足还会导致基础代谢减慢，使能量更容易以脂肪的形式储存于体内。肥胖又会使儿童的运动兴趣减弱，很容易引起恶性循环。

3. 遗传因素

遗传因素对肥胖有着多方面的影响，目前研究发现，多种基因与肥胖的发生有关，遗传因素可以占肥胖影响因素的 40%～70%。基因不仅会影响肥胖的程度，还影响着脂肪的分布类型，比如以皮下脂肪的形式积聚或是以内脏脂肪的形式积聚。而内脏脂肪含量与众多慢性疾病发生又有着密切关系。同时，遗传因素还影响着每个人的基础代谢率、食物热效应和运动热效应。这些指标决定着每个人能量消耗的多少，消耗能量越多的人就越不容易发生肥胖。

4. 心理因素

消极的情绪反应也能促使人多进食，如焦虑、恐惧、愤怒、忧郁等。学生学习生活压力大或有自卑情绪时，靠吃东西获得满足和安全感，也是导致学生肥胖的一个因素。

二、症状及特点

肥胖可发生在任何年龄，引起肥胖的主要原因是脂肪细胞数目增多或体积增大。人体脂肪细胞数量增多主要发生在出生前 3 个月、生后 1 年和 11～13 岁这三个阶段。若肥胖发生在这三个时期，就会引起脂肪细胞数目的增加，甚至可以达到正常人体内脂肪细胞数目的 3 倍以上。不在此阶段发生的肥胖，脂肪细胞数目基本与正常人一致，仅出现脂肪细胞的体积增大，减肥更易有效。

肥胖的儿童、青少年通常食欲旺盛且喜欢吃甜食和高脂肪食物。明显肥胖的学生会常有疲劳感，稍长时间活动时感觉气短或腿痛。这些问题会使肥胖学生体育活动兴趣下降，活动量低于同年级的学生，表现为喜静。家长及老师不应当因为学生表现为愿意安静看书学习而忽视学生的体育活动，过分喜静可能是身体素质低下或身体不适的先兆。

单纯性肥胖的学生通常皮下脂肪丰满，且分布均匀，腹部膨隆，严重肥胖者可因皮下脂肪过多而在胸腹部、臀部、大腿出现皮纹，还可因为体重过大，走路时下肢负荷过重导致膝外翻和扁平足。

另外，肥胖学生可能由于怕被人讥笑而与同学间交往减少，家长及老师应多加注意这类学生的心理情况，正确引导，避免学生产生自卑、胆怯、孤独等心理障碍。

三、筛查与诊断

正常情况下，18 岁以上的男性体内脂肪量占总体重的 $15\%\sim18\%$，女性体内脂肪量占总体重的 $20\%\sim25\%$。根据体内脂肪量判断是否肥胖是最为准确的方式，不易出现漏诊（多脂型体重正常）和误诊（肌肉型超重）。近些年，随着科技发展，体脂测量方法也已有了一定的进步，但是我国尚没有通过体脂率诊断肥胖的正式标准，依据 BMI 判断肥胖依然是目前最为主要的方式。

（一）体质指数

大多数人的体质指数与体脂率（BFR）有明显相关性，能较好地反映肥胖程度。依据 BMI 判定肥胖又有着测量手段简单、方便、便宜的特点。正常情况下，相同 BMI 值的女性体脂含量要大于男性，BMI 值也会随着儿童、青少年的生长发育发生变化。通常，BMI 值在出生后会迅速上升，婴儿期后下降，到了青春期再次呈现快速上升的趋势。国家卫生和计划生育委员会在 2018 年 2 月 23 日发布了学龄儿童青少年超重与肥胖筛查标准（WS/T 586—2018），以半岁为单位，对不同性别的学龄儿童、青少年超重及肥胖的 BMI 临界值做出了规定（见表 4-4），其诊断标准与成人超重、肥胖标准相衔接。

表 4-4　6～18 岁学龄儿童青少年的 BMI 筛查超重、肥胖临界值

单位：kg/m^2

年龄/岁	男生		女生	
	超重	肥胖	超重	肥胖
6.0～	16.4	17.7	16.2	17.5
6.5～	16.7	18.1	16.5	18.0
7.0～	17.0	18.7	16.8	18.5
7.5～	17.4	19.2	17.2	19.0
8.0～	17.8	19.7	17.6	19.4
8.5～	18.1	20.3	18.1	19.9
9.0～	18.5	30.8	18.5	20.4
9.5～	18.9	21.4	19.0	21.0
10.0～	19.2	21.9	19.5	21.5
10.5～	19.6	22.5	20.0	22.1

续表

年龄/岁	男生		女生	
	超重	肥胖	超重	肥胖
11.0～	19.9	23.0	20.5	22.7
11.5～	20.3	23.6	21.1	23.3
12.0～	20.7	24.1	21.5	23.9
12.5～	21.0	24.7	21.9	24.5
13.0～	21.4	25.2	22.2	25.0
13.5～	21.9	25.7	22.6	25.6
14.0～	22.3	26.1	22.8	25.9
14.5～	22.6	26.4	23.0	26.3
15.0～	22.9	26.6	23.2	26.6
15.5～	23.1	26.9	23.4	26.9
16.0～	23.3	27.1	23.6	27.1
16.5～	23.5	27.4	23.7	27.4
17.0～	23.7	27.6	23.8	27.6
17.5～	23.8	27.8	23.9	27.8
18.0～	24.0	28.0	24.0	28.0

（二）腰围及相关指标

1. 腰围

腰围的测量方法简单，测量成本低，可以间接判断腹部脂肪含量，是评价中心性肥胖的良好指标。依据我国学龄儿童、青少年腰围数据，第 75 百分位线（P_{75}）可作为中心性肥胖预警临界点，第 90 百分位线（P_{90}）可作为中心性肥胖的诊断临界点（见表 4-5）。使用腰围评价肥胖对预测儿童、青少年心血管疾病危险具有重要意义。

表 4-5　7～18 岁儿童青少年腰围 P_{75} 和 P_{90} 对应的腰围值　　单位：cm

年龄/岁	男生		女生	
	P_{75}	P_{90}	P_{75}	P_{90}
7	58.4	63.6	55.8	60.2
8	60.8	66.8	57.6	62.5
9	63.4	70.0	59.8	65.1
10	65.9	73.1	62.2	67.8

年龄/岁	男生		女生	
	P_{75}	P_{90}	P_{75}	P_{90}
11	68.1	75.6	64.6	70.4
12	69.8	77.4	66.8	72.6
13	71.3	78.6	68.5	74.0
14	72.6	79.6	69.6	74.9
15	73.8	80.5	70.4	75.5
16	74.8	81.3	70.9	75.8
17	75.7	82.1	71.2	76.0
18	76.8	83.0	71.3	76.1

对于成人腹部脂肪分布的测定指标，我国提出的标准为男性腰围≥90cm、女性腰围≥85cm为成人中心性肥胖。

2. 腰围身高比（WHtR）

腰围身高比＝腰围（cm）/身高（cm），同样是评价腹型肥胖的一种方式，适用于3~18岁的儿童、青少年。腰围身高比超过0.48即可认为存在腹型肥胖，超过0.50则为严重腹型肥胖。腰围身高比判断腹型肥胖的临界值固定，方便记忆，不需要根据年龄、性别对照表格，可用于腹型肥胖的快速筛查。

3. 腰臀比

腰臀比＝腰围（cm）/臀围（cm），常用于评价成人的中心性肥胖，能较好地反映内脏脂肪分布的严重程度。亚洲人的脂肪不仅容易在腹部积累，并且更容易堆积于内脏，所以亚洲正常男性的腰臀比应小于0.90，女性小于0.85。

（三）体脂率

体脂率是人体脂肪组织重量占总体重的百分比，是肥胖诊断的"金标准"。体脂率的测定依据是直接测得的体脂肪量，更符合WHO对于肥胖的定义。直接、间接测量体脂肪量的方法有很多，如双能X射线吸收（DXA）法、气体置换（ADP）法、计算机断层扫描（CT）法、磁共振成像（MRI）法、水下称重法、稀释法以及生物电阻抗分析（BIA）法。

BFR可以作为BMI判定肥胖时的补充指标，与BMI同时使用。尤其是对于容易漏诊（多脂型体重正常）和误诊（肌肉型超重）的个体，更推荐进一步使用体脂率进行确诊或排除。由于我国尚缺乏具有循证依据的体脂率评估肥胖及肥胖程度的标准，目前可参考日本肥胖学会的判定标准进行筛查（见表4-6）。

表 4-6　体脂率（BFR）判定肥胖标准

性别	年龄	轻度肥胖	中度肥胖	重度肥胖
男	不分年龄	＞20%	＞25%	＞30%
女	6～14 岁	＞25%	＞30%	＞35%
	15 岁及以上	＞30%	＞35%	＞40%

四、不良影响

（一）代谢变化

1. 体温调节及能量代谢

肥胖受遗传因素的影响很大，肥胖者与非肥胖者在安静时的能量消耗虽然没有明显差异，但基因会使肥胖者活动时（如坐、站立或行走等）的能量消耗低于其他人，产热也相对更少。因此，肥胖儿童会有低体温的倾向。

2. 脂类代谢异常

肥胖人群体内均存在不同程度的脂肪代谢紊乱，主要表现为脂肪合成过多、血清甘油三酯及胆固醇含量升高、脂类分解代谢减弱。肥胖者血液中往往具有较高水平的乳糜微粒和极低密度脂蛋白，而具有心血管保护意义的高密度脂蛋白则明显降低。这些改变会使以后动脉硬化、冠心病、高血压、胆石症等疾病的率大大增加。

3. 糖代谢异常

胰岛素是人体内调节血糖的激素，同时也是人体内唯一会使血糖下降的激素。严重肥胖者会出现胰岛素增多，而血糖正常的现象。这种胰岛素功能下降的情况也被称为胰岛素抵抗。此时，胰岛素分泌增加还足够维持人体内血糖调节需要，检测血糖或进行口服糖耐量试验都表现为正常值。只有进行胰岛素相关检测时才会发现异常。而随着病情发展，胰岛素功能会持续下降，当不足以维持血糖在正常范围内时，便会引起糖耐量下降，最终发展成为糖尿病。

4. 嘌呤代谢异常

单纯性肥胖的儿童、青少年可能不仅有脂肪量的增加，由于进食过多，他们骨骼肌的总量也可能高于同年龄同性别的儿童、青少年。而骨骼肌是人体内源性嘌呤的最主要来源。肌肉组织的代谢生长伴随着肌肉细胞的消耗，这一过程会使体内嘌呤含量增加，而嘌呤的增多会使嘌呤代谢产物尿酸也升高。同时，进食过多，尤其是海鲜、羊肉等高嘌呤食物，会增加外源性嘌呤的摄入。肥胖人群耐渴性好于正常体重人群，饮水常不及时，又会使尿酸不易排出。所以超重或肥胖的儿童、青少年，尤其是体型健壮的男生会有更高的高尿酸血症风险。

除此之外，肥胖人群易有高脂血症。甘油三酯过高也会对尿酸代谢产生影响，增加高尿酸血症及痛风的发病概率。

5. 内分泌代谢紊乱

脂肪细胞不仅具有储存脂肪的功能，同时还可以作为内分泌细胞生成某些激素。尤其是腹型肥胖的人，更易出现激素作用模式的改变。

性激素是脂类激素，包括雌激素、雄激素、孕激素等，不同的性激素之间可以互相转化。肥胖可引起人体内性激素分泌增加。女生会因雌激素增多影响月经周期正常的激素变化，导致排卵功能障碍，引起月经不规律，发生多囊卵巢综合征等。男生则可能因为雌激素水平的增高出现性功能低下或性器官发育不良的情况。

（二）相关疾病

1. 心血管疾病

（1）高血压：肥胖与高血压存在密切相关性，约 50% 的儿童高血压伴有肥胖。血压与体重的正相关在儿童和少年时期就已存在，并随着肥胖程度的增加，血压水平也会上升。儿童肥胖状态延续至成年后，会继续影响成年的血压水平。即使是血压正常的肥胖者，以后并发高血压的可能性也远高于体重正常者。同时患有高血压与肥胖的人，在通过饮食控制和运动锻炼使体重下降后，血容量、心排出量和交感神经兴奋性也会下降，血压也会随之降低。减轻体重对于高血压的治疗有着重要意义。

（2）血脂异常：肥胖与高脂血症的关系同样十分密切。2004 年的一项调查发现，肥胖儿童发生高脂血症的风险是正常体重儿童的 1.6 倍，并且高脂血症的发生风险随着肥胖儿童 BMI 的增加而增加。

肥胖者的血脂特征是总胆固醇和甘油三酯增高，高密度脂蛋白胆固醇降低。总胆固醇与甘油三酯升高会增加动脉粥样硬化的发生风险。高密度脂蛋白则具有转运胆固醇的功能，使胆固醇在转化后通过胆汁从肠道排出体外，降低心血管疾病发生风险。以上血脂改变是肥胖者发生心血管疾病的重要原因。

（3）冠心病和动脉粥样硬化：肥胖者好发心绞痛、心肌梗死、冠心病等动脉硬化性疾病，并且肥胖程度越高，这些疾病的发生率越高。即使是在这些疾病发生率很低的儿童时期，肥胖同样影响着心血管结构和功能。有研究发现，肥胖的学龄儿童、青少年与同年龄正常体重的儿童、青少年相比，其心脏每搏输出量、左心室舒张末期内径、收缩末期内径、室间隔舒张末期厚度、左心室后壁舒张末期厚度、左心室质量、左心室质量指数等指标均有所增高，甚至开始出现左心室重构。另有对高年级小学生的研究发现，和正常体重儿童相比，肥胖儿童已出现颈动脉内中膜厚度增加及颈动脉血管弹性下降。以上研究表明动脉粥样硬化的早期启动从儿童时期就已开始，预防成年人心脑血管疾病应从预防儿童肥胖做起。

2. 代谢性疾病

（1）2 型糖尿病：2 型糖尿病曾被认为只在成年人中发病，但随着儿童肥胖率的提升，2 型糖尿病也开始呈现低龄化的趋势。儿童肥胖与 2 型糖尿病发病密切相关，绝大多数 2 型糖尿病患儿为超重或肥胖。随着肥胖的加重和持续时间的延长，糖尿病的发病率也会进一步增高。有研究发现肥胖儿童成年后发生糖尿病的风险是正常儿童的 2.7 倍，儿童期至成年期持续肥胖的人群发生糖尿病的风险是体重持续正常人群的 4.3 倍。

（2）代谢综合征：体重超重或肥胖，并伴有高血压、高血脂、高血糖、动脉粥样硬化和高胰岛素血症等一系列病变时，在医学上被称为代谢综合征。其中，肥胖是代谢综合征的重要危险因素，并可能是代谢综合征的启动因素。肥胖儿童代谢综合征的患病率要高于超重儿童。儿童期至成年期持续肥胖的人群患代谢综合征的风险是体重持续正常人群的 9.5 倍。

（3）高尿酸血症：尿酸是嘌呤的代谢产物。内源性嘌呤的产生与肌肉代谢有关，骨骼肌质量越大，分解代谢产生的尿酸越多；外源性嘌呤则与食物摄入有关，过量进食海鲜、肉类会使摄入的嘌呤增加。肥胖者易在嘌呤的内源性产生因素及外源性产生因素上均高于体重正常的人群。除此之外，肥胖者对失水不敏感，易引起喝水减少，使尿酸排出减少。而胰岛素水平增加及高脂血症也会对尿酸排出产生影响，使尿酸在体内蓄积，引起高尿酸血症及痛风。尤其在具有不良饮食习惯（如吃大量烧烤或海鲜、喝大量啤酒）的超重或肥胖男大学生中，高尿酸与痛风发生的相关风险更高。

3. 消化系统疾病

（1）胃食管反流：肥胖学生多存在进食过多的情况，胃容量与体重正常者相比也有所增大。长期进食过多可能导致胃容量反应不敏感，需要胃容量明显高于正常时才能产生饱腹感。这些因素可能导致胃及食管排空时间延长、压力改变，最终引起胃食管反流，出现上腹不适、反酸或胸骨后烧灼感的症状。

（2）胆结石与胆囊炎：肥胖人群的空腹胆囊容积往往更大，并且由于消化系统的反馈调节异常易造成胆囊的餐后排空延缓，使餐后胆囊容积也偏大，易患脂肪肝、胆结石、胆囊炎等疾病。由于肥胖者易出现胆汁中胆固醇过饱和及胆囊活动减少等问题，更易形成胆结石。肥胖者胆结石的患病率是非肥胖者的 4 倍，并且以中心性肥胖危险性更高。而胆结石患者胆囊感染率增加，容易引起胆绞痛和急性胰腺炎。

（3）非酒精性脂肪肝：肥胖是非酒精性脂肪肝的重要危险因素，也是儿童非酒精性脂肪肝患病的最主要因素。单纯性肥胖会对儿童肝功能及脂肪代谢均造成损害，并且损害程度随肥胖程度的增加而增加。同时，中心性肥胖者比周围性肥胖者更易患脂肪肝；肥胖合并糖耐量异常或糖尿病的患者脂肪肝会更严重。

4. 呼吸系统疾病

（1）哮喘：儿童哮喘与儿童的超重、肥胖有关，哮喘的发生率随着肥胖程度的升高而升高。其机制可能与肥胖改变了呼吸系统机械特性有关，也可能是由炎症机制的代偿调节引起的。我国的一项研究发现，随着哮喘患儿 BMI 的升高，患儿的肺功能明显下降。

（2）睡眠呼吸障碍：阻塞性睡眠呼吸暂停综合征是一种以睡眠时反复发作的因上呼吸道阻塞，导致低氧血症和睡眠结构改变的临床病症。肥胖是导致睡眠呼吸暂停综合征发生的重要因素，主要是由于肥胖者舌根体积增大、舌后坠及咽部肌肉松弛使呼吸道变窄，影响呼吸道通畅。睡眠呼吸障碍在严重肥胖儿童中表现得更加突出，肥胖儿童平均每小时睡眠呼吸暂停低通气指数明显大于超重及正常体重儿童，睡眠时肥胖儿童的平均血氧饱和度、最低血氧饱和度均低于超重及正常体重儿童。

5. 运动及骨骼

2010 年中国学生体质与健康调研数据显示，我国肥胖学生肺活量指数显著低于正常体重学生。另有国内其他研究发现肥胖学生与正常体重学生相比，在爆发力、耐力素质、柔韧素质等方面均有明显下降。肥胖对骨骼肌肉系统造成过大压力，因此易导致关节、骨骼及肌肉损伤，尤其是膝关节和负重关节的损伤。肥胖儿童肌肉骨骼不适、骨折、下肢畸形、行动不便的发生率较正常体重儿童明显增高。肥胖延续至成年后的人群在负重关节上的骨关节疾病的发生率也高于正常体重人群。

6. 心理问题

肥胖引起的心理行为问题在学生中相当常见。受周围环境的影响，肥胖的学生常表现出明显的抑郁情绪和较低的自我评价，自信心不足，自卑感明显。尤其在老师没能做出正确引导时，学生可能因自卑及肥胖问题在群体中更易受到歧视和讥笑，被排斥在团体之外，产生孤独和寂寞感，被迫以食物作为安慰。同时，肥胖学生还可能因为运动能力下降，而在集体运动活动上产生弱势，导致不乐于参加集体活动，与同伴相处交流的时间减少。研究发现，肥胖儿童在焦虑症、抑郁症、对抗性障碍等心理精神疾病上的患病率均高于正常体重儿童。

7. 癌症

儿童期肥胖可增加成年期患某些疾病和过早死亡的风险。肥胖与多种癌症，尤其是消化系统、生殖系统以及肾脏的癌症具有相关性。

五、相关检查

（一）体脂测量方法

1. 双能 X 射线吸收法

此方法是将两种不同能量的弱 X 射线穿过人体，并根据其衰弱和吸收区别得到人体骨骼中矿物质及软组织的含量，可以对去脂体重、脂肪量、骨密度进行特定分区预测，如对手臂、腿部、躯干等部位进行分测。此程序在测量体脂及去脂体重方面具有很高的准确率，被广泛接受为测量身体成分的参考方法。该方法 X 射线照射量很低，对于儿童也是安全的，但价格可能因仪器精度高而较为昂贵。

2. 水下称重法（密度测定法）

该方法的测量原理是依据脂肪比水的密度更低，所以体脂率更高的个体具有更低的身体密度。然后通过测量空气中及水下的受试者体重，计算体脂率。密度测定法长期以来被认定为测量身体组成的"金标准"，但该方法测量比较耗时，并且需要受试者积极合作，不适用于儿童及老年人。

3. 气体置换法

此方法是在水下称重法的基础上将水换成空气，从而测量身体体积及密度。该方法测量相对较快，更舒适，并且不需要将受试者浸没在水中，可以适用于儿童，但缺点是费用相对较高。

4. 计算机断层扫描法/磁共振成像法

CT 和 MRI 可以对组织或器官进行高分辨率的横截面扫描，是组织、器官水平评估身体组成和区域脂肪分布最准确的方法。这两种方法可以准确量化身体脂肪百分比、内脏和皮下脂肪，其中 MRI 与 CT 相比可以避免辐射暴露。但这两种方法的价格均比较昂贵，并且不适用于病态肥胖者的测量。

5. 稀释法

该方法基于水分与去脂质量比例（≈0.73）相对稳定的原理，使用放射性核素（通常使用氘）测量总体水分，再由此推算去脂体重及脂肪量。该方法较为简单安全，并且相对便宜，可用于测量病态肥胖者的身体组成。但该方法基于水分与去脂质量的稳定比例约为 0.73 的假设，可能不适用于体重减轻早期阶段的人群或具有特殊水合状态的患者。

6. 生物电阻抗分析法

其测量原理是依据人体不同成分具有不同的导电性：脂肪组织不导电，而肌肉成分含水多、导电性好。因此，人体电阻越高，身体脂肪含量越多。测量 BIA 的设备相对便宜，便于携带，操作简单，可以用于相对大型的研究。其准确性可能受到身体结构、水合状态、疾病状态的影响。

（二）其他相关检查

由于肥胖与多种慢性疾病存在相关性，所以对于肥胖学生进行一些相关检查十分重要。常规推荐的检查指标包括：血压、血糖、糖耐量、高密度脂蛋白（HDL）、低密度脂蛋白（LDL）、甘油三酯、胆固醇等。严重肥胖的学生应做肝脏超声，检测是否有脂肪肝。有聚餐喝酒等不良嗜好的大学生可做血尿酸检查，检测是否有高尿酸血症。

六、预防及治疗

（一）超重和肥胖的预防原则

（1）必须坚持预防为主，从儿童、青少年开始，从预防超重入手，并且需要终身坚持。

（2）采取综合措施预防和控制肥胖，积极改变生活方式，包括改变膳食方式、增加体力活动、矫正引起过度进食或活动不足的行为习惯。

（3）鼓励摄入低能量、低脂肪，适量蛋白质和碳水化合物，以及富含微量元素和维生素的膳食。

（4）控制膳食和增加运动相结合，以克服因单纯减少膳食能量所产生的不利影响。二者相结合可使基础代谢率不致因摄入能量过低而下降，从而达到更好的控制效果。积极运动可防止体重反弹，还可改善心肺功能，产生更多、更全面的健康收益。

（5）应长期坚持体重控制计划，速度不宜过快，不可急于求成。

（6）必须同时防治与肥胖相关的疾病，将控制肥胖作为防治肥胖相关疾病的重要环节。

（7）树立健康体重的概念，防止落入减肥误区。

（二）学生肥胖的干预流程

1. 超重与肥胖评估

测量学生的身高、体重、腰围，计算体质指数和腰围身高比。依据体质指数、腰围、腰围身高比对照筛查表初步判断学生是否超重或肥胖。初步筛查为超重或肥胖的学生则需继续进行全面评估，针对不同类型采取不同的措施。

2. 初筛肥胖学生的全面评估

评估可从以下 4 个方面进行。

（1）个人史和既往史：主要调查出生史、喂养史、发育史、家族史、疾病史及肥胖治疗史。了解肥胖是原发性的还是由疾病引起的，并了解是否具有肥胖相关疾病的发生风险。

（2）生活状况评估：了解学生的膳食情况、饮食习惯、生活方式及睡眠情况，找出引起学生肥胖的不良生活习惯。

（3）身体活动评估：了解学生的身体活动水平及心肺功能，便于制订运动减肥方案。

（4）健康风险评估：进行相关疾病检查如血压、血糖、血脂检查，脂肪肝的超声检查及肝功能测定，性早熟监测评估。

3. 制订相应的预防干预措施

（1）体重正常：经筛查体重正常的学生要依据相应年龄段的膳食指南平衡膳食、积极运动，保持良好的生活习惯，监测体质指数及腰围，预防肥胖的发生。同时，处于生长发育期的学生要促进身高的增长，不可因为担心肥胖问题过度限制饮食导致矫枉过正，影响儿童、青少年的生长发育。

（2）超重：根据体质指数、腰围、腰围身高比值筛查，在超重范围内的学生，可依靠生物电阻抗分析等方式进行人体成分分析，依据体脂率确诊是否肥胖或超重，排除肌肉型超重等因素的干扰；依据膳食指南平衡膳食，积极参加运动；测量血压，预防高血压的发生。另外，超重的学生需要根据家族史判断是否有必要进行进一步的健康风险评估。当超重学生的家族史为阴性时，可不做健康风险评估，而当超重学生具有阳性的相关疾病家族史时，有必要进行相关的检查，以预防疾病的发生。

（3）肥胖：通过体质指数、腰围、腰围身高比值筛查，检测值超过肥胖临界值即可称为初筛肥胖。利用人体成分分析等方式测定体脂率，便可排除掉水分、肌肉等质量增加的情况，对肥胖进行确诊。初筛肥胖或经体脂率测定确诊肥胖的学生有必要进行全面的评估，根据是否伴有并发症可分为三类：单纯性肥胖（不伴有并发症）、肥胖（伴有代谢异常）及肥胖（伴有疾病）。

① 单纯性肥胖（不伴有并发症）：指的是初筛或确诊肥胖但健康风险评估时各项相关生化指标及检查都在正常范围内。此类学生可以通过营养治疗、运动治疗、行为方式治疗等手段有计划地降低体重，并定期监测血压。处于生长发育期的学生要同时关注促进身高的发育。

② 肥胖（伴有代谢异常）：指的是初筛或确诊肥胖，同时伴有至少1项轻度并发症。其中轻度并发症包含高血压1级、空腹血糖受损、糖耐量受损、高甘油三酯血症、轻度脂肪肝及性早熟。

③ 肥胖（伴有疾病）：指的是初筛或确诊肥胖，同时伴有至少1项中、重度并发症的学生。中、重度并发症包括高血压2级、糖尿病、混合型高脂血症、中度以上脂肪肝。

当肥胖伴有代谢异常或疾病时就需要去医院进行专科评估。尤其是经检查发现已经伴有疾病时，进行医学干预十分重要。听从专科医生的建议及治疗方案，并配合营养治疗、运动治疗、行为方式治疗等多种手段，尽早干预，治疗并发症，减轻体重，以阻止肥胖及其并发症的进一步发展。

（三）学生肥胖治疗方法

肥胖治疗的核心原则是使能量代谢处于负平衡状态，一方面降低能量摄入，另一方面增加能量消耗，以此降低体重，减少身体脂肪含量。

1. 营养治疗

营养治疗是肥胖治疗最基本的方法之一。肥胖产生的直接原因就是长期能量摄入超标，治疗时就必须坚持足够的时间，持之以恒地控制能量。因此治疗肥胖也需要有耐心，不可急于求成。长期控制能量摄入和增加能量消耗是肥胖基础治疗缺一不可的支柱。肥胖学生控制能量摄入并增加能量消耗，贵在养成良好的习惯，长期坚持，一时性的节食控制和间歇性锻炼有百害而无一利。

实施营养治疗时要注意做到以下三点。①决定合适的能量摄入量。②适当的营养素分配比例和供给。③纠正不良的饮食习惯。

在实施营养治疗的同时必须配合运动疗法、行为方式疗法等其他治疗方法。肥胖治疗的最终目的在于使体重控制在比较理想的范围内，在进行营养治疗的时候，不必苛求太快的减重速度。一般来说，在营养治疗开始后的1~2个月，可减重3~4kg，此后可与运动疗法并用，保持每月减重1~2kg，这样可获得比较理想的减重效果。

（1）中小学生的营养治疗：中小学生正处于生长发育阶段，出于学生的生长发育需求及肥胖治疗的长期性考虑，推荐低脂肪、低碳水化合物和高蛋白、高微量营养素、适量膳食纤维的饮食。

低脂饮食可迫使机体消耗自身脂肪储备，但也会使蛋白质分解，所以需要同时供应充足的优质蛋白质。碳水化合物分解成葡萄糖后会刺激胰岛素分泌，从而促进脂肪的合成，故必须适量限制。膳食纤维会使人易产生饱腹感，同时减少糖类的吸收和胰岛素的分泌，抑制胆盐的肠肝循环，促进胆固醇排泄，且有一定的通便作用。新鲜水果和蔬菜富含多种维生素和膳食纤维，并且能量低，应当鼓励肥胖的学生多吃体积大而能量低的蔬菜。萝卜、芹菜、黄瓜、番茄、莴苣、苹果、柑橘、竹笋等均适合肥胖学生食用。

同时要培养肥胖学生良好的进食习惯，如：避免不吃早餐或晚餐过饱；不吃夜宵，不吃零食；减慢进食速度，细嚼慢咽。在家庭方面，不要经常使用食物对学生进行奖励；父母、兄弟姐妹及同伴要平衡膳食，积极引导肥胖学生养成健康的饮食习惯，鼓励多尝试新食物。

（2）大学生的营养治疗：大学生可根据理想体重确定每日能量摄入量。理想体重（kg）可根据身高（cm）－105进行估算。学生一天的活动量，包括学习、步行、学校规定的体育活动等，每千克理想体重所需的能量为25~30kcal。用理想体重（kg）×（25~30）kcal/kg即可估算出每日的能量消耗。

通常人体1kg脂肪含有大约7000kcal的能量，所以若想1周内减重0.5kg，则需要每日减少能量摄入500kcal。需要注意的是，如果是身材比较矮小的肥胖学生，即使在减肥期间，每天摄入的能量也不建议低于1200kcal。当能量摄入低于1200kcal时，很难保证人体需要的营养素摄入充足，同时作为长期计划也很难坚持下去。一般规定男性每天能量摄入不低于1500kcal，女性不低于

1200kcal，这对维护减肥者身心健康具有重要的意义。

　　减重是个动态过程，需不断调整能量摄入。当机体适应当前的能量摄入时，基础能耗也会相应降低，此时如果仍采取与之前相同的能量摄入，往往在治疗开始后 1～2 个月出现体重停滞不降的适应性现象。此时，除采用运动方式来促进体重进一步下降外，可能还需要再次调整能量摄入。一般推荐每次调整在 100kcal 以内，根据减重的情况可每 2 个月调整一次，直至体重降至目标体重，此后维持该阶段的能量摄入以维持目标体重。

　　肥胖不能简单地归结为营养过剩，盲目节食减肥可能出现反效果。肥胖的人大多营养摄入不均衡，营养过剩与营养不良并存。肥胖学生应当减少饱和脂肪酸（固态脂类如动物脂肪及氢化植物油）、糖类以及大量淀粉类食物的摄入，适当补充矿物质及维生素。推荐选择高营养密度、高膳食纤维、高饱腹感、慢升血糖的天然食材制成的食物，比如粗杂粮、薯类、豆类、新鲜蔬菜和水果等。同时，选择低油低盐的烹饪方法如水煮、白灼、清蒸等，避免选择油煎、油炸食品。

　　在如今这个信息爆炸的时代，大学生有很多获得信息的途径。在网上浏览信息时也会经常看到各类控制体重的饮食方式。但是这些控制体重的饮食方法并不都适用于所有人，有些方法可能在短期有很好的减重效果，但是难以长期坚持；有些方法虽然能够降低体重，却容易增加其他疾病的患病风险，反而给身体带来不良影响。下面对常见控制体重的饮食方式的特点进行介绍（见表4-7）。

表 4-7　常见控制体重的饮食方式特点及评价

饮食方式	特点	评价
限能量平衡膳食（CRD）	男生每天能量摄入控制在 1500～1800kcal，女生每天能量摄入控制在 1200～1500kcal；或在现有能量摄入基础上减少 500～750kcal/d 三大营养素供能比为碳水化合物：脂肪：蛋白质＝（50%～60%）：（20%～30%）：（15%～20%）	能够优先减轻体重，降低体脂率，改善代谢，易于长期坚持达到减肥目标，无健康风险 适用于所有年龄段及不同程度的超重及肥胖人群
低能量平衡膳食（LCD）	每天能量摄入控制在 800～1200kcal，比正常能量摄入减少 50% 左右 三大营养素供能比为碳水化合物：脂肪：蛋白质＝（50%～60%）：（20%～30%）：（15%～20%）	可有效降低体重和体脂，但容易出现营养代谢问题，需要额外进行适量的微量元素、维生素补充 需要在营养师/医师指导和监护下使用
极低能量膳食（VLCD）	每天限制饮食在 400～800kcal 能量主要来自蛋白质，脂肪和碳水化合物受到严格限制	能明显减少体重，易增加离子紊乱和痛风的风险 一般为医院管理用膳食，需要额外补充适量微量元素和维生素 必须在医师和营养师严格监护指导下使用

饮食方式	特点	评价
轻断食/间歇式断食膳食	1周中5天正常进食，2天（非连续）能量摄入为平常膳食的1/4（男性为600kcal/d，女性为500kcal/d），即5：2的膳食模式	有益于体重控制和代谢改善，但同时存在营养代谢紊乱的风险，比较容易长期坚持 不适用于孕妇及儿童减肥 长时间（超过两个月）应用需要在营养师指导下进行
高蛋白膳食	基于低能量膳食，增加蛋白质供能比例，达到总能量的20%以上；以肉类、蛋类等高蛋白食物为主，或添加蛋白粉	减少脂肪，保留瘦体重，相对适于伴有高甘油三酯血症和高胆固醇血症的成年肥胖者 可增加全因死亡风险，使用时间不宜超过半年 不适用于孕妇、儿童、青少年、老年人及肾功能异常患者
代餐	以多维营养粉或能量棒等非正常的餐饮形式代替一餐或多餐的饮食，或是代替一餐中的部分食物	作为低能量的一餐或多餐替代可有效降低体重和体脂。根据代餐配方的不同，可以同时起到减少能量摄入并补充相应营养素的作用 高蛋白、低脂肪、低碳水化合物代餐配方有利于维持瘦体重 能改善胰岛素敏感性 不适用于孕妇和儿童减肥
低碳水化合物膳食、极低碳水化合物膳食（生酮饮食）	基于低能量膳食，每天膳食所含碳水化合物为20～90g 碳水化合物供能占总能量＜40%，脂肪供能占30%～60% 碳水化合物供能≤20%时为极低或无碳水化合物膳食，常指饮食中碳水化合物在20g以下，仅从蔬菜、水果中获得这部分碳水化合物	短期可快速减重，同时会丢失去脂体重 不能长期使用，通常不可超过1个月 重度肥胖（BMI＞35kg/m²）时可在营养师或医师监护指导下使用 不适用于儿童、青少年及老年人 该方法会增加全因死亡风险，短期内低密度脂蛋白、游离脂肪酸均会升高。同时可能导致血管壁受损、出现便秘等胃肠功能障碍以及肾功能障碍。并且会增加患结肠疾病的风险，出现维生素与微量元素缺乏、骨质流失。碳水摄入不足容易导致抑郁、易怒等精神心理症状
地中海饮食	以蔬菜、水果、鱼类、五谷杂粮、豆类和橄榄油为主的平衡饮食结构	可降低某些肿瘤的发生风险，减少心血管疾病危险因素和代谢综合征的发生风险，改善脂肪肝和胰岛素抵抗，改善肾功能。对体重控制没有更多获益
DASH饮食	提倡多吃蔬菜、水果、低脂（脱脂）奶，低油脂的饮食。具有低钠、高钾、高钙、高镁、高纤维的特点	可用于预防和控制高血压 不适用于一些特殊疾病患者，如高钾血症患者、严重肠炎患者等

2. 运动治疗

肥胖的运动治疗核心原则是配合营养治疗，使能量代谢处于负平衡状态。仅靠增加运动而不限制饮食能量摄入，很难达到减重的目的。而坚持改变饮食和运动，就能长期减重。理想的减重计划是通过运动和饮食控制，使每天减少 500～1000kcal 的能量摄入，这样就能每周减重 0.5～1.0kg。

（1）有氧运动

① 运动时间、频率：执行运动计划需要循序渐进，尤其是重度肥胖的学生，一开始就进行过强程度的运动容易造成肌肉和骨骼的损伤，并且不利于长期坚持。可根据目前的活动量，逐渐增加至每周 150 分钟的中等强度体力活动。如果身体可以适应并追求进一步的减重可以考虑进行更多的运动，达到每周 300 分钟以上，以此促进长期体重控制。

在 1 周的运动计划中，每周至少保证 3～4 天进行中等强度的运动。可以一次性完成，也可以分几次完成，但是每次不要少于 10 分钟。如果已经长期没有进行运动，可以从 10～15 分钟的短时间运动开始，每 2～3 周进行一次单次运动时间的延长，比如增加 5 分钟的单次运动时间，直至增加到每天运动 30～60 分钟。

② 运动强度：减重的关键是增加每天活动的总量。无论走得快还是慢，步行距离相等，能量消耗就相同。走得快意味着每分钟消耗的能量更多。

减重的运动以中等强度为宜，运动强度太低难以达到减重的效果，而强度太高不利于长时间的坚持，缩短了运动时间，降低了总的运动能耗并增加运动损伤的风险。具体判断一项运动的强度可以通过"说话测试"的方法帮助监测。在活动中随着活动的进行会出现心率和呼吸的加快，但此时尚能聊天说话。当运动强度增加，呼吸频率更快，说话开始变得困难，这种程度就达到了中等运动强度。更大强度的运动会引起心率和呼吸频率大幅度上升，很难开口说话，此时就达到了高强度运动。

③ 运动类型：减重的有氧运动适宜选择动用大肌肉群的有节奏的运动，例如快走、骑自行车、游泳、做操、跳运动舞蹈等。可根据学生的运动兴趣来进行选择，也可以根据时间或季节变化增加或改变运动的种类以保持运动的趣味性。

超重会增加关节的负担，选择的活动要尽可能降低损伤风险。如果其他活动的方式不舒服，游泳和水中运动则是非常好的选择，对关节的负担最小。

无论选择了哪种运动，在运动前、运动中及运动后都要注意适当补充水分，避免运动中出汗过多导致脱水。

（2）抗阻训练：减重会使肌肉和脂肪同时减少。中等强度抗阻训练能够帮助维持和提高肌肉量，改善身体功能，促进健康。尤其对于肌肉量不足的肥胖学生来说，每周进行至少两次中等强度的抗阻训练以增加肌肉质量十分必要。

抗阻运动强度可以用一次最大重复（1RM）的百分比或最大重复次数（RM）表示。15～20RM 负荷的训练，就是中等强度；8～10RM 负荷的训练，就是大强度。减重训练的运动目的是提高肌肉力量与耐力，而不是训练成为体育项目运动员，不要过分追求训练的强度。在家中或宿舍也可以使用较轻重量的物体、弹力带或自身体重进行抗阻训练，如俯卧撑、仰卧起坐。

在进行抗阻训练时，如果感到疲劳就不要强迫进行训练。最后重复的几个动作强度会接近此时的最大承受能力，引起血压升高。同时，也要避免抗阻运动时进行憋气，憋气容易引起血压大幅度变化，增加晕倒或心悸的风险。

3. 行为方式干预

肥胖的发生与不良行为方式有不可分割的关系。无论是在减重过程中的饮食运动治疗，还是成功减重后的体重保持，都离不开良好行为习惯的建立。肥胖学生的行为方式管理除了遵循中国居民膳食指南中提出的建议外，还可以通过以下行为习惯的建立控制体重。

（1）减慢进餐速度：在吃饭时增加一个停顿、减小每一口食物的体积或增加食物的咀嚼次数都可以减慢进餐速度。减慢进餐速度有助于降低进餐量、增加餐后满足感，对控制体重非常有益。

（2）餐前吃少量坚果：坚果富含有益健康的不饱和脂肪酸，刺激缩胆囊素的分泌。缩胆囊素是一种胃肠道的饱腹信号，餐前吃少量的坚果（如 12 个杏仁或 20 粒花生）有助于降低食欲，减少进食量。

（3）合理进餐顺序：进餐时蔬菜、水果类体积大、能量低的食物应当先吃；汤类容易产生饱腹感，也可放在餐前喝；肉类及主食能量偏高，可以放在后面吃。调整进餐顺序可以在摄入较少能量的前提下获得较强饱腹感。

（4）增加富含膳食纤维的食物摄入：膳食纤维使人容易产生饱腹感，同时能够减慢食物在胃的排空速度，而使饱腹感维持得更长久。富含膳食纤维的食物有燕麦、全麦面包、绿叶蔬菜、低糖水果等。

（5）认识食物标签：购买食物时注意观察食物标签，通过标签可以判断食物所含的能量及成分，避免额外进食高能量的食物。

（6）学习判断食物的分量：利用容器、食物秤等方式学习判断食物量的大小，对自己应吃的食物量能有粗略的判断，有助于控制食量，不超量进食。

第三节　维生素缺乏

一、维生素 A 缺乏

维生素 A 缺乏是全球范围普遍存在的公共卫生营养问题，并在儿童中有着高发病率。维生素 A 缺乏可导致眼干燥症、不可逆的角膜损伤以及夜盲症等问题，并且还会增加各种感染性疾病的发病率和死亡率。

（一）病因

维生素 A 与类胡萝卜素之间可以相互转化。学生维生素 A 缺乏的主要原因就是维生素 A 与类胡萝卜素摄入不足。维生素 A 主要存在于动物性食物，如蛋类和动物肝脏中，深色蔬菜中含有丰富的类胡萝卜素，若此类食物摄入不足则可能导致维生素 A 的缺乏。

维生素 A 属于脂溶性维生素，它和类胡萝卜素在小肠的消化、吸收需要依靠胆盐的帮助。如果膳食中脂肪含量过低，因胰腺炎、胆石症等疾病导致胆汁分泌减少，或伴有消化道疾病导致胃肠功能障碍等都会影响维生素 A 的消化、吸收。

维生素 A 在肝脏中储存，任何影响肝脏功能的疾病都会影响维生素 A 的储存量，造成维生素 A 缺乏。另外，当儿童患有消耗性传染病时，如肺炎、结核、麻疹等，也会使体内维生素 A 储存消耗殆尽，引起维生素 A 缺乏。

（二）症状及特点

1. 暗视力下降与夜盲症

眼部的症状是维生素 A 缺乏症最典型也是最早的表现。眼部对维生素 A 缺乏特别敏感。人眼中存在明视觉和暗视觉两套系统，由明视觉系统向暗视觉系统转化的过程需要合成视紫红质，由暗视觉系统向明视觉系统的转化过程中，视紫红质会被分解。在视紫红质的合成、分解过程中就会消耗维生素 A。当维生素 A 缺乏时，视紫红质的合成减少，暗适应时间延长。当维生素 A 严重缺乏时，就会导致夜盲症。

2. 眼干燥症

在暗视力下降出现后，如果没有及时补充维生素 A，使维生素 A 缺乏继续发展，在几周后便会出现眼干燥症的表现。学生会感觉到眼部不适、有痒感、眼泪减少，并可能因此常用手揉眼睛导致眼部感染。眼部检查可以发现眼结膜、角膜干燥，结膜近眼角膜边缘干燥起皱，严重时可发生角膜混浊、软化，甚至产生角膜溃疡、坏死，引起穿孔，最终导致失明。

3. 皮肤毛囊角化

维生素 A 缺乏时，多种上皮细胞分化不良，使上皮细胞过度角化导致毛囊角化病，会出现皮肤干燥、粗糙、脱屑、瘙痒。逐渐发生汗液减少，出现毛囊丘疹，触摸皮肤时有粗砂样感觉，在四肢伸侧常见，逐渐向腹部、背部、颈部蔓延。毛囊的角化还会引起毛发干燥、失去光泽、容易脱落。

4. 易发感染

维生素 A 的缺乏会使黏膜细胞也发生角化。在消化道、呼吸道的角化易引起这些部位发生感染。并且维生素 A 缺乏还会使免疫功能下降，感染反复出现，尤其以低龄儿童更为严重，增加疾病的发病率和死亡率。

5. 生长发育障碍

严重的维生素 A 缺乏会影响骨组织和牙齿的发育，使学生出现身高落后，牙釉质易剥落，易发生龋齿。

6. 贫血

维生素 A 缺乏可能影响铁的转运和贮存，出现储存铁增加、外周血血清铁降低、类似于缺铁性贫血的小细胞低色素性贫血。

（三）相关检查

1. 血浆维生素 A

血浆维生素 A 低于 $0.7\mu mol/L$ 则可诊断为维生素 A 缺乏。血浆维生素 A 在 $0.7\sim1.05\mu mol/L$，则诊断为可疑亚临床型维生素 A 缺乏或边缘型维生素 A 缺乏。

2. 相对剂量反应（RDR）

相对剂量反应是在空腹时采集静脉血，然后口服视黄醇制剂 $450\mu g$，5 小时后再次采集静脉血，测定两次血浆中的维生素 A 水平。若两次测量维生素 A 含量的差值超过后次测量水平的 20%，则表示存在维生素 A 缺乏。

3. 血浆视黄醇结合蛋白（RBP）

血浆视黄醇结合蛋白与血清维生素 A 有比较好的相关性，当血浆视黄醇结合蛋白低于 23.1mg/L 时，则有维生素 A 缺乏的可能。需要注意的是，血浆视黄醇结合蛋白在维生素 A 缺乏的检测上特异性不强，在感染或蛋白质-能量营养不良时，该指标也会降低。

4. 尿液脱落细胞检查

在无尿路感染时，尿液中的上皮细胞不应超过 3 个/mm^3。脱落细胞增多有助于维生素 A 缺乏的诊断，如果找到角化上皮细胞则具有诊断意义。

5. 暗适应检查

可以用暗适应计和视网膜电流图检查，如发现暗光视觉异常则提示可能存在维生素 A 缺乏。

（四）预防及治疗

应注意学生膳食的营养平衡，如果经常食用富含维生素 A 的动物性食物和深色蔬菜、水果一般不会发生维生素 A 的缺乏。如果已经发生了维生素 A 缺乏，无论是否有临床症状都应及时进行维生素 A 的补充治疗，大多数症状或病理改变经治疗后都可能逆转而恢复。

对于确诊为维生素 A 缺乏的学生，应及时去医院获取医师的专业意见，根据医嘱来选择饮食补充、维生素 A 制剂治疗或针对症状的局部用药治疗。

二、维生素 D 缺乏

维生素 D 是维持体内钙稳态最重要的生物调节因子，维生素 D 对骨质矿化有着重要的作用。营养性维生素 D 缺乏是引起佝偻病的最主要原因。

（一）病因

1. 日照不足

皮肤经日光中的紫外线照射后，可以在体内转化合成维生素 D，而维生素 D 又仅在少数几种食物中存在，如鱼油、动物肝脏，因此日光照射不足是维生素 D 缺乏的最主要原因。

紫外线不能透过玻璃窗，学生如果缺乏户外活动就可能导致维生素 D 的缺乏。尤其是在冬季的北方寒冷地区，阳光照射时间短、紫外线较弱，再加上由于寒冷导致户外活动减少，学生患维生素 D 缺乏的概率更高。

2. 食物中维生素 D 摄入不足

天然食物来源的维生素 D 不多，脂肪含量高的鱼肝油、海水鱼、动物肝脏、蛋黄、奶油、奶酪中维生素 D 的含量相对较多。如果无法获得充足的日光照射又很少进食含维生素 D 的食物就可能引起维生素 D 的缺乏。

（二）症状及特点

人体内钙、磷的吸收需要维生素 D 的参与，长期严重的维生素 D 缺乏会造成肠道吸收钙、磷减少，严重时会导致低钙血症。当血钙降低时，人体内调节钙平衡的机制会促进甲状旁腺激素的释放。甲状旁腺激素能作用于破骨细胞，使骨骼中的钙释出，使血钙上升。甲状旁腺激素除具有升血钙的功能外，同时会降低血磷，继发严重的钙、磷失调。细胞外液的钙、磷不足会影响各类骨组织的正常代谢及功能，出现佝偻病等症状及血生化改变。

1. 佝偻病

佝偻病初期和急性期可出现精神症状，学生可表现为不活泼、精神萎靡、食欲缺乏、易激动、睡眠不安、多汗等。严重时下肢可能因承重而出现变形，形成"O"形腿或"X"形腿。脊柱受重力影响可发生侧向或前后向弯曲。严重的佝偻病患儿易发生骨折，最常见的是桡骨或腓骨骨折，也可发生在肋骨、股骨和锁骨。此外，佝偻病也是胫骨弯曲及扁平足发生的原因之一。

2. 骨软化症

骨软化症最常见的症状是骨痛、肌无力和骨压痛。在发病初期，骨痛往往是模糊的，常在腰背部或下肢出现，疼痛部位不固定，发作也没有明显的规律，一般会在活动时加重。

肌无力是维生素 D 缺乏的一个重要表现，初期会感觉上楼梯或从坐位起立时费力，病情加重后甚至会出现行走困难。

体检时，骨软化症患者通常会在胸骨、肋骨、骨盆及大关节处有明显的压痛，部分患者甚至会出现自发性、多发性骨折或假性骨折。

（三）相关检查

1. 血 25-(OH) D$_3$

血浆中的 25-(OH) D$_3$ 水平可以评价维生素 D 的营养情况。25-(OH) D$_3$ 是维生素 D 在血液中的主要存在形式，半衰期是 3 周，其浓度高低能够特异地反映人体几周到几个月内维生素 D 的储存情况。血液中 25-(OH) D$_3$ 的适宜浓度是 ≥75nmol/L（30ng/mL），当 25-(OH) D$_3$ 的浓度低于 20ng/mL 时则提示维生素 D 缺乏，浓度大于 150ng/mL 时可发生维生素 D 中毒。

2. 血钙、血磷、尿磷

维生素 D 缺乏时钙、磷代谢紊乱，血钙值可接近正常或稍减低，血磷降低而尿磷升高。

3. 碱性磷酸酶

碱性磷酸酶来源于人的骨骼和肝脏，当血钙降低，破骨细胞释放骨钙入血时，就会引起碱性磷酸酶的增高。

4. 甲状旁腺激素

维生素 D 缺乏时，会因为血钙降低的负反馈作用引起甲状旁腺激素的升高。

5. 骨骼 X 线

维生素 D 缺乏导致骨骼疾病时，骨骼 X 线片可观察到一系列变化，如骨骺端钙化带消失、骨骺软骨带增宽、骨密度下降、骨质疏松、骨皮质变薄、骨纹理增加等。

（四）预防及治疗

充足的日光照射可以有效预防维生素 D 缺乏的发生。鼓励学生进行适当的户外运动对本病的预防及治疗均有重要的意义。推荐学生每日获得 400IU（1IU＝0.025μg）的维生素 D。

已经因维生素 D 缺乏导致佝偻病或骨软化症的学生，应及时去医院就诊获取专业指导意见，不建议过大剂量使用维生素 D 治疗，以免造成维生素 D 中毒。

三、B 族维生素缺乏

（一）维生素 B_1（硫胺素）缺乏

1. 病因

维生素 B_1 缺乏的主要原因在于摄取不足。学生处于生长发育期，维生素 B_1 需要量增加，如长期食用精白米面、做饭时去米汤使维生素 B_1 丢失、煮米粥加碱使维生素 B_1 遭到破坏等原因都可引起维生素 B_1 摄入不足。另外，当学生患有胃肠道疾病导致长期腹泻时，也会因为吸收不良导致维生素 B_1 的缺乏。

2. 症状及特点

维生素 B_1 以辅酶等形式参与人体多种重要生化反应。脑和心肌的组织中葡萄糖和丙酮酸的代谢必须有维生素 B_1 的参加。维生素 B_1 的缺乏会导致脑和心肌组织的变性，引发一系列的症状。

（1）肌肉症状：维生素 B_1 缺乏初期会出现下肢软弱无力、有沉重感、肌肉酸痛等症状。胃肠道肌肉也会因神经递质代谢异常而出现功能下降，导致恶心、厌食、消化不良、便秘、体重下降。

（2）神经系统症状（干性脚气病）：维生素 B_1 缺乏早期可出现头痛、失眠、不安、易怒、健忘等精神神经系统症状。严重时可出现对称性周围神经炎。表现为运动与感觉障碍，足部与脚踝可出现麻木和灼痛感，跟腱反射及膝反射异常。严重时可出现肌肉麻痹、活动困难。进一步发展可出现肌肉萎缩以及功能障碍，如垂腕、垂足。

（3）循环系统症状（湿性脚气病）：维生素 B_1 缺乏可导致心悸、气短、心动过速、呼吸困难、下肢水肿、心脏扩大等一系列循环系统症状。如不及时治疗可发展为心力衰竭，也被称为"脚气性心脏病"。

3. 相关检查

（1）红细胞转酮醇酶活力系数（ETK-AC）或 TPP 效应：血液中维生素 B_1 主要以焦磷酸硫胺素（TPP）的形式，作为转酮醇酶辅酶存在于红细胞中。维生素 B_1 的浓度直接影响转酮醇酶的活力。通过体外测定添加 TPP 与不添加 TPP 时的转酮醇酶辅酶活力变化，能灵敏地反映体内维生素 B_1 的营养状况。

（2）硫胺素尿负荷试验：成年人可一次口服 5mg 硫胺素（维生素 B_1），收集服用后 4 小时的尿液，测定其中硫胺素的含量。成年人的判断标准：$<100\mu g$ 为维生素 B_1 缺乏，$100\sim199\mu g$ 为维生素 B_1 不足，$\geqslant200\mu g$ 为正常。

（3）尿硫胺素与尿肌酐比值（$\mu g/g$）：尿肌酐排出速率相对恒定，且不受尿量的影响，可以用相当于 1g 肌酐的尿中硫胺素的排出量反映机体维生素 B_1 的营养状况。

4. 预防及治疗

预防维生素 B_1 缺乏，要做到均衡饮食，不长期吃精白米、面食物，每日吃一些豆类、全谷物以及坚果。如果已经因维生素 B_1 缺乏产生了一些症状需及时去医院就医，饮食选用富含维生素 B_1 的高蛋白、低盐饮食，根据病情遵医嘱通过口服、肌内注射或静脉注射等方式补充维生素 B_1。

（二）维生素 B_2（核黄素）缺乏

1. 病因

维生素 B_2 缺乏的主要原因是膳食结构不合理或烹调不当导致的摄入不足。食物加碱煮沸、高压或暴露在光照下都会使维生素 B_2 丢失，比如将牛奶加热或是存放在透明玻璃瓶中就会导致维生素 B_2 的破坏。

如果学生存在消化、吸收障碍或先天遗传缺陷如乳糖酶不足，会降低维生素 B_2 的利用，导致维生素 B_2 的缺乏；学生处于精神紧张或身体负荷增加等应激条件下时，维生素 B_2 需要量增加，摄入量如果不能满足需要，同样会引起维生素 B_2 的缺乏。

2. 症状及特点

维生素 B_2 是人体多种酶系的重要辅酶，参与生物氧化与多种物质代谢及细胞的生长。维生素 B_2 的缺乏会导致体内物质与能量代谢紊乱，引起多种临床症状。

（1）眼部症状：维生素 B_2 缺乏初期可出现见光不适、流泪及视物模糊，严重时可出现眼角膜血管增生、睑缘炎。

（2）口部炎症：口角炎可表现为口角处有湿白斑、裂纹和张口疼痛，严重时可出现溃疡、出血和化脓；唇炎早期可有唇部红肿、纵裂纹加深，继而出现脱屑、溃疡及色素沉着；舌炎可出现舌色紫红、舌菌状乳头肥大、舌肿胀、裂纹与地图舌；口部炎症还可出现口腔黏膜溃疡。

（3）脂溢性皮炎：维生素 B_2 缺乏初期皮肤可出现轻度红斑，覆盖有黄色脂状鳞片，多见于鼻翼窝、耳后、下颌及眉间，后期可出现丝状霜末。

3. 相关检查

（1）全血谷胱甘肽还原酶活力系数：是评价维生素 B_2 营养状况最灵敏的指标。红细胞谷胱甘肽酶是典型的黄素酶，其活力大小能准确地反映人体维生素 B_2 的状况。

（2）核黄素尿负荷试验

口服 5mg 核黄素（维生素 B_2），测定服用后 4 小时尿中核黄素排出量，当核黄素排出量 $<400\mu g$ 时为维生素 B_2 缺乏，$400\sim799\mu g$ 为维生素 B_2 不足，$800\sim1300\mu g$ 为正常。

（3）尿核黄素与肌酐比值：测定任意一次尿中核黄素含量与肌酐含量的比值（μg/g），＜27 为维生素 B_2 缺乏，27～79 为维生素 B_2 不足，80～269 为正常。

4. 预防及治疗

维生素 B_2 是水溶性的，在体内不易储存，平时注意选用富含维生素 B_2 的食物（如动物内脏、乳类、蛋黄、菠菜、韭菜、蚕豆、黄豆等）并避免烹调损失才能有效预防维生素 B_2 缺乏。应用维生素 B_2 强化食品也可有效预防维生素 B_2 缺乏。

维生素 B_2 缺乏通常可以通过口服维生素 B_2 或复合维生素 B 治疗，不能口服或口服效果不理想时可以通过肌内注射补充。需要注意的是，药物治疗时也需要改善饮食，这样才能巩固疗效。

（三）烟酸缺乏

1. 病因

烟酸缺乏的主要原因是摄入不足。玉米中的烟酸含量不低，但是所含烟酸为结合性的，不能被人体吸收利用，如长期以玉米为主食并添加辅食不足就容易发生烟酸缺乏。

2. 症状及特点

烟酸缺乏可引起癞皮病，主要损害胃肠道黏膜、皮肤、口、舌及神经系统。典型症状为皮炎（dermatitis）、腹泻（diarrhea）、痴呆（dementia），因此医学上也称为"3D 症状"。初期可出现体重减轻、食欲缺乏、头痛、失眠、记忆力减退等症状，随后会出现消化系统、皮肤和神经系统的典型症状。

（1）皮肤症状：肢体裸露部位皮肤与易摩擦部位可出现对称性晒斑样皮炎，起初为红斑、发痒和溃疡，随后皮肤粗糙逐渐转为暗红色和棕色，色素沉着明显，皮肤慢性肥厚。皮肤表现是烟酸缺乏的特征性症状。

（2）消化系统症状：烟酸缺乏可出现口腔黏膜溃疡与杨梅舌，伴有疼痛和烧灼感，并常有消化不良、恶心、呕吐、慢性胃炎、腹痛和腹泻等消化道症状。

（3）神经系统症状：烟酸缺乏时会因为能量代谢障碍而使神经系统能量供给不足，出现失眠、头痛、抑郁或烦躁、记忆力减退，严重时可出现肌肉震颤、神志不清、精神错乱甚至发展成木僵或痴呆。

3. 相关检查

（1）烟酸尿负荷试验：口服 50mg 烟酸后，收集 4 小时尿液，排出量＜2.0mg 为烟酸缺乏，2.0～2.9mg 为烟酸不足，3.0～3.9mg 为正常。

（2）尿 N-甲基烟酰胺与肌酐比值：测定任意一次尿中 N-甲基烟酰胺含量与肌酐含量的比值（mg/g），＜0.50 为烟酸缺乏，0.50～1.59 为不足，1.60～4.20 为正常。

（3）2-吡啶酮与 N-甲基烟酰胺比值：烟酸在体内很少贮存，其代谢物主要随尿液排出，成人尿中的烟酸代谢物 N-甲基烟酰胺比值占 $20\%\sim30\%$，2-吡啶酮占 $40\%\sim60\%$。2-吡啶酮往往在烟酸缺乏症状出现之前就开始下降，2-吡啶酮与 N-甲基烟酰胺比值能反映机体烟酸的营养状况。

4. 预防及治疗

为预防烟酸缺乏可以减少主食中玉米的占比，增加烟酸和色氨酸含量较高的豆类、大米、小麦以及动物性食物的摄入量。或者改善烹调方法，对玉米加碱处理，如在玉米面中添加小苏打，使结合性烟酸释放出来，同样可以有效预防烟酸缺乏。

烟酸缺乏往往与维生素 B_1、维生素 B_2 缺乏同时存在，因此烟酸缺乏的饮食治疗要少食多餐，同时提供丰富的维生素和优质蛋白质，降低膳食纤维含量，以防止腹泻复发。根据患者病情的具体情况逐步从流食、软食过渡到正常饮食。

（四）维生素 B_{12}（钴胺素、氰钴胺素）缺乏

1. 病因

学生受家庭或宗教等因素影响长期素食、动物性食物摄入不足时，会导致维生素 B_{12} 摄入不足，这是维生素 B_{12} 缺乏的最主要原因。

2. 症状及特点

（1）神经系统损害：维生素 B_{12} 缺乏可引起进行性神经病变，出现斑状、弥漫性神经脱髓鞘。初期在周围神经出现，逐渐向中心发展，累及脊髓和大脑，形成亚急性复合变性。可出现记忆力下降、精神抑郁、表情呆滞、易激动以及四肢震颤等症状。

（2）高同型半胱氨酸血症：维生素 B_{12} 缺乏会使同型半胱氨酸不能转变为蛋氨酸，而在血中堆积。高同型半胱氨酸血症是心血管疾病的危险因素，并可对脑细胞产生毒性作用引起神经系统损害。

3. 相关检查

（1）血清钴胺素测定：血清钴胺素测定常被用于作为诊断维生素 B_{12} 缺乏的标准方法。

（2）血清转钴胺素Ⅱ（TcⅡ）测定：血清转钴胺素Ⅱ是反映维生素 B_{12} 负平衡的早期指标。它是将维生素 B_{12} 转运至细胞合成 DNA 的蛋白质，在维生素 B_{12} 的肠道吸收停止一周后即可降至正常水平以下。

（3）甲基丙二酸测定：血浆甲基丙二酸在维生素 B_{12} 缺乏时升高，而在叶酸缺乏时不升高，比同型半胱氨酸具有更好的特异性。

（4）血浆同型半胱氨酸测定：维生素 B_{12} 缺乏可以引起高同型半胱氨酸血症，但血浆同型半胱氨酸升高也可能由叶酸缺乏等原因引起，在诊断维生素 B_{12}

缺乏上特异性不足。

4. 预防

维生素 B_{12} 主要来源于肉类、鱼类、禽类、贝类及蛋类，乳制品中含量很少，植物性食物则几乎不含维生素 B_{12}。学生的健康成长需要保持充足的优质蛋白质及丰富的维生素摄入，应为学生提供均衡膳食的良好饮食条件，除特殊疾病的治疗时期，不应让学生进行全素饮食。

（五）叶酸缺乏

1. 病因

叶酸在水溶液中易被光解破坏，在酸性溶液中对热不稳定，因此食物在贮存和烹调中易出现叶酸的损失。膳食中叶酸含量不足以及烹饪方式不当是导致叶酸缺乏的主要原因。

2. 症状及特点

（1）巨幼细胞贫血：叶酸参与 DNA、RNA、血红素的合成，在叶酸缺乏时，更新速率较快的造血系统首先受累，DNA 合成受阻，细胞周期停滞，骨髓中幼红细胞分裂增殖速度减慢，停留在巨幼红细胞阶段。血液中不成熟的红细胞增多，血红蛋白合成减少，表现为巨幼细胞贫血。成人叶酸缺乏连续 5 个月可出现巨幼细胞贫血，儿童叶酸缺乏时出现巨幼细胞贫血可能更早，婴幼儿仅在 8 周内即可出现贫血症状。

（2）高同型半胱氨酸血症：叶酸代谢过程中可提供甲基，参与同型半胱氨酸向蛋氨酸转换过程中的甲基化。叶酸缺乏时会导致同型半胱氨酸转化障碍，同型半胱氨酸在血中堆积，形成高同型半胱氨酸血症。高浓度同型半胱氨酸会对血管内皮细胞产生损害，激活血小板黏附和聚集，是心血管疾病的危险因素。

3. 相关检查

（1）血清叶酸及红细胞叶酸水平检测：当血清叶酸含量＜6.8nmol/L（3ng/mL）、红细胞叶酸含量＜318nmol/L（140ng/mL）即为叶酸缺乏。血清叶酸水平常与红细胞中叶酸含量、维生素 B_{12} 含量等因素有关，最好同时测定血清和红细胞中叶酸水平及血清维生素 B_{12} 含量，其结果较为可靠。

（2）血浆同型半胱氨酸测定：当维生素 B_6、维生素 B_{12} 营养状况适宜时，血浆同型半胱氨酸可作为反映叶酸状况的良好指标。

（3）组氨酸负荷试验：口服组氨酸负荷剂量 18 小时或 24 小时，尿中亚胺甲基谷氨酸排出量增加。叶酸缺乏时，亚胺甲基谷氨酸由于缺乏一碳单位的传递而不能转化为谷氨酸，使尿中排出量高于正常水平。

（4）血常规：叶酸不足时，如出现了巨幼细胞贫血，血常规可有红细胞数目减少、平均红细胞体积增大、平均红细胞血红蛋白含量增高等表现。

4. 预防及治疗

叶酸广泛存在于动植物中，尤其以绿叶蔬菜和酵母最为丰富，学生应保证每日进食新鲜的蔬菜、水果，可以有效预防叶酸缺乏。

叶酸缺乏时可通过口服叶酸 $100\mu g/d$ 进行补充，约 1 周内异常的白细胞与血小板就可恢复正常，维持治疗 1～4 个月后停止。同时，膳食中每日需要至少一份新鲜水果或蔬菜。

四、维生素 C 缺乏

（一）病因

生长发育期儿童维生素 C 的需要量增加，如膳食中富含维生素 C 的食物不足，就可能导致维生素 C 缺乏。另外，维生素 C 的性质很不稳定，遇金属离子（Cu^{2+}、Fe^{2+}）易被氧化破坏，在碱性环境中易被分解破坏，食物加工不当会导致维生素 C 大量破坏，引起学生的维生素 C 摄入不足。

（二）症状及特点

维生素 C 长期摄入不足可导致坏血病，早期会出现疲劳、倦怠、皮肤瘀点或瘀斑、牙龈疼痛出血、伤口愈合不良、关节肌肉短暂性疼痛等。如病情持续发展，就会出现坏血病的典型症状：牙龈肿胀、出血、萎缩，严重时可出现牙齿松动及脱落；毛细血管脆性增加导致全身内出血、鼻出血、结膜出血及皮下大片瘀斑；关节疼痛、骨骼变形、骨质疏松、肌肉纤维衰退；可以出现多疑、抑郁等神经精神症状。坏血病如得不到及时治疗，可因发热、水肿、麻痹或肠坏疽而死亡。

（三）相关检查

1. 维生素 C 尿负荷试验

被试者可以口服维生素 C 500mg，收集 4 小时尿液，测定维生素 C 的排出量。＞13mg 为维生素 C 充裕，＜5mg 为维生素 C 不足，5～13mg 为正常。

2. 血浆维生素 C 含量

血浆维生素 C 的饱和浓度为 $85\mu mol/L$，每日摄入维生素 C 60～75mg 的正常成人，血浆维生素 C 浓度≥4mg/L；当血浆维生素 C 浓度＜2mg/L 时，可认为维生素 C 缺乏。

（四）预防及治疗

人类维生素 C 的主要来源是新鲜水果、蔬菜，膳食中应有足够的新鲜蔬菜特别是绿叶蔬菜，经常吃些水果可以预防维生素 C 不足。

维生素 C 极易溶于水，对氧很敏感，因此在蔬菜烹调时应先洗后切，切好就炒，尽量缩短在空气中暴露的时间，减少维生素 C 损失。

已经患有维生素 C 缺乏的学生可以遵医嘱通过口服维生素 C 治疗，如不能口服或吸收不良也可以肌内注射或静脉注射。对于难以获得新鲜蔬菜、水果的地区，也可以适当利用维生素 C 制剂进行补充预防。

第四节　矿物质缺乏

一、钙缺乏

钙是人体最容易缺乏的矿物质，钙的缺乏首先影响骨骼和牙齿的正常结构和功能。我国居民的膳食模式容易导致钙的缺乏，因此钙缺乏引起骨骼、牙齿病变在我国也比较常见。

（一）病因

处于生长发育期的学生对钙的需要量增大，如长期钙摄入不足很容易引起钙缺乏。维生素 D 则对钙的吸收有着重要作用，维生素 D 不足导致钙吸收不良是学生钙缺乏的又一大因素。

（二）症状及特点

生长发育期的儿童出现钙缺乏可以导致骨骼、牙齿的发育不良与病变，出现骨钙化不良、新骨结构异常等问题。导致儿童生长迟缓和骨骼变形，严重时可引起佝偻病。

（三）相关检查

由于钙主要贮存于人体的牙齿和骨骼中，因此生化指标不是反映机体钙营养状况最合适的指标。血钙浓度受到人体内环境调控变化很小，不能敏感地反映人体钙水平，而尿钙含量易受多种因素影响，变异很大。目前，钙的营养状况主要通过骨密度等方式评价。

1. 骨密度与骨矿物质测量

骨密度与骨矿物质含量可以直接反映机体钙的营养状况，是反映钙储存量的可靠指标，不仅适用于生长发育期的儿童，同样也适用于骨骼状态稳定的成年人。

2. 24 小时尿羟脯氨酸/肌酐比值

24 小时尿羟脯氨酸/肌酐比值与膳食钙摄入量相关，可以作为钙营养状况评价指标之一。

3. 钙平衡测量

根据钙摄入量与排出量（粪钙＋尿钙＋汗液钙）的差值，计算正负平衡值。当钙在体内的贮存达到一定程度时即不再增加，在实验曲线上呈平台摄入，此时便达到了最大钙储存。

（四）预防

乳类是钙的良好来源，学生应当每日饮用 300mL 的液态奶或食用相当量的乳制品，保持充足的钙摄入。同时要保持一定量的户外活动以保证能获得足够量的维生素 D，预防维生素 D 不足引起的钙吸收不良。

二、铁缺乏

铁缺乏可以导致缺铁性贫血，是常见的营养缺乏病之一，低龄学生以及青春期女生都易发生铁缺乏。

（一）病因

1. 膳食铁摄入不足

食物中的铁含量和吸收率都比较低，尤其是植物性食物的铁吸收率比动物性食物的铁吸收率更低，并且容易受食物中其他因素干扰。如果富含铁的动物性食物摄入较少就容易发生铁缺乏。

2. 生理性因素

低龄儿童生长迅速，对铁的需求量大。青春期的女生则受到月经失血以及生长发育迅速双重因素影响对铁的需求量增加，如果未及时提高铁的摄入则非常容易出现铁缺乏。

3. 疾病因素

学生如患有寄生虫、消化性溃疡等疾病也可以导致铁缺乏。

（二）症状及特点

铁缺乏影响儿童的生长发育和身体素质，使儿童容易烦躁、精力不集中、抗感染性疾病能力和身体的抵抗力下降。同时，铁缺乏还可损害儿童的认知能力和学习记忆力，这种损害在补铁后也难以恢复。

成年期的铁缺乏会使学生容易疲劳、倦怠、学习能力降低。当血红蛋白低于正常值时，可出现缺铁性贫血的临床症状，如疲劳乏力、头晕、心悸、气短、眼花，严重时可出现面色苍白、口唇黏膜和眼结膜苍白、指甲脆薄、反甲、肝脾轻度肿大等。长期严重的缺铁性贫血甚至能危及生命。

（三）相关检查

1. 血清铁及总铁结合力

铁缺乏时可出现血清铁的下降，总铁结合力升高。

2. 转铁蛋白及转铁蛋白饱和度

铁缺乏会导致转铁蛋白代偿性增多，转铁蛋白饱和度降低。

3. 铁蛋白

铁蛋白反映铁的贮存情况，铁蛋白的降低可反映早期铁缺乏，是诊断缺铁性贫血的重要依据。

4. 血常规

血常规检查可判断铁缺乏引起的缺铁性贫血状况及程度。缺铁性贫血发生时可出现红细胞数目减少、血红蛋白降低、红细胞平均体积减小、红细胞平均血红蛋白含量及浓度的降低。

（四）预防及治疗

铁缺乏可以通过增加富含铁且铁生物利用度高的食物来预防。推荐每日进食动物性食物，如瘦肉、鱼或禽等。同时讲究烹饪方法，尽可能保留蔬菜中的维生素 C，以促进植物中铁的吸收。

铁缺乏的治疗首先应去除病因，如饮食不当导致铁缺乏应改善饮食；女生月经不规律导致出血量过多需调整月经；学生患有寄生虫疾病则应进行驱虫治疗。可根据缺铁的程度遵医嘱选择是否口服铁剂治疗。

三、锌缺乏

（一）病因

膳食中锌长期严重摄入不足可引起锌缺乏症。锌缺乏症主要发生在以谷类为主食的地区，尤其以经济落后地区的儿童多见。

（二）症状及特点

儿童锌缺乏可引起生长发育迟缓，身高、体重低于正常儿童，味觉减退、食欲下降、食量减少，并可出现多发性口腔溃疡，头发枯黄。青年人锌缺乏时可引起痤疮。严重的锌缺乏能导致儿童身高发育停滞，性成熟延迟、第二性征发育不良，如未及时纠正会导致侏儒症及异食癖。

（三）相关检查

血清锌是比较可靠也被广泛采用的实验室指标，但缺乏敏感性。在轻中度锌缺乏时，血清锌仍可以保持在正常水平。

（四）预防及治疗

食物中锌含量差异很大，贝类、红色肉类、动物内脏均是很好的锌来源，其中牡蛎含锌量最高。学生预防锌缺乏可以通过调整膳食，改变饮食习惯，多进食动物性食物。如在缺锌地区可以额外补充锌或食用锌强化食物进行预防。

治疗锌缺乏可以饭后口服易吸收的硫酸锌、醋酸锌或葡萄糖酸锌。同时，鼓励学生多进食富含锌的动物性食物如动物肝脏、鱼类、瘦肉、禽蛋、牡蛎等。

（谷雨）

第五章

营养改善相关政策法规

第一节　国民营养计划（2017—2030年）

为贯彻落实《"健康中国 2030"规划纲要》，提高国民营养健康水平，国务院办公厅发布了《国民营养计划（2017—2030 年)》。

一、内容

国民营养计划（2017—2030 年）

营养是人类维持生命、生长发育和健康的重要物质基础，国民营养事关国民素质提高和经济社会发展。近年来，我国人民生活水平不断提高，营养供给能力显著增强，国民营养健康状况明显改善。但仍面临居民营养不足与过剩并存、营养相关疾病多发、营养健康生活方式尚未普及等问题，成为影响国民健康的重要因素。为贯彻落实《"健康中国 2030"规划纲要》，提高国民营养健康水平，制定本计划。

一、总体要求

（一）指导思想

全面贯彻党的十八大和十八届三中、四中、五中、六中全会精神，深入贯彻习近平总书记系列重要讲话精神和治国理政新理念新思想新战略，紧紧围绕统筹推进"五位一体"总体布局和协调推进"四个全面"战略布局，认真落实党中央、国务院决策部署，牢固树立和贯彻落实新发展理念，坚持以人民健康为中心，以普及营养健康知识、优化营养健康服务、完善营养健康制度、建设营养健康环境、发展营养健康产业为重点，立足现状，着眼长远，关注国民生命全周期、健康全过程的营养健康，将营养融入所有健康政策，不断满足人民群众营养健康需求，提高全民健康水平，为建设健康中国奠定坚实基础。

（二）基本原则

坚持政府引导。注重统筹规划、整合资源、完善制度、健全体系，充分发挥市场在配置营养资源和提供服务中的作用，营造全社会共同参与国民营养健康工作的政策环境。

坚持科学发展。探索把握营养健康发展规律，充分发挥科技引领作用，加强适宜技术的研发和应用，提高国民营养健康素养，提升营养工作科学化水平。

坚持创新融合。以改革创新驱动营养型农业、食品加工业和餐饮业转型升级，丰富营养健康产品供给，促进营养健康与产业发展融合。

坚持共建共享。充分发挥营养相关专业学术团体、行业协会等社会组织，以及企业、个人在实施国民营养计划中的重要作用，推动社会各方良性互动、有序参与、各尽其责，使人人享有健康福祉。

（三）主要目标

到 2020 年，营养法规标准体系基本完善；营养工作制度基本健全，省、市、县营养工作体系逐步完善，基层营养工作得到加强；食物营养健康产业快速发展，传统食养服务日益丰富；营养健康信息化水平逐步提升；重点人群营养不良状况明显改善，吃动平衡的健康生活方式进一步普及，居民营养健康素养得到明显提高。实现以下目标：

——降低人群贫血率。5 岁以下儿童贫血率控制在 12% 以下；孕妇贫血率下降至 15% 以下；老年人群贫血率下降至 10% 以下；贫困地区人群贫血率控制在 10% 以下。

——孕妇叶酸缺乏率控制在 5% 以下；0～6 个月婴儿纯母乳喂养率达到 50% 以上；5 岁以下儿童生长迟缓率控制在 7% 以下。

——农村中小学生的生长迟缓率保持在 5% 以下，缩小城乡学生身高差别；学生肥胖率上升趋势减缓。

——提高住院病人营养筛查率和营养不良住院病人的营养治疗比例。

——居民营养健康知识知晓率在现有基础上提高 10%。

到 2030 年，营养法规标准体系更加健全，营养工作体系更加完善，食物营养健康产业持续健康发展，传统食养服务更加丰富，"互联网＋营养健康"的智能化应用普遍推广，居民营养健康素养进一步提高，营养健康状况显著改善。实现以下目标：

——进一步降低重点人群贫血率。5 岁以下儿童贫血率和孕妇贫血率控制在 10% 以下。

——5 岁以下儿童生长迟缓率下降至 5% 以下；0～6 个月婴儿纯母乳喂养率在 2020 年的基础上提高 10%。

——进一步缩小城乡学生身高差别；学生肥胖率上升趋势得到有效控制。

——进一步提高住院病人营养筛查率和营养不良住院病人的营养治疗比例。

——居民营养健康知识知晓率在2020年的基础上继续提高10%。

——全国人均每日食盐摄入量降低20%，居民超重、肥胖的增长速度明显放缓。

二、完善实施策略

（一）完善营养法规政策标准体系

推动营养立法和政策研究。开展营养相关立法的研究工作，进一步健全营养法规体系。研究制定临床营养管理、营养监测管理等规章制度。制定完善营养健康相关政策。研究建立各级营养健康指导委员会，加强营养健康法规、政策、标准等的技术咨询和指导。

完善标准体系。加强标准制定的基础研究和措施保障，提高标准制修订能力。科学、及时制定以食品安全为基础的营养健康标准。制修订中国居民膳食营养素参考摄入量、膳食调查方法、人群营养不良风险筛查、糖尿病患者膳食指导、人群营养调查工作规范等行业标准。研究制定老年人群营养食品通则、餐饮食品营养标识等标准，加快修订预包装食品营养标签通则、食品营养强化剂使用标准、婴儿配方食品等重要食品安全国家标准。

（二）加强营养能力建设

加强营养科研能力建设。加快研究制定基于我国人群资料的膳食营养素参考摄入量，改变依赖国外人群研究结果的现状，优先研究铁、碘等重要营养素需要量。研究完善食物、人群营养监测与评估的技术与方法。研究制定营养相关疾病的防控技术及策略。开展营养与健康、营养与社会发展的经济学研究。加强国家级营养与健康科研机构建设，以国家级和省级营养专业机构为基础，建立3～5个区域性营养创新平台和20～30个省部级营养专项重点实验室。

加强营养人才培养。强化营养人才的专业教育和高层次人才培养，推进对医院、妇幼保健机构、基层医疗卫生机构的临床医生、集中供餐单位配餐人员等的营养培训。开展营养师、营养配餐员等人才培养工作，推动有条件的学校、幼儿园、养老机构等场所配备或聘请营养师。充分利用社会资源，开展营养教育培训。

（三）强化营养和食品安全监测与评估

定期开展人群营养状况监测。定期开展具有全国代表性的人群营养健康状况、食物消费状况监测，收集人群食物消费量、营养素摄入量、体格测量、实验室检测等信息。针对区域特点，根据需要逐步扩大监测地区和监测人群。

加强食物成分监测工作。拓展食物成分监测内容，定期开展监测，收集营养成分、功能成分、与特殊疾病相关成分、有害成分等数据。持续更新、完善国家食物成分数据库。建立实验室参比体系，强化质量控制。

开展综合评价与评估工作。抢救历史调查资料，及时收集、系统整理各类监测数据，建立数据库。开展人群营养健康状况评价、食物营养价值评价。开展膳食营养素摄入、污染物等有害物质暴露的风险—受益评估，为制定科学膳食指导提供依据。

强化碘营养监测与碘缺乏病防治。持续开展人群尿碘、水碘、盐碘监测以及重点食物中的碘调查，逐步扩大覆盖地区和人群，建立中国居民碘营养状况数据库。研究制定人群碘营养状况科学评价技术与指标。制定差异化碘干预措施，实施精准补碘。

（四）发展食物营养健康产业

加大力度推进营养型优质食用农产品生产。编制食用农产品营养品质提升指导意见，提升优质农产品的营养水平，将"三品一标"（无公害农产品、绿色食品、有机农产品和农产品地理标志）在同类农产品中总体占比提高至80%以上。创立营养型农产品推广体系，促进优质食用农产品的营养升级扩版，推动广大贫困地区安全、营养的农产品走出去。研究与建设持续滚动的全国农产品营养品质数据库及食物营养供需平衡决策支持系统。

规范指导满足不同需求的食物营养健康产业发展。开发利用我国丰富的特色农产品资源，针对不同人群的健康需求，着力发展保健食品、营养强化食品、双蛋白食物等新型营养健康食品。加强产业指导，规范市场秩序，科学引导消费，促进生产、消费、营养、健康协调发展。

开展健康烹饪模式与营养均衡配餐的示范推广。加强对传统烹饪方式的营养化改造，研发健康烹饪模式。结合人群营养需求与区域食物资源特点，开展系统的营养均衡配餐研究。创建国家食物营养教育示范基地，开展示范健康食堂和健康餐厅建设，推广健康烹饪模式与营养均衡配餐。

强化营养主食、双蛋白工程等重大项目实施力度。继续推进马铃薯主食产品研发与消费引导，以传统大众型、地域特色型、休闲及功能型产品为重点，开展营养主食的示范引导。以优质动物、植物蛋白为主要营养基料，加大力度创新基础研究与加工技术工艺，开展双蛋白工程重点产品的转化推广。

加快食品加工营养化转型。优先研究加工食品中油、盐、糖用量及其与健康的相关性，适时出台加工食品中油、盐、糖的控制措施。提出食品加工工艺营养化改造路径，集成降低营养损耗和避免有毒有害物质产生的技术体系。研究不同贮运条件对食物营养物质等的影响，控制食物贮运过程中的营养损失。

（五）大力发展传统食养服务

加强传统食养指导。发挥中医药特色优势，制定符合我国现状的居民食养指南，引导养成符合我国不同地区饮食特点的食养习惯。通过多种形式促进传统食养知识传播，推动传统食养与现代营养学、体育健身等有效融合。开展针对老年人、儿童、孕产妇及慢性病人群的食养指导，提升居民食养素养。实施中医药治未病健康工程，进一步完善适合国民健康需求的食养制度体系。

开展传统养生食材监测评价。建立传统养生食材监测和评价制度，开展食材中功效成分、污染物的监测及安全性评价，进一步完善我国既是食品又是中药材的物品名单。深入调研，筛选一批具有一定使用历史和实证依据的传统食材和配伍，对其养生作用进行实证研究。建设养生食材数据库和信息化共享平台。

推进传统食养产品的研发以及产业升级换代。将现代食品加工工业与传统食养产品、配方等相结合，推动产品、配方标准化，推进产业规模化，形成一批社会价值和经济价值较大的食养产品。建立覆盖全国养生食材主要产区的资源监测网络，掌握资源动态变化，为研发、生产、消费提供及时的信息服务。

（六）加强营养健康基础数据共享利用

大力推动营养健康数据互通共享。依托现有信息平台，加强营养与健康信息化建设，完善食物成分与人群健康监测信息系统。构建信息共享与交换机制，推动互联互通与数据共享。协同共享环境、农业、食品药品、医疗、教育、体育等信息数据资源，建设跨行业集成、跨地域共享、跨业务应用的基础数据平台。建立营养健康数据标准体系和电子认证服务体系，切实提高信息安全能力。积极推动"互联网＋营养健康"服务和促进大数据应用试点示范，带动以营养健康为导向的信息技术产业发展。

全面深化数据分析和智能应用。建立营养健康数据资源目录体系，制定分级授权、分类应用、安全审查的管理规范，促进数据资源的开放共享，强化数据资源在多领域的创新应用。推动多领域数据综合分析与挖掘，开展数据分析应用场景研究，构建关联分析、趋势预测、科学预警、决策支持模型，推动整合型大数据驱动的服务体系，支持业务集成、跨部门协同、社会服务和科学决策，实现政府精准管理和高效服务。

大力开展信息惠民服务。发展汇聚营养、运动和健康信息的可穿戴设备、移动终端（APP），推动"互联网＋"、大数据前沿技术与营养健康融合发展，开发个性化、差异化的营养健康电子化产品，如营养计算器，膳食营养、运动健康指导移动应用等，提供方便可及的健康信息技术产品和服务。

（七）普及营养健康知识

提升营养健康科普信息供给和传播能力。围绕国民营养、食品安全科普宣教需求，结合地方食物资源和饮食习惯，结合传统食养理念，编写适合于不同地区、不同人群的居民膳食指南等营养、食品安全科普宣传资料，使科普工作更好落地。创新科普信息的表达形式，拓展传播渠道，建立免费共享的国家营养、食品安全科普平台。采用多种传播方式和渠道，定向、精准地将科普信息传播到目标人群。加强营养、食品安全科普队伍建设。发挥媒体的积极作用，坚决反对伪科学，依法打击和处置各种形式的谣言，及时发现和纠正错误营养宣传，避免营养信息误导。

推动营养健康科普宣教活动常态化。以全民营养周、全国食品安全宣传周、"5·20"全国学生营养日、"5·15"全国碘缺乏病防治日等为契机，大力开展科普宣教活动，带动宣教活动常态化。推动将国民营养、食品安全知识知晓率纳入健康城市和健康村镇考核指标。建立营养、食品安全科普示范工作场所，如营养、食品安全科普小屋等。定期开展科普宣传的效果评价，及时指导调整宣传内容和方式，增强宣传工作的针对性和有效性。开展舆情监测，回应社会关注，合理引导舆论，为公众解疑释惑。

三、开展重大行动

（一）生命早期1000天营养健康行动

开展孕前和孕产期营养评价与膳食指导。推进县级以上妇幼保健机构对孕妇进行营养指导，将营养评价和膳食指导纳入我国孕前和孕期检查。开展孕产妇的营养筛查和干预，降低低出生体重儿和巨大儿出生率。建立生命早期1000天营养咨询平台。

实施妇幼人群营养干预计划。继续推进农村妇女补充叶酸预防神经管畸形项目，积极引导围孕期妇女加强含叶酸、铁在内的多种微量营养素补充，降低孕妇贫血率，预防儿童营养缺乏。在合理膳食基础上，推动开展孕妇营养包干预项目。

提高母乳喂养率，培养科学喂养行为。进一步完善母乳喂养保障制度，改善母乳喂养环境，在公共场所和机关、企事业单位建立母婴室。研究制定婴幼儿科学喂养策略，宣传引导合理辅食喂养。加强对婴幼儿腹泻、营养不良病例的监测预警，研究制定并实施婴幼儿食源性疾病（腹泻等）的防控策略。

提高婴幼儿食品质量与安全水平，推动产业健康发展。加强婴幼儿配方食品及辅助食品营养成分和重点污染物监测，及时修订完善婴幼儿配方食品及辅助食品标准。提高研发能力，持续提升婴幼儿配方食品和辅助食品质量。

（二）学生营养改善行动

指导学生营养就餐。鼓励地方因地制宜制定满足不同年龄段在校学生营养需求的食谱指南，引导学生科学营养就餐。制定并实施集体供餐单位营养操作规范。

学生超重、肥胖干预。开展针对学生的"运动＋营养"的体重管理和干预策略，对学生开展均衡膳食和营养宣教，增强学生体育锻炼。加强对校园及周边食物售卖的管理。加强对学生超重、肥胖情况的监测与评价，分析家庭、学校和社会等影响因素，提出有针对性的综合干预措施。

开展学生营养健康教育。推动中小学加强营养健康教育。结合不同年龄段学生的特点，开展形式多样的课内外营养健康教育活动。

（三）老年人群营养改善行动

开展老年人群营养状况监测和评价。依托国家老年医学研究机构和基层医疗卫生机构，建立健全中国老年人群营养筛查与评价制度，编制营养健康状况评价指南，研制适宜的营养筛查工具。试点开展老年人群的营养状况监测、筛查与评价工作并形成区域示范，逐步覆盖全国 80％以上老年人群，基本掌握我国老年人群营养健康状况。

建立满足不同老年人群需求的营养改善措施，促进"健康老龄化"。依托基层医疗卫生机构，为居家养老人群提供膳食指导和咨询。出台老年人群的营养膳食供餐规范，指导医院、社区食堂、医养结合机构、养老机构营养配餐。开发适合老年人群营养健康需求的食品产品。对低体重高龄老人进行专项营养干预，逐步提高老年人群的整体健康水平。

建立老年人群营养健康管理与照护制度。逐步将老年人群营养健康状况纳入居民健康档案，实现无缝对接与有效管理。依托现有工作基础，在家庭保健服务中纳入营养工作内容。推进多部门协作机制，实现营养工作与医养结合服务内容的有效衔接。

（四）临床营养行动

建立、完善临床营养工作制度。通过试点示范，进一步全面推进临床营养工作，加强临床营养科室建设，使临床营养师和床位比例达到 1：150，增加多学科诊疗模式，组建营养支持团队，开展营养治疗，并逐步扩大试点范围。

开展住院患者营养筛查、评价、诊断和治疗。逐步开展住院患者营养筛查工作，了解患者营养状况。建立以营养筛查—评价—诊断—治疗为基础的规范化临床营养治疗路径，依据营养阶梯治疗原则对营养不良的住院患者进行营养治疗，并定期对其效果开展评价。

推动营养相关慢性病的营养防治。制定完善高血压、糖尿病、脑卒中及癌症等慢性病的临床营养干预指南。对营养相关慢性病的住院患者开展营养评价工作，实施分类指导治疗。建立从医院、社区到家庭的营养相关慢性病患者长期营养管理模式，开展营养分级治疗。

推动特殊医学用途配方食品和治疗膳食的规范化应用。进一步研究完善特殊医学用途配方食品标准，细化产品分类，促进特殊医学用途配方食品的研发和生产。建立统一的临床治疗膳食营养标准，逐步完善治疗膳食的配方。加强医护人员相关知识培训。

（五）贫困地区营养干预行动

将营养干预纳入健康扶贫工作，因地制宜开展营养和膳食指导。试点开展各类人群营养健康状况、食物消费模式、食物中主要营养成分和污染物监测。因地制宜制定膳食营养指导方案，开展区域性的精准分类指导和宣传教育。针对改善居民营养状况和减少特定污染物摄入风险，研究农业种植养殖和居民膳食结构调整的可行性，提出解决办法和具体措施，并在有条件的地区试点先行。

实施贫困地区重点人群营养干预。继续推进实施农村义务教育学生营养改善计划和贫困地区儿童营养改善项目，逐步覆盖所有国家扶贫开发工作重点县和集中连片特困地区县。鼓励贫困地区学校结合本地资源，因地制宜开展合理配餐，并改善学生在校就餐条件。持续开展贫困地区学生营养健康状况和食品安全风险监测与评估。针对贫困地区人群营养需要，制定完善营养健康政策、标准。对营养干预产品开展监测，定期评估改善效果。

加强贫困地区食源性疾病监测与防控，减少因食源性疾病导致的营养缺乏。加强贫困地区食源性疾病监测网络和报告系统建设，了解贫困地区主要食源性疾病病种、流行趋势、对当地居民营养和健康状况的影响，重点加强腹泻监测及溯源调查，掌握食品污染来源、传播途径。针对食源性疾病发生的关键点，制定防控策略。开展营养与健康融合知识宣传教育。

（六）吃动平衡行动

推广健康生活方式。积极推进全民健康生活方式行动，广泛开展以"三减三健"（减盐、减油、减糖，健康口腔、健康体重、健康骨骼）为重点的专项行动。推广应用《中国居民膳食指南》指导日常饮食，控制食盐摄入量，逐步量化用盐用油，同时减少隐性盐摄入。倡导平衡膳食的基本原则，坚持食物多样、谷类为主的膳食模式，推动国民健康饮食习惯的形成和巩固。宣传科学运动理念，培养运动健身习惯，加强个人体重管理，对成人超重、肥胖者进行饮食和运动干预。定期修订和发布居民膳食指南、成年人身体活动指南等。

提高运动人群营养支持能力和效果。建立运动人群营养网络信息服务平台，构建运动营养处方库，推进运动人群精准营养指导，降低运动损伤风险。及时修订运动营养食品相关国家标准和行业标准，提升运动营养食品技术研发能力，推动产业发展。

推进体医融合发展。调查糖尿病、肥胖、骨骼疾病等营养相关慢性病人群的营养状况和运动行为，构建以预防为主、防治结合的营养运动健康管理模式。研究建立营养相关慢性病运动干预路径。构建体医融合模式，发挥运动干预在营养相关慢性病预防和康复等方面的积极作用。

四、加强组织实施

（一）强化组织领导

地方各级政府要结合本地实际，强化组织保障，统筹协调，制定实施方案，细化工作措施，将国民营养计划实施情况纳入政府绩效考评，确保取得实效。各级卫生计生部门要会同有关部门明确职责分工，加强督查评估，将各项工作任务落到实处。

（二）保障经费投入

要加大对国民营养计划工作的投入力度，充分依托各方资金渠道，引导社会力量广泛参与、多元化投入，并加强资金监管。

（三）广泛宣传动员

要组织专业机构、行业学会、协会以及新闻媒体等开展多渠道、多形式的主题宣传活动，增强全社会对国民营养计划的普遍认知，争取各方支持，促进全民参与。

（四）加强国际合作

加强与国际组织和相关国家营养专业机构的交流，通过项目合作、教育培训、学术研讨等方式，提升我国在营养健康领域的国际影响力。

二、内容解读

国务院办公厅印发的《国民营养计划（2017—2030 年）》（以下简称《计划》），从我国国情出发，立足我国人群营养健康现状和需求，明确了今后一段时期内国民营养工作的指导思想、基本原则、实施策略和重大行动。

《计划》指出，营养是人类维持生命、生长发育和健康的重要物质基础，国民营养事关国民素质提高和经济社会发展。要以人民健康为中心，以普及营养健康知识、优化营养健康服务、完善营养健康制度、建设营养健康环境、发展营养健康产业为重点，关注国民生命全周期、健康全过程的营养健康，将营养融入所有健康政策，提高国民营养健康水平。

《计划》提出，要坚持政府引导、科学发展、创新融合、共建共享的原则，立足现状、着眼长远，到 2030 年，营养法规标准体系更加健全，营养工作体系更加完善，在降低人群贫血率、5 岁以下儿童生长迟缓率、控制学生超重肥胖率、提高居民营养健康知识知晓率等具体指标方面，取得明显进步和改善。

《计划》部署了七项实施策略保障工作目标实现。一是完善营养法规政策标准体系，推动营养立法和政策研究，提高标准制定和修订能力。二是加强营养能力建设，包括提升营养科研能力和注重营养人才培养。三是强化营养和食品安全监测与评估，定期开展人群营养状况监测，强化碘营养监测与碘缺乏病防治。四是发展食物营养健康产业，加快营养化转型。五是大力发展传统食养服务，充分发挥我国传统食养在现代营养学中的作用，引导养成符合我国不同地区饮食特点的食养习惯。六是加强营养健康基础数据共享利用，开展信息惠民服务。七是普及营养健康知识，推动营养健康科普宣教活动常态化。

《计划》提出六项重大行动提高人群营养健康水平。一是生命早期 1000 天营养健康行动，提高孕产妇、婴幼儿的营养健康水平。二是学生营养改善行动，包括指导学生营养就餐，超重、肥胖干预等内容。三是老年人群营养改善行动，采取多种措施满足老年人群营养改善需求，促进"健康老龄化"。四是临床营养行动，加强患者营养诊断和治疗，提高患者营养状况。五是贫困地区营养干预行动，采取干预、防控、指导等措施切实改善贫困地区人群营养现状。六是吃动平衡行动，推广健康生活方式，提高运动人群营养支持能力和效果。

《计划》强调，要从强化组织领导、保障经费投入、广泛宣传动员、加强国际合作等方面保障工作实施和目标实现。地方各级政府要将国民营养计划实施情况纳入政府绩效考评，确保取得实效。

第二节 营养与健康学校建设指南

为贯彻落实《健康中国行动（2019—2030 年)》合理膳食行动、《国民营养计划（2017—2030 年)》和《学校食品安全与营养健康管理规定》，适应儿童青少年生长发育需要，推动学校营养与健康工作，规范学校营养与健康相关管理行为，国家卫生健康委、教育部、市场监管总局、体育总局联合组织制定了《营养与健康学校建设指南》。

一、背景

1995 年，世界卫生组织提出健康促进学校的理念，并在全球范围内积极倡导、推广，发布系列指南指导全球学校开展健康促进学校的创建工作。2006 年，世界卫生组织提出"营养友好学校倡议"，为以校园为基础的项目提供框架，并为多部门合作提供可持续机制，包括 5 个核心内容和 26 项核心标准，目前已在 18 个国家开展试点。从发达国家的实践来看，美国的《健康，无饥饿的儿童法案》、欧盟的《欧洲健康学校午餐的营养标准》、澳大利亚的《全国健康学校食堂指南》、日本的《学校供餐法》与《学校给食卫生管理标准》等对营养健康学校建设提出了明确要求。

1995 年起，我国积极响应世界卫生组织倡导的学校健康新理念，北京、广东、浙江和江苏等省份相继开展健康促进学校试点工作。2006 年起，中国学生营养与健康促进会持续在全国开展了"营养与健康学校"创建工作。2011 年起，中国学生营养与健康促进会联合中国关心下一代工作委员会共同推进此项工作。2016 年，原国家卫生计生委发布《健康促进学校规范》（WS/T 495—2016）。2017 年，中国疾病预防控制中心营养与健康所在我国 8 个省（区、市）的部分中小学启动"营养校园"试点创建工作。前期营养与健康学校类似的建设主要侧重健康环境营造、健康技能培养和卫生服务等方面，在膳食营养保障、食品安全、营养健康教育、运动保障等方面相对不足，2021 年 6 月出台的《营养与健康学校建设指南》弥补了相关内容的缺失。

二、制定依据和原则

《营养与健康学校建设指南》（以下简称《指南》）的制定将促进营养与健康的理念融入公共政策制定实施的全过程，其目的和意义在于：一是适应儿童青少年生长发育需要，关注生命全周期、健康全过程，从食品安全、合理膳食、科学运动、口腔健康、视力保护和心理健康等多个维度提出规范化要求，以全面促进学生健康；二是推动学校营养与健康工作，以中小学校为突破口，通过建设和推广，营造校园健康氛围，引导师生不断增强营养与健康意识；三是通过营养与健康学校这一窗口，搭建从学校到家庭再到社会的传递链，传播正确的健康知识和行为，加快全社会形成健康生活方式。

本指南制定依据为《国民营养计划（2017—2030 年）》中的"学生营养改善行动"、《健康中国行动（2019—2030 年）》中"中小学健康促进行动"和"合理膳食行动"有关要求，以及《中华人民共和国食品安全法》及其实施条例、《中华人民共和国教育法》、《学校卫生工作条例》、《学校食品安全与营养健康管理规定》、《关于落实主体责任强化校园食品安全管理的指导意见》、《餐饮服务食品安全操作规范》等相关法律法规。

《指南》的制定遵循以下三个原则：一是科学性原则。《指南》参考国内外法律法规、标准、指南和有关文献资料，结合调研情况和专家意见，科学确定内容框架，并进行详细说明。二是协调一致性原则。《指南》与我国现行食品安全、食品卫生有关的法律法规及标准协调一致。三是前瞻性与可行性相结合的原则。《指南》制定既考虑了营养与健康学校建设的发展，又考虑了我国目前大多数学校的现状，适用于全日制普通中、小学校营养与健康学校的建设，普通高校、中等职业学校、幼儿园建设营养与健康学校可参照执行。

《指南》的内容涵盖建设营养与健康学校在基本要求、组织管理、健康教育、食品安全、膳食营养保障、营养健康状况监测、突发公共卫生事件应急、运动保障、卫生环境建设等九个方面的内容。

《指南》由国家卫生健康委、教育部、市场监管总局和体育总局联合发布并组织推进实施，鼓励各地各类学校自愿参与。《指南》的发布旨在规范学校营养与健康相关管理行为，推动学校营养与健康工作，全面促进学生健康。营养与健康学校建设工作由地方各部门结合当地实际情况开展，各地区要通过试点先行、以点带面，逐步在辖区全面推广营养与健康学校建设工作，通过建设活动，切实推动辖区学校营养健康饮食服务整体水平的提升。各省卫生健康行政部门、教育部门、市场监管部门和体育部门会同有关部门，可采取多种形式推动营养与健康学校建设，更好地适应儿童青少年日益增长的营养健康需求。

三、内容

营养与健康学校建设指南

第一章　总则

第一条　根据《"健康中国 2030"规划纲要》、《健康中国行动（2019—2030 年）》和《国民营养计划（2017—2030 年）》的要求，为指导和规范营养与健康学校建设，制定本指南。

第二条 本指南适用于全日制普通中、小学校营养与健康学校的建设，普通高校、中等职业学校、幼儿园建设营养与健康学校可参照执行。

第二章 基本要求

第三条 学校食堂和校外供餐单位要依法取得食品经营许可证。

第四条 连续3年未发生因自身原因引起的突发公共卫生事件，连续2年未受过相关的行政处罚。

第五条 严格遵守国家相关法律法规，禁止非法交易、食用野生动物，落实卫生防疫相关规定和要求。

第三章 组织管理

第六条 按照《中华人民共和国食品安全法》及其实施条例、《中华人民共和国教育法》、《学校卫生工作条例》、《学校食品安全与营养健康管理规定》、《关于落实主体责任强化校园食品安全管理的指导意见》、《餐饮服务食品安全操作规范》等相关法律法规，制定营养与健康相关规章制度。

第七条 将营养与健康学校建设纳入到工作规划，并提供人员、资金等保障。

第八条 设立由学校领导、后勤、工会和食堂管理等部门人员组成的营养与健康学校工作领导小组，学校主要领导担任负责人。

第九条 建立防范和抵制食物浪费制度，并采取措施予以落实。

第四章 健康教育

第十条 建立健全健康教育制度，拓展健康教育课程资源。将食品安全、合理膳食、卫生防疫、科学运动、口腔健康、视力保护、心理健康等纳入健康教育教学内容，完善并实施教学评价与质量监控。营造珍惜食物、节约为荣的氛围。重点培养学生珍惜食物的认识，不偏食不挑食，读懂食品标签标识，养成勤俭节约的良好习惯。

第十一条 明确健康教育课程课时安排。以班级为单位的健康教育课程开课率达到100％，每学期至少6学时。

第十二条 配备有资质的专（兼）职健康教育教师，定期接受相关培训。

第十三条 依托"5·20"中国学生营养日、"师生健康 中国健康"主题健康教育等重要时间节点和活动，多渠道、多形式对学生、教师和家长开展主题健康教育活动。

第十四条 鼓励学校设立健康社团，班（年）级设立健康兴趣小组，开展健康讲座和实践活动，每年至少组织一次相关活动。

第五章 食品安全

第十五条 学校食堂和校外供餐单位要建立健全食品安全管理制度，并在显著位置公示。定期开展食品安全自查，发现问题和隐患立即整改，并保留自查和整改记录。

第十六条　学校食堂和校外供餐单位要严格按照《餐饮服务食品安全操作规范》要求，严格执行进货查验、集中用餐信息公开和食品留样等制度，规范食品加工制作过程，确保提供的餐饮符合食品安全要求。

第十七条　学校食堂要建立食品安全追溯体系，鼓励采用信息化手段，采集、留存食品原料采购、食品贮存及食品加工制作等信息，保证食品可追溯。

第十八条　学校食堂要实施"明厨亮灶"，鼓励运用"互联网＋明厨亮灶"加强对食品加工制作全过程的监督。

第十九条　学校食堂和校外供餐单位要配备有资质的专（兼）职食品安全管理人员，定期接受有关部门组织的食品安全、营养健康、卫生防疫等方面的培训与考核。

第二十条　建立学校相关负责人陪餐制度和家长陪餐制度。制定陪餐计划，明确陪餐人员和要求，做好陪餐记录。

第二十一条　学校食堂内不同类别的食品原料、半成品、成品要分开存放。盛放容器和加工制作工具要分类（色标）管理、分开使用，定位存放。

第二十二条　学校食堂要设置专用的备餐间或操作区，并在显著位置公示人员操作规范。校外供餐单位要提供备餐、分餐、送餐温度和时间等记录。

第二十三条　学校食堂和校外供餐单位的餐具饮具要使用物理高温消毒。

第二十四条　学校食堂要实施分餐制度，提高餐饮健康安全水平，要求学生餐一人一份（套）餐具、一人一份（套）饭菜，实现餐具、菜（饮）品等不交叉、无混用的餐饮方式。座位间要保持一定距离，避免高密度聚集用餐。

第六章　膳食营养保障

第二十五条　不得在校内设置小卖部、超市等食品经营场所，不得售卖高盐、高糖及高脂的食品和酒精饮料。不得对含糖饮料、调味面制品等零食进行广告宣传。

第二十六条　学校食堂和校外供餐单位要根据当地学生营养健康状况和饮食习惯搭配学生餐，做到营养均衡；制定食谱和菜品目录，每周公示带量食谱和营养素供给量，带量食谱定期更换。

第二十七条　学生餐每餐供应的食物要包括谷薯杂豆类、蔬菜水果类、水产畜禽蛋类、奶及大豆类等 4 类食物中的 3 类及以上。食物种类每天至少达到 12 种，每周至少 25 种。

第二十八条　学生餐要采用合理的烹调方法，尽量减少煎、炸等可能产生有毒有害物质的烹调方式。采取有效措施，逐步降低盐、油和糖的用量。

第二十九条　按照《餐饮食品营养标识指南》对所提供的餐饮食品进行营养标示；学校食堂和校外供餐单位提供自制饮料或甜品时，要标示添加糖含量。

第三十条　学校食堂和校外供餐单位要配备有资质的专（兼）职营养指导人员。营养指导人员需要具备为不同人群提供营养配餐的能力，指导采购、配料、加工和营养标示，制定食谱和菜品目录，开展营养健康教育，指导食堂分餐员帮助学生合理选餐。定期组织学校食堂和校外供餐单位负责人、营养指导人员、食堂从业人员等进行营养健康知识和传染病防控技能培训。学校食堂和校外供餐单位负责人、营养指导人员、食堂从业人员需要接受食品安全及营养健康、卫生防疫以及食物采购、储藏、烹饪和"三减"等方面的重点培训，每年度不少于20学时；食堂炊事员需要接受低盐、低油、低糖菜品制作技能培训。每年组织一次学校食堂和校外供餐单位负责人、营养指导人员、食堂从业人员的岗位能力自我测评和考核。

第七章　营养健康状况监测

第三十一条　建立健全学生健康体检制度，了解学生膳食、体重、骨骼、口腔、视力、脊柱、心理等状况，建立学生健康档案，将体检结果及时反馈家长，提出有针对性、有效的综合干预措施。

第三十二条　在显著位置摆放身高和体重测量工具，张贴自测自评方法，并定期维护。

第八章　突发公共卫生事件应急

第三十三条　建立突发公共卫生事件报告制度，设立专（兼）职报告人。制定学校突发公共卫生事件应急处置预案和规程。

第三十四条　定期开展学校突发公共卫生事件应急处置、防控知识及技能宣传和培训。每学年至少开展一次突发公共卫生事件应急演练。

第九章　运动保障

第三十五条　宣传科学运动理念和方法，培养运动健身习惯，实施学生体重管理，构建体医融合模式。

第三十六条　学校体育场地设施配备要达到国家标准，按照体育与健康课程标准及有关规定开齐开足体育课。

第三十七条　学生每天在校需要进行至少1小时符合要求的阳光体育运动，包括但不限于拉伸练习、平衡灵敏协调练习、心肺耐力练习、力量练习、脊柱健康练习和骨质增强型运动。

第三十八条　学生需要掌握1～2项运动技能。学生体质健康标准测试优良率小学达到80％以上、初中75％以上、普通高中及中等职业学校70％以上。

第三十九条　建立健全体育教师健康教育培训和考核制度。

第十章　卫生环境建设

第四十条　开展新时代校园爱国卫生运动，改善校园环境卫生，整治校园整体环境。建立生活垃圾分类制度，实施生活垃圾分类管理。

第四十一条　改善教学设施和条件，为学生提供符合用眼卫生要求的学习环境。严格按照建设标准，落实教室、图书馆（阅览室）、宿舍等采光和照明要求，使用有利于视力健康的照明设备。教室照明达标率达100％。

第四十二条　坚持实施眼保健操等护眼措施，提醒学生采用正确的执笔姿势。要科学合理使用电子产品，教学和布置作业不依赖电子产品，使用电子产品开展教学时长原则上不超过教学总时长的30%。

第四十三条　采购符合标准的可调节课桌椅，每间教室内至少配置2种不同高低型号，教室内学生应当每人一张。根据学生座位视角、教室采光照明状况、学生视力变化情况及卫生防疫要求，每月调整学生座位与间隔距离，每学期个性化调整学生课桌椅高度，使其适应学生生长发育变化。

第四十四条　向学生提供免费、充足、符合卫生标准的白开水或直饮水。盛装开水的器皿（如保温桶等）要定期清洗消毒并加盖上锁。教室或宿舍桶装饮用水要符合相关标准要求，饮用水机等涉水产品要依法取得卫生健康行政部门许可批件。

第四十五条　按照学生与教职员工数量，配备洗手、消毒设施或用品。

第四十六条　建设无烟校园，校园内全面禁止吸烟，设置禁止吸烟标识。

第十一章　附则

第四十七条　本指南由国家卫生健康委、教育部、市场监管总局和体育总局依职责负责解释。

第四十八条　本指南自发布之日起施行。

第三节　营养健康食堂建设指南

一、背景

《营养健康食堂建设指南》的制定参考了荷兰的健康学校食堂项目（The Healthy School Canteen Programme）和美国的儿童和成人照料食物项目（The Child and Adult Care Food Program，CACFP）。

2015年，荷兰的健康学校食堂项目在学校的食物供应和环境支持上都做了规定，例如禁止在学校食堂售卖某些不健康的食物，把售卖甜品和糖果的自动售卖机移走，对健康的食物进行降价，食堂也提供更多的健康食物；同时倡导节约食物、避免浪费和分享食物。2016年，美国的儿童和成人照料食物项目针对儿童和成人护理机构和照料中心制定了食物营养标准，主要对供应食物进行了规定，未涉及食堂的整体建设。

2013年全民健康生活方式行动国家行动办公室印发《全民健康生活方式行动方案》，其中规定了"健康食堂"的定义、考核标准和内容。2017年，江苏省疾病预防控制中心立足于本单位建设的营养食堂制定了《营养食堂创建工作方案》，并向全省机关和事业单位进行推广。2018年中央国家机关爱国卫生运动委员会修订《中央国家机关健康食堂标准》，包括"营养和健康"等8个方面。

经研究，前期在全国范围内的营养健康食堂类似的建设主要侧重食品安全保障，在营养保障方面多局限在建设支持性环境，而在营养健康制度建设、营养指导人员配备、营养膳食供应、营养教育活动开展等方面相对不足，2020 年出台的《营养健康食堂建设指南》弥补了相关内容缺失。

二、目的及意义

《营养健康食堂建设指南》（以下简称《指南》）的制定以满足职工营养健康需求、促进单位食堂健康发展为出发点，以规范和指导营养健康食堂的建设为目的，指导单位食堂从组织管理、人员培训和考核、营养健康教育、配餐和烹饪、供餐服务等各方面进行建设，成为单位开展营养健康管理和职工提高自我营养管理能力的有力抓手，为推进健康中国建设夯实营养健康的基础。

《指南》制定依据为《健康中国行动（2019—2030 年）》《国民营养计划（2017—2030 年）》相关要求。《健康中国行动（2019—2030 年）》之合理膳食行动提出要"制定实施集体供餐单位营养操作规范，开展示范健康食堂和健康餐厅创建活动"，《国民营养计划（2017—2030 年）》提出要"创建国家食物营养教育示范基地，开展示范健康食堂和健康餐厅建设，推广健康烹饪模式与营养均衡配餐"。

《指南》的制定遵循以下三个原则：一是科学性原则。《指南》参考国内外法规、指南、标准和有关文献资料，结合行业实际情况和专家意见，确定指南体系框架，并逐一对条款内容进行反复的专家论证，以保证科学性。二是协调一致性原则。《指南》与我国现行食品法律、法规协调一致。三是前瞻性与可行性相结合的原则。《指南》制定既考虑了营养健康食堂建设的发展，又考虑了我国目前营养健康食堂建设的现状，是当前国情、社情下前瞻性与可行性相结合的产物。

《指南》是指导食堂开展相关建设工作的技术性文件，不是所有食堂均需强制性执行的文件，但要建设营养健康食堂应依据本《指南》。《指南》规定了建设营养健康食堂在基本要求、组织管理、人员培训和考核、营养健康教育、配餐和烹饪、供餐服务六个方面应满足的要求。

《指南》的发布旨在面向大众普及营养健康知识，为推进食堂营养健康转型提供技术支撑，起到的是引导作用；营养健康食堂建设工作由地方各部门结合当地实际情况开展，各省卫生健康部门会同相关部门可采取多种形式推动营养健康食堂建设。

三、主要内容

营养健康食堂建设指南

第一条　根据《健康中国行动（2019—2030 年）》和《国民营养计划

（2017—2030 年）》的要求，为指导和规范营养健康食堂建设，制定本指南。

第二条　本指南适用于主体业态为单位食堂（职工食堂）的食品经营者。中小学校和大专院校食堂可参考执行。

第三条　建设营养健康食堂，应当达到以下基本要求：

（一）取得《食品经营许可证》。

（二）连续 3 年未发生食品安全事故，连续 2 年未受过食品安全相关的行政处罚。

（三）配备有资质的专（兼）职营养指导人员。

（四）开展形式多样的营养健康知识宣传活动，营造营养健康氛围。

（五）设立"营养健康角"，摆放测量身高、体重、血压等的设备和工具，并定期维护；张贴自测自评方法。

（六）按照国家卫生健康委印发的《餐饮食品营养标识指南》对所提供的餐饮食品进行营养标识；食堂提供自制饮料或甜品时，应当标示添加糖含量。

（七）建立防范和抵制食物浪费制度，并采取措施予以落实。

（八）严格遵守国家相关法律法规，禁止非法食用、交易野生动物，落实卫生防疫相关规定和要求。

（九）按照国家有关规定，实施垃圾分类。

（十）室内全面禁烟，设置禁止吸烟标识。

第四条　建设营养健康食堂的组织管理要求。

（一）应当设立由单位领导、后勤、工会和食堂管理等人员组成的营养健康管理委员会，并为营养健康食堂建设提供人员、资金等支持。鼓励单位主要领导担任营养健康管理委员会的负责人。

（二）应当围绕合理膳食和减盐、减油、减糖（"三减"）制定工作计划及实施方案，明确营养健康食堂工作的组织管理、人员培训和考核、营养健康教育、配餐和烹饪、供餐服务等具体事宜，并开展自查。

（三）应当建立健全原材料采购制度，保障食堂所用食材种类丰富、新鲜，减少腌制、腊制及动物油脂类食材的使用。

（四）应当建立健全营养健康管理制度，明确各岗位职责，开展过程管理。做好食物消费量记录，根据带量食谱、用餐人数、原料损耗计算食物消费量，每周汇总。

（五）应当建立健全盐油糖（包括含盐油糖的各种调味品）采购、台账制度，记录采购量、入库时间、重量，并计算人均摄入量。定期公示每周盐油糖使用量和人均每日或每餐摄入量，并达到相应目标。

第五条　人员培训和考核。

（一）营养指导人员应当具备为不同人群提供营养配餐和管理的能力，指导采购、配料、加工和营养标示，制定食谱和菜品目录，开展营养健康教育，指导服务员帮助用餐人员合理选餐。

（二）应当定期组织食堂负责人、营养指导人员和厨师等进行营养健康知识和防控传染病技能培训。食堂负责人和营养指导人员每年度应当接受不少于 20 学时培训。上述人员应当重点接受食品安全及营养健康知识、卫生防疫知识、食物采购、储藏、烹饪以及"三减"等方面的培训，厨师应当接受低盐、低油、低糖菜品制作技能培训。

（三）应当每年组织一次食堂负责人、营养指导人员、厨师和服务员的岗位能力自我测评和考核。

第六条　营养健康教育。

（一）应当采取多种形式宣传合理膳食、"三减"、营养相关慢性病防治、传染病防控、节约粮食等政策和科普知识，营造营养健康的就餐氛围。包括：在显著位置张贴、悬挂、摆放材料或播放视频；宣传《中国居民膳食指南》和中国居民平衡膳食宝塔，宣传能量和脂肪等的一日及三餐摄入量建议；在食堂或附近场所提供可以自由取阅的宣传材料，如小册子、折页、单页等。

（二）应当以食堂为主体组织举办膳食营养相关宣传活动，包括营养健康专题讲座、知识问答和厨艺大赛等形式，每年度不少于 2 次。

（三）鼓励主动推送营养健康知识，征求用餐人员的意见和建议等。

第七条　配餐和烹饪要求。

（一）食物种类应当符合《中国居民膳食指南》的推荐要求。每一餐食谱中应当提供至少 3 类食物（不包括调味品和植物油），同类食物之间可进行品种互换。食谱中提供食物类别及品种要求：

谷薯杂豆类：每周应当至少 5 种，注意粗细搭配。

蔬菜水果类：每周应当至少 10 种新鲜蔬菜，兼顾不同品种，深色蔬菜宜占蔬菜总量一半以上；鼓励提供水果。

水产禽畜蛋类：每周应当至少 5 种，鼓励优选水产类、蛋类和禽类，畜肉类应当以瘦肉为主。

奶及大豆类：每周应当至少 5 种。

植物油：使用多种植物油。不用或少用氢化植物油，如使用应当进行公示。

（二）食物烹饪方法应当符合营养健康原则。烹饪和加工环节，鼓励优先采用减少营养成分损失和保持自然风味的食物烹饪方法，少用炸、煎、熏、烤等烹饪方法。鼓励创新开发健康烹饪方法，在保持菜品风味特色的基础上尽量减少盐、油、糖（包括含盐油糖的各种调味品）的用量。

（三）应当提供低盐、低油、低糖菜品，减少盐、油、糖含量较高的菜品供应。食堂就餐场所不摆放盐、糖。

（四）应当制定合理膳食营养配餐计划。提供套餐或份饭的食堂，一周内食谱尽量不重复。鼓励自由取餐的食堂参考季节气候天气、本单位职工劳动强度、年龄性别结构等提供标准化套餐以满足其一餐能量和主要营养素需求。

（五）提供套餐或份饭的食堂应当在显著位置公布带量食谱及营养标识。自由取餐的食堂应当在显著位置公布营养标识，鼓励公布带量食谱。

（六）鼓励食堂根据用餐人员健康状况供餐，向肥胖或营养相关疾病人群提供特殊营养配餐（医院中为患者设计的营养配餐不属于此范围）。

（七）鼓励食堂使用智能化系统，指导配餐和用餐。

第八条　供餐服务要求。

（一）采用分餐制供餐。自由取餐的食堂应当为每道菜品配备公筷、公勺或公夹。提供桌餐服务的食堂应当配备公筷、公勺等分餐工具，并引导用餐人员使用。

（二）应当主动销售小份或者半份菜品、经济型套餐等。

（三）应当提供免费白开水或直饮水。

（四）配备洗手、消毒设施或用品。

（五）座位间保持一定距离，避免高密度聚集用餐。

第九条　本指南的有关术语：

食谱：以餐次为单位提供的含有主食和副食名称、原辅料品种、供餐时间和烹调方式等的一组食物搭配组合。

带量食谱：包含主食、副食、原辅料等重量的食谱。

分餐：在用餐过程中，实现餐具、菜（饮）品等的不交叉、无混用的餐饮方式。

第十条　本指南由国家卫生健康委负责解释。

第十一条　本指南自发布之日起施行。

第四节　营养健康餐厅建设指南

一、背景

《营养健康餐厅建设指南》的制定参考了国外健康餐厅建设模式。1999 年，加拿大安大略实施健康餐厅项目，要求对餐厅工作人员进行营养健康培训，营造健康食物消费环境。2009 年，美国纽约推出在公共餐厅实施减盐计划的强制政府令。2014 年，美国印发的《行业指南：餐馆和类似零售食品店中标准菜单项的营养标签》《餐饮标示：行业补充指南》规定了餐厅的营养标签。2015—2016 年，新加坡卫生健康署在"健康选择"公共项目中推出"健康餐厅标准"，对餐饮业实施减少盐、少油、少糖的引导。

二、目的及意义

《营养健康餐厅建设指南》（以下简称《指南》）的制定将促进健康的理念融

入公共政策制定实施的全过程，其目的和意义在于：一是以餐饮服务经营者为对象，通过示范建设和推广，引导餐饮业不断增强营养健康意识，提升营养健康服务水平；二是鼓励、引导餐饮服务经营者实现以"三减"、合理膳食、杜绝浪费为目标的营养转型升级；三是通过营养健康餐厅这一示范窗口，向广大消费者，尤其是众多的外出就餐者提供营养健康的菜品、传递正确的营养知识和行为，从而加快全社会形成有利于健康的生活方式。

《指南》制定依据为《健康中国行动（2019—2030 年）》《国民营养计划（2017—2030 年）》相关要求。《健康中国行动（2019—2030 年）》之合理膳食行动提出要"制定实施集体供餐单位营养操作规范，开展示范健康食堂和健康餐厅创建活动"，《国民营养计划（2017—2030 年）》提出要"创建国家食物营养教育示范基地，开展示范健康食堂和健康餐厅建设，推广健康烹饪模式与营养均衡配餐"。

《指南》的制定遵循以下三个原则：一是科学性原则。《指南》参考国内外法规、指南、标准和有关文献资料，结合行业实际情况和专家意见，确定指南体系框架，并逐一对条款内容进行反复的专家论证，以保证科学性。二是协调一致性原则。《指南》与我国现行食品法律、法规协调一致。三是前瞻性与可行性相结合的原则。《指南》制定既考虑了营养健康餐厅建设的发展，又考虑了我国目前营养健康餐厅建设的现状，是当前国情、社情下前瞻性与可行性相结合的产物。

《指南》是指导餐厅开展相关建设工作的技术性文件，不是所有餐厅均需强制性执行的文件，但建设营养健康餐厅应依据本《指南》。《指南》规定了建设营养健康餐厅在基本要求、组织管理、人员培训和考核、营造营养健康环境、配餐和烹饪、供餐服务六个方面应满足的要求。

《指南》鼓励餐厅自愿参与。《指南》的发布旨在面向大众普及营养健康知识，为推进餐厅营养健康转型提供技术支撑，起到的是引导作用。营养健康餐厅建设工作由地方各部门结合当地实际情况开展，各省卫生健康部门会同相关部门可采取多种形式推动营养健康餐厅建设。

三、内容

营养健康餐厅建设指南

第一条　根据《健康中国行动（2019—2030 年）》和《国民营养计划（2017—2030 年）》的要求，为指导和规范营养健康餐厅建设，制定本指南。

第二条　本指南适用于食品经营主体业态中的餐饮服务经营者。

第三条　建设营养健康餐厅，应当达到以下基本要求：

（一）取得《食品经营许可证》。

（二）连续 3 年未发生食品安全事故，连续 2 年未受过食品安全相关的行政处罚。

（三）配备有资质的专（兼）职营养指导人员。

（四）开展形式多样的营养健康知识宣传活动，营造营养健康氛围。

（五）按照国家卫生健康委印发的《餐饮食品营养标识指南》对所提供的餐饮食品进行营养标示；餐厅提供自制饮料或甜品时，应当标示添加糖含量。

（六）建立防范和抵制食物浪费制度，并采取措施予以落实。

（七）严格遵守国家相关法律法规，禁止非法食用、交易野生动物，落实卫生防疫相关规定和要求。

（八）按照国家有关规定，实施垃圾分类。

（九）室内全面禁烟，设置禁止吸烟标识。

第四条　建设营养健康餐厅的组织管理要求。

（一）应当设立由餐厅负责人承担主体责任的营养健康餐厅建设工作组，编制和实施年度营养健康餐厅建设与运行计划。

（二）应当将营养健康餐厅建设列入管理目标，配备场地、设施、人员、技术、资金等支撑条件。

（三）应当制定建设和运行营养餐厅所需的组织管理细则、营养健康相关工作和岗位责任制度、监督管理制度等，并公告。

（四）应当建立健全原材料采购制度，保障餐厅所用食材种类丰富、新鲜，减少腌制、腊制及动物油脂类食材的使用。

（五）鼓励建立健全盐油糖（包括含盐油糖的各种调味品）使用登记制度，并进行人均消费量统计，逐步减少菜品的盐油糖用量和消费者人均盐油糖摄入量。

第五条　人员培训和考核。

（一）营养指导人员应当具备为不同人群提供营养配餐和管理的能力，指导采购、配料、加工和营养标示，制定菜单和菜品制作标准，开展营养健康教育，指导服务员帮助消费者合理选餐。

（二）应当定期组织餐厅负责人、营养指导人员和厨师等进行营养健康知识和防控传染病技能培训。餐厅负责人和营养指导人员每年度应当接受不少于16学时培训。上述人员应当重点接受食品安全及营养健康知识，卫生防疫知识，食物采购，储藏、烹饪以及"三减"等方面的培训，厨师应当接受低盐、低油、低糖菜品制作技能培训。

（三）应当每年组织一次餐厅负责人、营养指导人员、厨师和服务员的岗位能力自我测评和考核。

第六条　营造营养健康环境。

（一）应当建立专门的途径宣传营养健康、传染病防控和文明用餐等知识，充分利用菜单、餐具包装、订餐卡等进行宣传。

（二）应当在就餐场所显著位置宣传《中国居民膳食指南》和中国居民平衡膳食宝塔。

（三）鼓励有可取阅的营养和膳食指导相关宣传资料，并适时更新。

（四）鼓励开展营养健康主题科普宣教活动，并进行宣传。

第七条　配餐和烹饪要求。

（一）食物烹饪方法应当符合营养健康原则。烹饪和加工环节，鼓励优先采用减少营养成分损失和保持自然风味的食物烹饪方法，少用炸、煎、熏、烤等烹饪方法。

（二）鼓励食物多样、合理膳食，菜单中提供全谷物、奶类、新鲜水果、低糖或无糖饮料等供消费者选择。

（三）鼓励提供的套餐符合"能量平衡、营养均衡"原则，并逐步实行标准化。

（四）鼓励不断创新改良菜品，对于低盐、低脂、低糖菜品进行醒目标示，增加菜单中低盐、低脂、低糖菜品比例。

（五）鼓励推出适合老年人、儿童、肥胖者、高血压、糖尿病等特殊人群的菜品，并进行营养特点描述和说明。

第八条　供餐服务要求。

（一）消费者点餐时，服务员应当给出合理点餐建议、主动介绍菜品营养特点，推荐低盐、低脂、低糖菜品，引导消费者实施光盘行动，不酗酒。

（二）应当依据餐厅和菜品特点，实施分餐制。

（三）应当提供免费白开水或直饮水。

（四）鼓励主动销售小份或者半份菜品、经济型套餐等。

（五）配备洗手、消毒设备或用品。

（六）座位间保持一定距离，避免高密度聚集用餐。

第九条　本指南的有关术语：

菜单：显示餐饮食品信息（包括但不限于品种名称、计量、价格等）的说明物，包括纸质版、电子版等多种形式。

分餐：在用餐过程中，实现餐具、菜（饮）品等的不交叉、无混用的餐饮方式。

第十条　本指南由国家卫生健康委负责解释。

第十一条　本指南自发布之日起施行。

第五节　餐饮食品营养标识指南

一、背景

美国《食品标签：餐馆及食品零售商店标准菜单项中的营养标签》（Food Labelling；Nutrition Labelling of Standard Menu Items in Restaurants and Similar Retail Food Establishments）、加拿大《餐馆和食品服务场所销售食品的营养

标签规定》(Nutrition Labelling Regulations for Foods Sold in Restaurants and Food Service Establishments)、欧盟（EU）No 1169/2011《向消费者提供食品信息的规定》(The Provision of Food Information to Consumers)、英国《营养标签技术指南》(Technical Guidance on Nutrition Labelling)、澳大利亚《快餐菜单标签计划》(Fast Food Menu Labelling Schemes)、日本《营养标识标准》及《食品标识法》均对餐饮食品营养标识相关标准进行了说明。本指南制定参考了以上法规及标准。

二、目的及意义

《餐饮食品营养标识指南》（以下简称《指南》）的制定以满足人民群众健康需求为出发点，引导餐饮服务经营者和单位食堂实施餐饮食品营养标识，推广健康烹饪模式与营养均衡配餐，引导我国居民的合理膳食行为，提高国民营养健康水平。《指南》意义在于：一是以餐饮服务经营者、单位食堂为重点，通过示范推广，引导群众不断增强营养健康意识，提升营养健康水平；二是鼓励、引导餐饮行业实现营养转型升级；三是为餐饮行业实施餐饮食品营养信息标识提供指导和遵循。

《指南》制定依据为《健康中国行动（2019—2030 年）》《国民营养计划（2017—2030 年）》相关要求。《健康中国行动（2019—2030 年）》提出"鼓励餐饮业、集体食堂向消费者提供营养标识"，《国民营养计划（2017—2030 年）》提出研究制定"餐饮食品营养标识等标准"。

《指南》编制遵循以下三个原则：一是科学性原则。《指南》参考国内外法规、指南、标准和有关文献资料，结合行业实际情况和专家意见，确定指南体系框架，并逐一对条款内容进行反复的专家论证，以保证科学性。二是协调一致性原则。《指南》与我国现行食品法律、法规协调一致。三是前瞻性与可行性相结合的原则。指南制定考虑我国餐饮行业实际和未来发展，是当前国情、社情下前瞻性与可行性相结合的产物。

《指南》是指导餐饮食品营养信息标识的技术性文件，不是强制性执行文件，但各类餐饮服务经营者和单位食堂标示餐饮食品营养信息时，应依据本指南。

《指南》规定了基本标示内容和可选择标示内容。基本标示内容包括能量、脂肪和钠，通过钠与盐的换算关系在菜单同时标示总盐量。可选择标示内容为：餐饮食品可根据菜品特点，选择标示蛋白质、碳水化合物、糖、矿物质及维生素等；在标示能量和营养素含量的同时可标示出其占营养素参考值（NRV）的百分比。

《指南》鼓励各类餐饮服务经营者和单位食堂自愿参与。各类餐饮服务经营者和单位食堂可结合本单位条件，参照本指南对所提供的全部或部分餐饮食品进行营养标示。《餐饮食品营养标识指南》为营养健康餐厅和营养健康食堂提供餐饮食品标识指导，是建设营养健康餐厅和营养健康食堂的条件之一；营养健康餐厅和营养健康食堂是实施餐饮标识指南的主要载体。

三、内容

餐饮食品营养标识指南

第一条　根据《健康中国行动（2019—2030年）》和《国民营养计划（2017—2030年）》的要求，为指导和规范餐饮食品营养标识，制定本指南。

第二条　本指南适用于餐饮食品的营养信息标识。

第三条　鼓励各类餐饮服务经营者和单位食堂按照本指南对所有餐饮食品进行营养标识。

第四条　餐饮食品营养标识应当标示基本标示内容，鼓励标示可选择标示内容。

第五条　基本标示内容。包括能量、脂肪、钠含量和相当于钠的食盐量，1mg钠相当于2.5mg食盐。

第六条　可选择标示内容。

（一）包括蛋白质、碳水化合物、糖、维生素及矿物质等。

（二）鼓励在标示能量和营养素含量的同时标示出其占营养素参考值（NRV）的百分比，NRV数值参照《食品安全国家标准　预包装食品营养标签通则》（GB 28050）中相关规定。

（三）鼓励在菜单上声明"成年人每日能量需要量为2000kcal"和"成年人每日食盐摄入量不超过5g（相当于钠摄入量不超过2000mg）"。

第七条　标示要求。

（一）餐饮食品营养标识应当真实、客观、清晰、醒目。

（二）能量值和营养素含量值应当以每份和（或）每100g和（或）每100mL餐饮食品中的含量值标示，鼓励标明每份餐饮食品的质量或体积。

（三）餐饮食品营养标识格式见附录1。各类餐饮服务经营者和单位食堂应当根据餐饮食品特点选择使用其中一种格式进行标示。

（四）餐饮食品营养标识内容可标示在菜单、官方网站、官方公众号、外卖平台等载体上。

（五）自助取用和展示用的餐饮食品，可在餐饮食品旁标示营养信息。

（六）通过网络餐饮交易第三方平台等无接触供餐方式提供的餐饮食品，可在常用餐饮容器（如餐盒）上标示营养信息。

第八条　能量值和营养素含量值的计算。

（一）根据餐饮食品原料、烹调油及调味品的用量，参考《中国食物成分表》及其他权威数据库中相同或相似食物的成分数据，计算出其中的能量值及营养素含量值。

（二）计算的过程及结果应当科学、完整、真实，以备核实和溯源。

第九条 本指南的有关术语。

餐饮食品：各类餐饮服务经营者和单位食堂制作并提供给用餐人员的食品，不包括上述单位提供的预包装食品。

菜单：显示餐饮食品信息（包括但不限于品种名称、计量、价格等）的说明物，包括纸质版、电子版等多种形式。

餐饮食品营养标识：展示餐饮食品有关营养成分信息的说明，包括文字、图像、图形等形式。

第十条 本指南由国家卫生健康委负责解释。

第十一条 本指南自发布之日起施行。

四、相关计算解读

1. 如何计算和标示餐饮食品中的能量

餐饮食品中的能量指食品中蛋白质、脂肪、碳水化合物在人体代谢中产生能量的总和。餐饮食品中的能量主要由计算法获得，即蛋白质、脂肪、碳水化合物的含量乘以各自相应的能量转换系数并进行加和，能量转换系数见表 5-1。能量的标示：以 kJ 或 kcal 为单位标示每份和（或）每 100g 和（或）每 100mL 餐饮食品中能量值。

表 5-1 蛋白质、脂肪、碳水化合物能量转化系数

成分	能量转换系数/(kJ/g)	能量转换系数/(kcal/g)
蛋白质	17	4
脂肪	37	9
碳水化合物	17	4

2. 如何计算和标示餐饮食品中的脂肪

餐饮食品中的脂肪包括来自食品原料中的脂肪和烹调过程中加入的脂肪，可根据原料、烹调油及调味品用量，应用《中国食物成分表》等权威数据库计算得出菜品中脂肪含量。脂肪的标示：以 g 为单位，标示每份和（或）每 100g 和（或）每 100mL 餐饮食品中脂肪含量。

3. 如何计算和标示餐饮食品中的钠和食盐量

餐饮食品中的钠是指餐饮食品中各种化合物形式存在的钠的总和。食盐和其他调味品是膳食中钠的主要来源。餐饮食品中的钠含量可根据食品原料、食盐及调味品用量，应用《中国食物成分表》等权威数据库计算得出餐饮食品中的钠含量。通过钠与盐的换算关系在菜单上同时标示食盐量，1mg 钠相当于 2.5mg 食盐。钠及食盐量的标示：以 mg 为单位，标示每份和（或）每 100g 和（或）每

100mL 餐饮食品中钠的含量；以 g 为单位，标示每份和（或）每 100g 和（或）每 100mL 餐饮食品中食盐量。

4. 如何计算和标示餐饮食品中的其他营养素

餐饮食品可自愿标示能量、脂肪、钠（食盐）以外的其他营养素，如蛋白质、碳水化合物、糖、维生素和矿物质等。餐饮食品中其他营养素含量可根据食品原料及调味品用量，应用《中国食物成分表》等权威数据库计算得出，并按照本指南附录所规定的名称、顺序、表达单位等进行标示。

5. 如何计算和标示餐饮食品中能量和营养素占营养素参考值的百分比

通过标示食品中所含的营养素量与营养素参考值（NRV）的比值，可以了解该营养素能够满足每天需要的程度，使消费者更好地理解营养成分含量的高低。可参照《食品安全国家标准 预包装食品营养标签通则》（GB 28050）标准附录 A 规定的能量和营养成分的 NRV，计算餐饮食品中能量和营养成分的 NRV%，计算方法为含量标示值除以相应的 NRV，并按照附录 1 所规定的格式进行标示。

6. 是否可用实验室检测数据计算餐饮食品能量和营养素含量

《指南》规定餐饮食品能量和营养素含量值主要参考《中国食物成分表》及其他权威数据库中成分数据计算获得。但其他有资质的实验室检测数据也可应用于餐饮食品营养成分标示。检验方法应首选国家标准方法，检测报告应科学、完整、真实，以备核实和溯源。

7. 如何进行套餐类餐饮食品的营养标示

对于套餐类餐饮食品，应对其套餐中的各组成单品分别进行营养标示。

（祝丽玲）

下篇　学生膳食管理

第六章

学生营养与膳食指导

第一节　小学生营养需求与膳食指导

一、小学生生理特点

小学生年龄一般在 6～11/12 岁，该年龄阶段课程学习取代游戏成为主要学习方式；学校、家庭共同成为主要影响环境，老师成为儿童最尊敬的行为榜样。身体生长发育速度逐渐减慢，至小学高年级时又进入人生第二次生长发育加速期。这一时期，体重和身高的增量与性别、活动状况及进入青春期的迟早有密切关系。有意注意、记忆；注意力集中时间延长；思维从具体形象逐步向抽象逻辑过渡；情绪开始成熟，初步出现爱、憎恨、美感、义务感等高级情感。此期儿童智力发育迅速，学习紧张，体力劳动增加。在幼儿期生长发育的基础上，身体继续生长发育，身体各项功能也在不断分化、增强。其生长发育特点主要表现为以下几个方面。

1. 心血管系统

（1）心脏和血管：学龄儿童在 7 岁时心脏容积为 100～120mL，以后增长相对缓慢，至青春期又迅速增长。由于心脏的工作负荷不同，故左心明显比右心厚。小学生肺、肾、皮肤等处毛细血管丰富且血流量大，供血多，身体得到的营养和氧气充足，故有利于生长发育。10 岁以前肺动脉较宽，至青春期主动脉的直径开始超过肺动脉。年龄越小，其血管壁越薄，血管弹性越小。到 12 岁时动脉结构与成人相似。

（2）心率与心律：小学生新陈代谢旺盛，心肺发育不完善。增加心跳的频率，才能使心脏每分钟的射血量适应身体组织的需要，因此小学生的心率比成人快。心脏跳动的节律一般是规则的，正常小学生呼吸时，心律可不规则，1％～2％的小学生在体力活动和情绪紧张时出现期前收缩和代偿间歇现象。

（3）血压：青春期前，儿童因心输出量小，血管内径相对较大，血液在血管内流动阻力小，所以血压较成人低得多，年龄越小血压越低。随着年龄的增加，心脏收缩力逐渐增强，血管弹性有所降低，外周阻力有所加大，故血压在逐渐升高，直至正常生理水平。

2. 呼吸系统

（1）呼吸道：小学生头颅发育没有完成，鼻腔相对短小，鼻黏膜柔嫩，故容易损伤，一般的感染即可引起充血、鼻塞、流涕，反复发作者易患鼻炎。扁桃体藏于腭弓之间，以后随着淋巴组织的发育逐渐增大，4～10岁达到高峰，13～14岁以后又逐渐退化，所以扁桃体肥大和咽峡炎在小学生中比较常见。小学生的气管短而细，位置较深，活动性也大，其呼吸道管腔较狭窄，管腔内黏膜柔嫩，血管丰富，纤毛运动功能差，如有尘埃或病原微生物侵入，易发生呼吸道感染，且发病后症状较重。

（2）肺组织：小学生肺组织与成人相比，弹力纤维较少，间质多，血管丰富，含血量较多，而含气量较少。随着年龄的增长、体格的发育，弹力组织增加，肺容量也增大。至青春期，肺及呼吸肌的发育极为迅速，肺的功能显著增强。

（3）肺活量：小学阶段青少年、儿童呼吸肌发育较弱，胸廓较小，肺活量较小，呼吸频率较快；随着年龄增长，呼吸频率逐渐减慢，肺活量逐渐增加。

3. 神经系统

首先，小学生神经过程兴奋与抑制发展不平衡，其中兴奋占优势，易扩散，主要体现在活泼好动，注意力不集中，动作不协调、不准确等方面；其次，神经过程的灵活性高，主要表现在学生容易疲劳，但是恢复也非常快；再次，在青春期开始的一段时间（青春前期），内分泌腺活动的变化可能使神经系统的稳定性暂时下降，出现动作不协调现象。

6岁儿童脑的重量达到成人的90％以上，其重量增加的背后是诸如细胞增殖、移行和分化，功能的复杂化和专门化更深刻的质变。此时，神经突触联系进一步加强，神经纤维髓鞘化从脑干、小脑开始向大脑皮质发展。7～8岁时脑神经突触分支变得更加密集，神经环路形成增加并复杂化，其额叶增加迅速，前额叶皮质的抑制功能提高，这些都为学习和生活创造了条件。与此同时，其他脑中枢皮质的调控能力增加，使运动的准确性和协调性更强。研究表明，青春期的脑额叶皮质与皮质下中枢的神经环路联结还不紧密，例如，前额叶皮质与腹侧纹状体皮质的神经环路的联系还不强，但因边缘系统等皮质下中枢的激活状态低，尽管额叶皮质对皮质下中枢自上而下的控制不足，但诸如冒险行为、物质滥用等行为很少出现。

4. 运动系统

（1）骨骼：人体内大多数骨是通过软骨成骨的途径完成骨的生长发育过程的。脊柱发育的时间最长，一般到青春期开始才基本定型。小学生椎体内充满软骨，骨骼化学成分与成年人不同，成年人骨中有机物和无机物含量的比例为3∶7，小学生为1∶1。因此，小学生骨骼硬度小，柔韧性大，不易骨折，但容易弯曲畸形。

（2）骨骼肌：学龄儿童到八九岁时，骨骼肌发育速度明显加快，力量加强。到青春发育初期11～12岁时，肌肉的发育急剧加速，小学生在这个阶段能够较准确、灵活地做些细致动作。但全身各部分的肌肉生长发育情况不均衡，加上神经系统对肌肉运动的调节与支配也不够完善，所以动作还不够协调、精确，平衡能力、肌肉运动的感觉以及对肌肉运动的分析能力都较成人差。

小学生骨骼肌含水分较多，较柔软，横断面积较小，肌纤维较细，而且肌肉收缩蛋白也较少，因此，肌肉收缩力量不及成人。其次，由于肌肉中能源物质的储备和肌糖原也较少，神经调节尚不完善，所以较成年人容易疲劳，但由于新陈代谢旺盛，肌肉疲劳的消除也较快。

（3）关节：小学生的关节面软骨较厚，关节囊较薄，关节周围的韧带比较松弛，周围肌肉细长，关节的延展性好，活动范围大。

5. 感官系统

儿童的视觉发育与体格、智力、情感发展关系密切。学龄期儿童眼的结构发育基本完成，进入功能发育的敏感期，容易受内外因素的影响，其中，屈光状态的变化最为显著，学习等近距离用眼负担增加，容易产生视觉疲劳，而导致近视的发生。

学龄期儿童的视觉感受性和听觉感受性会随着年龄的增长不断发展。在视觉方面，对不同颜色和同一颜色的色度差别感受增强。听觉能力在音调辨别、言语听觉、语音听觉和听觉敏感等方面明显提高。6～7岁学龄儿童对纯音的听觉阈限要比成人高2～7分贝，对声音敏感性的增长要一直持续到10岁左右。学龄期儿童的空间知觉、方位知觉、距离知觉和时间知觉都有很大进步。有研究表明，7～9岁儿童能初步掌握左右方位的相对性，9～11岁儿童能灵活地掌握左右概念，完全掌握了左右的相对性。7岁儿童开始学会使用时间标尺，但主要是外部的时间标尺如钟表；8岁儿童开始能主动利用时间标尺，时间知觉的准确性和稳定性开始接近成人。

二、小学生营养需求

小学生对营养素与能量的需求虽较学龄前幼儿相对减少，但因处于生长发育阶段，又从事紧张的学习，活动量加大，每日营养素及能量消耗比前一阶段增加，故营养素及能量需求也增多，如按推荐供给量计算，以每公斤体重所需营养素进行比较，则小学生一日所需营养素比成人多得多。有研究显示，目前小学生膳食结构不合理、微量营养素摄入不足，所以，明确小学生的营养需求至关重要。

1. 能量

儿童、青少年能量需要量包括两部分，一是每日总能量消耗量（TEE），二是组织生长的能量储存量。小学生的能量需要量要满足基础代谢、身体活动、食物热效应以及生长发育。其中生长发育需要的能量包括新组织中合成及储存的能量，年龄越小，该部分占总能量需要量比例越大。《中国学龄儿童膳食指南（2022）》指出6～10岁学龄儿童能量需要水平为1400～1600kcal/d，11～13岁学龄儿童能量需要水平为1800～2000kcal/d。

2. 蛋白质和氨基酸

蛋白质是一切生命的物质基础。无论是肌肉、内脏、骨骼还是血液，都含有大量的蛋白质，就连皮肤、毛发、指甲也主要由蛋白质构成。大多数酶是蛋白质，与抵抗力有关的免疫因子多为蛋白质，与生长有关的生长激素也多为蛋白质。蛋白质由氨基酸组成，而氨基酸又是人体中很多重要物质的原料，比如传递神经冲动的"神经递质"等。鱼、禽、肉、蛋等动物性食物，以及奶、大豆和坚果是优质蛋白的良好来源，其中优质蛋白的摄入量应占膳食总蛋白的50%。小学生尤其应增加豆制品的摄入，每周摄入大豆105g，其他豆制品摄入量需按蛋白质含量与大豆进行折算。6～10岁学龄儿童每日蛋类摄入量为25～40g，11～13岁每日蛋类摄入量应为40～50g。

3. 脂类

脂类是人类必需的宏量营养素之一，对于维持学龄儿童的发育与健康必不可少。膳食脂肪摄入过多会增加超重、肥胖、高血压、血脂异常甚至心血管疾病等的发生风险。脂肪摄入过低，会导致必需脂肪酸的缺乏，影响学龄儿童的正常生长发育。过量摄入亚油酸可能影响儿童的免疫功能，增加哮喘发生的风险。小学生脂类摄入标准逐渐趋近于成人化。人类膳食脂肪主要来源于动物脂肪组织、肉类及坚果和植物的种子。6～10岁学龄儿童，每天烹调油摄入量为20～25g，畜禽肉摄入量为40g，每周坚果摄入量为50g；11～13岁学龄儿童每日烹调油摄入量为25～30g，摄入畜禽肉50g，每周摄入坚果50～70g。

4. 碳水化合物

碳水化合物是自然界最丰富的能量物质。碳水化合物的主要功能是提供能量，是人类膳食能量的主要来源。在充分考虑蛋白质和脂类的摄入量后，由总能量减去蛋白质和脂类提供的能量，由此计算出碳水化合物的适宜摄入范围。小学生碳水化合物的供能比例与成年人相同，为总能量的50%～65%。以满足体内糖原消耗和脑组织需要为目标，6～10岁学龄儿童碳水化合物平均需要量为120g/d，11～13岁为150g/d。从膳食的能量密度和营养需求考虑，建议小学生膳食纤维摄入量在成人基础上（25g/d）适当减少，14岁以下儿童适量下调为10.0g/1000kcal。碳水化合物主要来自谷类、薯类，还来源于水果、蔬菜类和纯碳水化合物（包括淀粉和糖类）。6～10岁学龄儿童每天摄入谷类150～200g，其中包括全谷物和杂豆类30～70g；每日摄入薯类25～50g；每天摄入蔬菜量至少达到300g，水果150～200g。11～13岁学龄儿童每天摄入谷类225～250g，其中包括全谷物和杂豆类30～70g；每天摄入薯类25～50g；每天蔬菜摄入量为400～450g，水果200～300g。

5. 矿物质

矿物质包括多种元素，它们的用途各不相同。例如，钙是构成人体骨骼、牙齿的主要成分。膳食中的钙大多以不可溶性复合物的形式存在，牛奶及奶制品是膳食钙的最好来源，小学生每天应至少摄入相当于300g鲜奶的奶及奶制品；磷是人体必需常量元素，能够维持生物膜正常结构，磷常与蛋白质并存，肉、蛋、奶等富含蛋白质食物都富含磷，海产品、大豆类、坚果含磷也较高；钾能维持细胞正常渗透压和酸碱平衡，蔬菜和水果是钾最好的来源。6～10岁学龄儿童每天蔬菜摄入量至少达到300g，水果150～200g；11～13岁学龄儿童每天蔬菜摄入量应达到400～450g，水果200～300g。

6. 维生素

小学生的膳食中很容易缺乏维生素。维生素分为脂溶性维生素和水溶性维生素两类，前者包括维生素A、维生素D、维生素E和维生素K，后者包括维生素B_1、维生素B_2、维生素B_6、维生素B_{12}、维生素C、烟酸、叶酸、泛酸、生物素等。人体对于维生素的需要量很少，与饥饱感觉无关，却起着调节生命活动的重要作用。

7. 水

水不仅是食物的基本成分，更是组成人体的重要物质，在所有营养物质代谢和生命活动中发挥着必不可少的作用。小学生的身体里，大约70%都是水。低身体活动的6岁学龄儿童每天至少饮水800mL，一天中饮用水和整体膳食水（包括食物中的水、汤、粥、奶等）摄入量共计为1600mL；7～10岁学龄儿童每天至少饮水1000mL，一天中饮用水和整体膳食水摄入量共计为1800mL，在高温或高身体活动水平的条件下，应适当增加饮水量；11～13岁男童至少饮水1300mL，女童1100mL，11～13岁男童一天中饮用水和整体膳食水摄入量共计2300mL，女童为2000mL，在高温或高身体活动水平的条件下，应当适当增加饮水量。

8. 其他膳食成分

其他膳食成分是指除了营养素之外存在于蔬菜、水果、坚果等植物类食物中的化合物，包括膳食纤维和植物化学物，如黄酮类、多酚类、萜类、有机酸类、生物碱、含氮或含硫化合物等。

三、小学生合理膳食

小学生正处于身心发展的关键时期，6～11/12 岁是青少年一生中生长发育的关键阶段，对营养的需求较高，需要充足的营养来满足生理、心理及智力等一系列变化。但是，水产品类、奶及奶制品、大豆类及其制品、蔬菜水果类摄入不足，畜禽肉类、盐摄入过多，偏食、挑食等不良饮食习惯在他们中普遍存在。有的不吃肉，会因蛋白质-能量营养不良而发育迟缓；有的不吃蔬菜，会引起多种维生素和矿物质的缺乏而不利于食物消化、吸收；有的不吃早饭，爱吃零食，爱吃高糖、高盐、高脂肪的快餐食品，导致营养不均衡。多项研究表明，小学生龋齿、肥胖、超重检出率总体呈上升趋势，高血脂、高血压、糖尿病等这些往日不太可能发生在小学生身上的慢性疾病也越来越多。这些不良现象严重影响小学生的健康成长，导致生理、体格和智力发育迟缓，智力活动和学习耐受力下降。营养不良和营养相对过剩都是不可取的。只有科学合理的饮食，才能有效提供健康成长所需的营养，从而促进学生身心发育、体质强壮、精力充沛、情绪乐观，以积极阳光的状态投入学习。

按照"营养、卫生、科学、合理"的配餐原则，实现食物营养成分的互补，达到平衡膳食、合理营养，必须坚持做到以下几点。

1. 食物多样，合理搭配

食物多样、谷类为主是小学生均衡膳食的基础。小学生每日膳食应包括谷薯类，蔬菜、水果类，畜、禽、鱼、蛋，奶类，大豆、坚果类以及烹调用油、盐。达到每天摄入 12 种以上食物，每周 25 种以上。谷类为主是平衡膳食的重要特征，应该包括适量的粗杂粮和全谷类。

2. 多吃蔬菜、水果、奶类、全谷、大豆

蔬菜、水果、奶类和大豆及其制品是平衡膳食的重要组成部分，坚果是膳食的有益补充。蔬菜、水果是维生素、矿物质、膳食纤维和植物化学物的重要来源。奶制品和大豆类含有丰富的钙，是优质蛋白质和 B 族维生素的良好来源，对降低慢性病的发病风险具有重要作用。建议小学生餐餐有蔬菜，每天摄入量不少于 300g；天天吃水果，每天摄入 200～350g 新鲜水果，果汁不能代替新鲜水果；日日都喝奶，小学生每天应摄入 300mL 及以上液体奶或相当量的奶制品，把奶制品当作日常膳食中不可缺少的组成部分，将奶制品作为一日三餐应吃的食物；常常吃全谷物、豆制品，适量吃坚果。

3. 适量吃鱼、禽、蛋、瘦肉

鱼、禽、蛋和瘦肉富含优质蛋白质、脂类、脂溶性维生素、B 族维生素和矿物质等，是小学生均衡膳食的重要组成部分。但这些食物有的含有较高的脂肪和胆固醇，摄入过多可增加肥胖发病风险，因此摄入量要适当。要摄入不同种类及烹调方式的鱼、禽、蛋和瘦肉，强调畜肉以瘦肉为主，少吃或不吃肥肉及腌肉、腊肉等。

4. 少油少盐，控糖限脂

烹调油、食盐和游离糖摄入过多，会增加肥胖、心脑血管疾病等慢性病的发病风险。建议小学生要摄入较少含盐食品，培养清淡饮食习惯；控制糖的摄入，少吃糖果、糕点、蜜饯等食物，不喝含糖饮料，更不能用含糖饮料代替水；尽量少吃油炸食品，比如炸鸡腿、炸薯条、油条等；尽量避免含反式脂肪酸食品的摄入，比如一些奶油蛋糕、饼干、面包等。

5. 规律进食，吃好早餐

规律进食是实现合理膳食的前提。做到三餐规律，定时定量，尤其重视早餐质量，早餐食物品种要多样，尽量色彩丰富，适当变换口味，提高儿童食欲，进餐时间最好在 15～20 分钟之间。早餐食物量要充足，提供的能量和营养素应占全天的 25％～30％，午餐占 30％～40％，晚餐占 30％～35％。根据季节特点和饮食习惯，选择营养均衡又美味的早餐。做到不偏食、不挑食、不过度节食、不暴饮暴食。可在两餐之间吃少量的零食，选择清洁卫生、营养丰富的食物做零食。

第二节　中学生营养需求与膳食指导

一、中学生生理特点

中学生年龄大致在 12～18 岁，正处于青春发育期及少年期，一般来说，女生从 12 岁、男生从 14 岁开始进入青春期。这一时期也是个体生长发育的第二个高峰期。中学生生理变化是心理变化发展的重要原因和条件。要把握中学生的心理特征，首先就要了解他们的生理特征。中学生生理发育最主要的特点就是日趋成熟，他们生理机能的变化涉及很多方面，归结起来主要有"三大变化"：一是身体外形的变化；二是内脏机能的健全；三是第二性征的出现。

1. 身体外形的变化

受内分泌系统的影响，中学生的身体外形在四五年之内发生急剧变化，身高、体重、胸围、头围、肩宽和骨盆等都加速增长，骨架粗大、肌肉壮实，外形、外貌以及外部行为动作也随之变化。以身高、体重为例，中学生的身高每年少则增长 2～8cm，多则增长 10～12cm；体重一般每年增加 2～5kg，突出的可增加 8～10kg。

2. 内脏机能的健全

中学生身体内部各器官、系统的机能迅速增强，并逐步趋向成熟。以脑和神经系统的发育为例，在青春发育前期，大脑重量和体积的增加较前减少，但内部结构复杂程度加深，大脑皮质的沟回组织和神经细胞已经完善，高级神经活动的兴奋和抑制过程逐步平衡，特别是内抑制机能逐渐发育成熟；到青春发育后期，第二信号系统占据优势地位，在概括和调节功能上也有显著发展。脑和神经系统的基本成熟为中学生心理的渐趋成熟提供了物质前提和可能性，但中学生毕竟处于从不成熟向成熟的过渡阶段，脑和神经系统尚需进一步发育。从心脏形态、恒定性、血压和脉搏等指标变化来看，中学生心脏的发育日渐接近成人，大致在 20 岁以后趋向稳定。

3. 第二性征的出现

第二性征的出现是中学生外形剧变的又一表现，所谓第二性征是指性发育的外部特征。如男孩子开始出现喉结突出、声音变粗或嘶哑、生长胡须及腋毛和第一次遗精等，女孩子出现乳头突起、声调变高、乳房隆起、脂肪增多、生长腋毛及阴毛和第一次月经出现。人体内部发育成熟最晚的部分是性器官，性成熟则标志着人体器官全部接近发育成熟，中学时期是人的性功能发育最快的关键阶段。性器官和性机能的发育成熟，对中学生的心理发展有重大影响。一方面，它刺激了中学生成熟意识的觉醒；另一方面，也给中学生带来很多异性交往和性心理卫生方面的问题。

二、中学生营养需求

随着国民经济的发展，人民生活水平不断提高，我国中小学生的膳食营养状况有了很大的改善。中学阶段正处于青少年生长发育的高峰期，人体各个部位都在加速生长，各项身体系统都趋向完善和成熟。在这一时期，如果出现营养不均衡就会直接影响到中学生的智力和体能发育。这个时期是个体获取知识和生长发育最为重要的时刻，新陈代谢旺盛，生长发育较快，所需要的营养素和能量也比成年人高，因此，中学生要注意饮食，按时吃饭，保证营养均衡，摄入充足的蛋白质、脂肪以及糖类，同时也要适当摄取纤维素、矿物质、维生素等。只有丰富食物种类，提高食物多样性，才能使膳食中的产能营养素达到理想范围。所以，中学生时期摄取适量的能量，保证饮食平衡、合理对青少年的健康发展至关重要。

1. 能量

人体通过摄取食物中的产能营养素（包括碳水化合物、脂肪和蛋白质）来获取能量，以维持机体的各种生理功能和生命活动。人体每日能量消耗主要包括基础代谢、体力活动和食物热效应三方面。中学生能量需要水平为 2000～2400kcal/d，所摄取的营养不仅要维持生命，更重要的是要满足生长发育的需要。生长发育期间，机体合成代谢旺盛，超过分解代谢。因此，所需的能量和各种营养素的量相对比成人高。

2. 蛋白质

蛋白质是组成人体细胞、组织的重要成分，机体所有重要的组成部分都需要蛋白质的参与。蛋白质的主要生理功能：人体重要的组成成分，促进机体生长或修补、更新人体组织；构成人体细胞和组织不可缺少的物质，是人体中氮的唯一来源；参与体内重要物质的组成，如构成酶、激素和抗体，调节机体各种生理过程；提供能量，参与体内水分的正常分布、体液酸碱平衡的调节，以及遗传信息的传递等生理过程。生长发育中中学生的能量、蛋白质均处于正平衡状态，对能量、蛋白质的需要量与生长发育速率相一致，蛋白质的 RNI（推荐摄入量）男生为 65～75g/d，女生为 60g/d。

3. 脂肪

人类的膳食脂肪来源主要是动物性脂肪和植物性脂肪。脂肪对人体的作用主要有四个方面：供给人体能量、构成身体组织和生物活性物质、调节生理机能、保护内脏器官。此外，还有滋润皮肤、防震、溶解营养素的作用。推荐中学生脂肪摄入量为所需能量的 20%～30%，植物油和动物脂肪的比例为 2∶1。人体所需要的脂类主要来源于各种植物油和动物脂肪。植物油料以大豆、花生等含油量高，且含有丰富的必需脂肪酸，大豆、麦胚和花生等含磷脂多。动物脂肪含饱和脂肪酸和单不饱和脂肪酸相对较多，多不饱和脂肪酸含量较少。畜肉类的贮存脂中含大量脂肪，动物的脑、心、肝中含丰富的磷脂及胆固醇，奶及蛋黄也含有较多的磷脂和胆固醇且易于吸收。

4. 碳水化合物

碳水化合物是自然界最丰富的有机物，构成大部分食物，由碳水化合物提供的能量占总能量的 50%～65%。可消化利用的碳水化合物主要是指单糖、双糖、麦芽糖、淀粉类多糖，在食物中含量较高，也是人体膳食摄取量最高的一类碳水化合物，是人体能量的主要来源。膳食中碳水化合物的主要来源是淀粉类多糖，主要存在于植物性食物中。重要的食物来源是粮谷类、薯类、根茎类、豆类，坚果类（栗子等）含淀粉较高，一般蔬菜、水果含一定量的双糖、单糖。

5. 矿物质

矿物质是人体必需的元素，是自身无法产生、合成的，矿物质每天的需要量也是基本确定的，但随年龄、性别、身体状况、环境、工作状况等因素有所不同。在人体的新陈代谢过程中，每天都有一定数量的矿物质通过粪便、尿液、汗液等途径排出体外，因此必须通过饮食予以补充。但是，由于某些微量元素在体内的生理作用剂量与中毒剂量非常接近，因此过量摄入不但无益反而有害。

钙是人体含量最多的矿物质元素，占成人体重的 $1.5\% \sim 2.0\%$。中学生骨骼生长迅速，这一时期骨量的增加量占到成年期的 45% 左右。中学生的钙营养状况决定成年后的峰值骨量，每天钙摄入量高的中学生骨量和骨密度均高于钙摄入量低者，$12 \sim 17$ 岁学生钙的 RNI 为 $1000mg/d$。

铁是人体合成血红蛋白最重要的元素，它是构成肌红蛋白、血红蛋白、细胞色素的主要成分，也是人体必需的微量元素。铁缺乏或过量都是对身体有害的，要保持正常摄入量的铁才能保证人体的健康。另外，青春期女生还要从月经中丢失大量铁，因此需要通过膳食增加铁的摄入量。

锌对生长发育、免疫功能、物质代谢和生殖功能等均具有重要的作用。由于生长发育迅速，特别是肌肉组织的迅速增加以及性的成熟，青少年体内锌的储存量增多，因此需要增加锌的摄入量，而肉类、海产品、蛋类等都是锌的良好来源。

碘在体内主要参与甲状腺素的合成，其生理功能主要通过甲状腺素的生理作用显示出来，迄今尚未发现碘除参与甲状腺素合成以外的其他独立生理作用。青春期碘缺乏所致的甲状腺肿发病率较高，故这一时期应注意保证碘的摄入。

6. 维生素

维生素是维持身体健康所必需的一类有机化合物。这类物质在体内既不是构成身体组织的原料，也不是能量的来源，而是一类调节物质，在物质代谢中起重要作用。这类物质由于体内不能合成或合成量不足，所以虽然需要量很少，但必须经常由食物供给。脂溶性维生素是指不溶于水而溶于脂肪及有机溶剂（如苯、乙醚及氯仿等）的维生素，包括维生素 A、维生素 D、维生素 E、维生素 K。水溶性维生素是指可溶于水的维生素，包括 B 族维生素（维生素 B_1、维生素 B_2、烟酸、维生素 B_6、叶酸、维生素 B_{12}、泛酸、生物素等）和维生素 C。

维生素 A 良好的来源是各种动物肝脏、鱼肝油、鱼卵、全奶、奶油、禽蛋等。维生素 D 主要存在于海水鱼（如沙丁鱼）、动物肝脏、蛋黄等动物性食物及鱼肝油制剂中。维生素 E 在自然界中分布甚广，一般情况下不会缺乏。维生素 E 含量丰富的食物有植物油、麦胚、坚果、种子类、豆类及其他谷类胚芽；蛋类、肉类、鱼类、水果及蔬菜中含量甚少。

维生素 B_1 广泛存在于天然食物中，含量丰富的食物有谷类、豆类及干果类，动物内脏（肝、心、肾）、瘦肉、禽蛋中含量也较多。日常膳食中维生素 B_1 主要来自谷类食物，多存在于表皮和胚芽中，如米、面碾磨过于精细，可造成维生素 B_1 大量损失。维生素 B_2 广泛存在于动植物性食物中，动物性食物较植物性食物含量高。动物的肝脏、肾脏、心脏，乳汁及蛋类含量尤为丰富；植物性食物以绿色蔬菜、豆类含量较高，而谷类含量较少。维生素 C 主要来源于新鲜蔬菜和水果，含量较丰富的蔬菜有辣椒、番茄、油菜、卷心菜、花椰菜和芥菜等。维生素 C 含量较多的水果有樱桃、石榴、柑橘、柠檬、柚子和草莓等，而苹果和梨含量较少。某些野菜、野果中维生素 C 含量尤为丰富，如苋菜、苜蓿、刺梨、沙棘、猕猴桃和酸枣等。特别是枣、刺梨等水果中含有生物类黄酮，对维生素 C 的稳定性具有保护作用。推荐中学生天天吃水果，注意果汁不能代替鲜果。其他的营养素推荐摄入量参照《中国居民膳食营养素参考摄入量（2023 版）》。

7. 水

水是构成人体成分的重要物质并发挥着多种生理作用。水摄入和排出的平衡可以维护机体适宜的水合状态和健康。推荐每天主动、足量饮水。男生每天至少饮水 1400mL，女生 1200mL；男生一天中饮用水和整体膳食水摄入量共计为 2500mL，女生为 2200mL。在高温或中高强度身体活动后，应适当增加饮水量。

三、中学生合理膳食

全球儿童、青少年营养不良是一个引人关注的公共卫生问题。儿童、青少年长期营养不良将会影响其大脑和身体的发育，使其免疫力下降，增加感染疾病的风险。消瘦和超重、肥胖都是营养不良的表现形式，近 20 年来，消瘦仍然是我国 6～17 岁儿童和青少年主要的营养不良问题，而且超重率和肥胖率都呈增加的趋势。《国民营养计划（2017—2030 年）》要求进一步降低儿童生长迟缓率，有效控制学生肥胖率上升趋势。因此应鼓励中小学生树立科学的膳食观，培养不挑食、不偏食、适量吃零食和定时定量进餐的良好饮食习惯。

1. 饮食多样化

食物多样是平衡膳食模式的基本原则，食物多样才能保障膳食能量平衡。蛋白质、脂肪和碳水化合物为宏量营养素，在体内代谢过程中可产生能量，也被称为"产能营养素"。它们也是人体必需的营养素，具有重要的生理作用。

平衡膳食是由以下几大类食物合理搭配而组成的，这几类食物提供人体必需的六大营养素，即蛋白质、脂肪、碳水化合物、无机盐、维生素和水。它们行使着为机体组织提供能量、调节生理机能的作用。其中大量矿物质（钙、铁等）及部分维生素有利于机体脂肪代谢分解以及肥胖的预防。同时，矿物质还可使大脑保持灵活。

（1）谷薯类食物：中学生对能量的需要高于成人，且男生高于女生。因此，中学生应以谷类为主，多吃谷类，以供给身体充足的能量，包括米饭、馒头、面条、玉米、红薯等。谷类为主是平衡膳食模式的重要特征，建议谷类摄入 250～300g/d，其中包含全谷物和杂豆类 50～100g/d，薯类摄入 50～100g/d。

（2）蔬菜、水果类食物：蔬菜和水果含有大量人体所需的维生素、矿物质、膳食纤维和植物化学物，它们水分多、能量低，且是人体维生素 C、β-胡萝卜素的重要来源，所以，中学生多吃蔬菜和水果利于健康。蔬菜类推荐量为 450～500g/d，水果类 300～350g/d。

（3）禽畜肉类、水产品及蛋类：鱼、禽、蛋和瘦肉均属于动物性食物，可以平衡膳食，保障人体健康，因为这些食物中含有丰富的优质蛋白、脂类化合物、脂溶性维生素、B 族维生素和矿物质，但也含有较多的脂肪和胆固醇，因此应适量食用。畜禽肉类、水产品及蛋类可提供人体所需要的优质蛋白质、维生素 A、B 族维生素等，有些也含有较高的脂肪和胆固醇。动物性食物优选鱼和禽类，这两类食物脂肪含量相对较低，鱼类含有较多的不饱和脂肪酸。蛋类各种营养成分齐全，瘦肉脂肪含量较低。过多食用烟熏和腌制肉类可增加部分肿瘤的发生风险，应当少吃。推荐摄入畜禽肉 50～75g/d，水产品 50～75g/d，蛋类 50g/d。

（4）奶类及奶制品和大豆及坚果类：奶类及奶制品含有丰富的钙，是优质蛋白质和 B 族维生素的良好来源，可促进骨骼健康。应该从小养成饮用牛奶、早餐吃奶酪、喝酸奶等习惯，增加钙、优质蛋白质和微量营养素的来源。奶类及奶制品和大豆及坚果类富含钙、优质蛋白质和 B 族维生素，为身体组织、器官生长提供原料，并对降低慢性病的发病风险具有重要作用。《中国学龄儿童膳食指南（2022）》指出中学生每天应该摄入奶及奶制品至少 300g，每周大豆摄入 105～175g，其他豆制品摄入量需按蛋白质含量与大豆进行折算，每周摄入坚果 50～70g。

（5）烹调油和盐：中学生食盐、烹调油和脂肪摄入过多，容易导致肥胖，增加青少年慢性疾病的发生风险，因此建议少油、少盐。中学阶段青少年每天食盐摄入量不应超过 5g，烹调油摄入量为 25～30g。

（6）足量饮水：水是机体健康的基本保障，有助于维持身体活动和认知能力。中学生应少量多次饮水，每天 800～1400mL，首选白开水。常喝含糖饮料会增加龋齿、肥胖的发生风险，学生饮酒易引起酒精中毒及脏器功能损害，并导致学习能力下降，产生暴力或者攻击他人的行为，因此应不喝或少喝含糖饮料，禁止饮酒。

2. 搭配合理化

合理搭配是平衡膳食的保障，合理搭配是指食物种类和重量的合理化，膳食的营养价值通过合理搭配而提高和优化。中学生在长身体的过程中，要摄入充足的蛋白质、脂肪以及碳水化合物，同时也要适当摄取纤维素、矿物质、维生素等。每天的膳食应合理组合和搭配，平衡膳食模式使碳水化合物供能占膳食总能量的 50％～65％，蛋白质占 10％～15％，脂肪占 20％～30％。

（1）中学生时期摄取适量的能量，保证饮食平衡、合理非常重要。中学期间比较需要增加的是蛋白质，每日补充量要在 80～90g 之间，当中的优质蛋白占比应在 40％～50％以上，并且三餐中应该包含足够的豆类制品、动物性食物等。要少喝甜饮料、多喝奶，在完整水果吃不够的情况下可以喝纯果汁。

（2）钙、磷、锌、铁等矿物质对中学生身体的生长发育也有很大的好处。

（3）应培养清淡饮食习惯，过多摄入添加糖可增加龋齿和超重的发生风险，建议不喝或少喝含糖饮料。儿童、青少年不应饮酒。

3. 三餐科学化

中学生时期，规律进餐非常重要，一日三餐是中学生正常生长发育的物质基础，尽量科学化安排三餐，吃营养充足的早餐可以改善认知能力，降低超重、肥胖的发生风险。做到清淡饮食、定时定量、饮食有度、不挑食偏食、不暴饮暴食，养成健康饮食行为，以促进身体正常发育。

（1）三餐能量：早餐提供的能量应占全天总能量的 $25\% \sim 30\%$，午餐占 $30\% \sim 40\%$，晚餐占 $30\% \sim 35\%$。只有一日三餐的食物多样，才有可能达到平衡膳食。按照一日三餐分配食物品种数，早餐至少摄入 $3 \sim 5$ 种，午餐摄入 $4 \sim 6$ 种，晚餐 $4 \sim 5$ 种，加上零食 $1 \sim 2$ 种。

（2）早餐吃得好：保证每天吃早餐，应在 6：30～8：30 之间吃早餐，留出充足的就餐时间，最好在 $15 \sim 20$ 分钟之间。食物应包括谷薯类、蔬菜水果、动物性食物及奶类、大豆和坚果等四类食物中的三类及以上。食物品种要多样，尽量色彩丰富，适当变换口味，提高食欲。

（3）午餐吃得饱：为了保证下午的能量所需和满足一个人的饱腹感，午餐一定要吃饱。当然这里说的饱，不是暴饮暴食，而是有个八九分饱，甚至七八分饱就可以了。午餐吃得饱，不仅符合生理要求，也符合中国人的生活习惯。

（4）晚餐吃得少：一般要求晚餐所供给的能量以不超过全日膳食总能量的 30% 为宜。晚餐过饱，血液中糖、氨基酸、脂肪酸的浓度就会增高，晚饭后人们的活动量往往较小，能量消耗少，上述物质便在胰岛素的作用下转变为脂肪，过多的脂肪堆积容易造成肥胖。

（5）中学生上午学习的时间较久，在 $4 \sim 5$ 小时之间，同时，上午往往会有课间运动，例如健美操、广播体操等，会消耗较多的能量，一旦不吃早餐或者早餐饮食能量不够，就会影响学习，对身体发育不利。不吃早餐不但会使人一整天无精打采，久而久之，还会影响正常人的身体健康，特别是对于青少年的身体健康、学习状态会产生一定的影响。小时候不重视早餐习惯的养成，在长大后很难养成坚持吃早餐的习惯。因此，中学生吃早餐非常重要。

4. 保证食物安全

食物不得含有对人体造成危害的各种有害因素，且应保持食物的新鲜、卫生，以确保学生的生命安全。食品中的微生物及其毒素、食品添加剂、化学物质以及农药残留等均应符合食品安全国家标准的规定。一旦食物受到有害物质污染或发生腐败变质，食物中营养素就会受到破坏，不仅不能满足机体的营养需要，还会造成人体急、慢性中毒，甚至致癌。

5. 科学的烹调加工

食物经科学加工与烹调的目的在于消除食物中的抗营养因子和有害微生物、提高食物的消化率、改变食物的感官性状和促进食欲。因此，加工与烹调时，应最大限度地减少营养素的损失，提高食物的消化吸收率，改善食物的感官性状，增进食欲，消除食物中的抗营养因子、有害化学物质和微生物。

6. 合理选择零食

中学生可在两餐之间吃少量的零食，但不能用零食代替正餐。特别是 14～18 岁青少年身体需要的营养会有一个较大的提高，不要把有限的饭量放到添加了糖和油的零食上，而是用在蔬、果、肉、蛋、奶这些营养丰富的食物上。并且在这个阶段的女生要适当多吃肉。

（1）选择清洁卫生、营养丰富、正餐不容易吃到的一些食物作为零食。如原味坚果、新鲜水果、奶及奶制品等。

（2）食用零食频率较高会导致肥胖的发生，不同的性别在食用零食的频率上不存在差异。有营养专家指出，适当地食用零食可以使各种营养素得到补充，但是过度食用就会导致体重上升、营养素摄入不均衡等现象发生。

（3）含盐、油或添加高糖的食品不宜作为零食，如辣条、薯条、薯片等，也不能把无生产日期、无质量合格证或无生产厂家信息的"三无"产品作为零食。

（4）吃零食的时间不宜离正餐时间太近，可在两餐间吃零食。零食和正餐最好间隔 1 小时以上，睡前半小时最好不要吃零食。

（5）看电视或其他视屏时不宜吃零食，玩耍时也不宜吃零食。吃完零食要及时漱口，注意口腔卫生。吃零食的量不宜过多，以不影响正餐的食欲为宜，零食提供的能量不要超过每日总能量的 10%。

7. 减少在外就餐

在外就餐时常吃快餐特别是西式快餐，是诱发儿童超重、肥胖的饮食因素之一。应尽量在家就餐，减少在外就餐。在外就餐时，应选择食品安全状况良好、卫生信誉度在 B 级及以上的餐饮服务单位。点餐时，应注意食物多样、合理搭配，选择含蔬菜、水果相对丰富的菜品；少吃高盐、高糖或高脂肪的食物，如汉堡、薯条等。应做到有序、按时就餐，不挑食、偏食，避免食物浪费。

第三节 大学生营养需求与膳食指导

一、大学生生理特点

大学生，一般年龄是 18 岁至 25 岁。青春期，是指个体机能从还没有成熟到成熟的阶段，一般是在 10～20 岁之间，从这一个概念出发，大学生普遍处于青春期的后期。在这一阶段，大学生的生理特点大致可以分为以下几点。

1. 身体外部基本发育成熟

大学时期是身体发育的关键时期，在身体形态方面，身高、体重、胸围、肩宽和骨盆都有较大的增长。身体各部分的比例关系达到正常、匀称，显示出青年特有的魅力。

2. 身体内部各器官发育渐趋稳定

（1）内脏机能显著增强：大学期间，学生们体内组织和器官的机能逐步成熟。脉搏频率日趋稳定并趋下降；血压处于正常；肺泡面积、容量增大，肺呼吸由浅而快变得深而缓；胃部容积增大，肌肉的蠕动力加大，胃液分泌活跃；肠的长度和容量都有所增加，食欲增大，消化力加强。

（2）神经系统发育成熟：内分泌及神经系统是控制全身功能的系统。大脑皮质细胞活动增强，大脑发育逐渐成熟。大学生正处在脑细胞建立联系的上升期，经过教学训练，特别是专业学习，皮质细胞活动量迅速增加，神经细胞联系扩大，脑回深化，第二信号系统最高调节能力大大增强，第一信号系统和第二信号系统之间的沟通和联系更为完善，为思维发展创造了良好的物质条件。所以大学时期是智力水平增高、记忆功能增强、抽象思维获得重大发展、分析综合能力明显提高的时期。

3. 身体各部分系统机制都达到最佳水平

大学生身体各部分的长度、宽度、围度的生长发育基本完成，各部分的受力及运动负荷接近或达到最佳水平，为身体形态均衡发展提供了物质前提。

4. 性器官发育成熟

大学生青春后期的到来，标志着性成熟的开始。进入青春后期后，性成熟引起身体外部的一些生理变化。男性表现为喉结突出、声音变粗、发音低沉和开始长出胡须；女性表现出明显的身体曲线，声音变高、皮下脂肪沉积、皮肤光泽增加、体态丰满。所有这些变化，意味着生殖器官的成熟。这一时期，大学生开始对异性产生好奇、爱慕、关注和吸引的情感。为此，多数学生渴望与异性交往，寻求自己理想的恋爱对象，希望建立深厚的感情。

二、大学生的营养需求

大学生作为国家的未来与希望，其营养健康状况及身体素质和国家发展密切相关。大学时期处于一生中生长发育的中后期，同时也是个体健康饮食习惯形成的重要阶段。这一时期是生长发育最为完善的时期，生理和心理的变化较为复杂。虽然身体各方面相对于青春期已经发育成熟，但仍需要更多的营养，需要更多的动力去支持身体器官的日常运行，这些动力来自于能量和营养，因此更需要日常饮食的摄入，获得合理的营养。况且，大学生这一社会特殊群体，是处于社会新技术、新思想的前沿群体，是国家培养高级专门人才的有力后备军，面临着艰巨的学习任务，在脑力和体力两方面都要求严格，思维能力活跃而敏捷，是生长发育和获取知识的重要时期。在这一时期，营养状况的优良以及是否懂得科学饮食将直接关系到进入社会后的工作能力。

根据以上对大学生生理特点的分析，可以得出结论：大学生处于青春期后期，同样需要很多的营养。那具体有哪些呢？

1. 碳水化合物、脂肪、蛋白质

碳水化合物、脂肪、蛋白质是人体的三大营养物质，它们供给机体能量，以维持人体日常生活运行。大学生学业繁重，大部分学生除了本专业学习，还忙于各种社团组织、第二专业或外出实习，经常往返于学校和实习地之间。对于这些情况，如果没有充足的精力是很难完成的。因此，大学生需要充足的营养物质，也就是碳水化合物、脂肪、蛋白质。

碳水化合物是最早被发现的营养素之一，广泛存在于动植物中，包括构成结构的骨架物质如膳食纤维、果胶、糖胺聚糖和几丁质，以及为能量代谢提供原料的物质如淀粉、糊精和糖原等。碳水化合物是人类膳食能量的主要来源，对人类营养有着重要作用。

脂类包括脂肪和类脂，是一类化学结构相似或完全不同的有机化合物。人体脂类总量占体重的 $10\%\sim20\%$。脂肪又称甘油三酯，是体内重要的储能和供能物质，约占体内脂类总量的 95%；类脂主要包括磷脂和固醇类，约占全身脂类总量的 5%，是细胞膜、机体组织和器官，尤其是神经组织的重要组成成分。脂类也是膳食中重要的营养素，烹调时赋予食物特殊的色、香、味，增进食欲，适量摄入对满足机体生理需要，促进维生素 A、维生素 E 等脂溶性维生素的吸收和利用，维持人体健康发挥着重要作用。大学生是典型的脑力劳动者，非常需要卵磷脂。大学生面对考试，经常会用脑过度，出现头痛、记忆力衰退等问题。卵磷脂是构成神经细胞和脑细胞代谢的重要物质，以脑力劳动为主的工作者要注意卵磷脂的摄入。

蛋白质是机体细胞、组织和器官的重要组成成分，是一切生命的物质基础；而一切生命的表现形式，本质上都是蛋白质功能的体现，没有蛋白质就没有生命。一个体重 70kg 的健康成年男性体内大约含有 12kg 蛋白质。人体内的蛋白质始终处于不断分解和不断合成的动态平衡之中，从而达到组织蛋白质更新和修复的目的。一般来说，成人体内每天约有 3% 的蛋白质被更新，肠道和骨髓内的蛋白质更新速度较快。

我国成年人膳食中碳水化合物提供的能量应占总能量的 $50\%\sim65\%$，脂肪占 $20\%\sim30\%$，蛋白质占 $10\%\sim20\%$ 为宜。成年人脂肪摄入量不宜超过总能量的 30%。

2. 矿物质

矿物质与蛋白质、脂肪和碳水化合物等营养素不同，不能在体内合成，必须从外界摄取，且每天都有一定量的矿物质随尿液、粪便、汗液、毛发、指甲、上皮细胞脱落以及月经、哺乳等过程排出体外。因此，为满足机体的需要，矿物质必须不断地从饮食中得到补充。

（1）钙：钙是人体含量最多的矿物质元素，占成人体重的 1.5%～2.0%。其中约 99% 的钙元素集中在骨骼和牙齿中；其余 1% 的钙分布于软组织、细胞外液和血液中，统称为混溶钙池。人体血液中的总钙浓度为 2.25～2.75mmol/L，其中 46.0% 为蛋白结合钙，包括白蛋白结合钙和球蛋白结合钙，6.5% 为与柠檬酸或无机酸结合的复合钙，其余 47.5% 为离子化钙。大学生处于青春期后期，身体还在成长，钙元素对大学生的身体发育和适应繁重的学习任务具有重要意义。钙摄入不足者易患龋齿，影响牙齿质量，还容易出现疼痛等症状。我国居民膳食以谷类食物为主，蔬菜摄入也较多，由于植物性食物中草酸、植酸及膳食纤维等含量较多，影响钙的吸收，因此 2023 年中国营养学会推荐成人钙的 RNI 为 800mg/d，UL 为 2000mg/d。

（2）铁：铁是人体重要的必需微量元素，是活体组织的组成成分。体内铁的水平随年龄、性别、营养状况和健康状况的不同而异，人体铁缺乏仍然是世界性的主要营养问题之一。此外，铁过多的危害也愈来愈受到重视。由于铁既是细胞的必需元素，又对细胞有潜在的毒性作用，因此需要有高度精细的复杂调节机制，保证细胞对铁的需求同时防止发生铁过量。食物中的铁主要在十二指肠和空肠上端被吸收，胃和小肠的其余部分也吸收少量的铁。

铁的缺乏在女大学生中也较为多见，因为生理特点而造成的血液损失，使得身体对铁的需要量增多，容易引起缺铁性贫血，所以大学生尤其是女大学生应注意铁的摄入。混合膳食中铁的平均吸收率为 10%～20%。健康的成年女性，月经期间每日约损失 0.65mg 铁，故每日铁的参考摄入量应高于健康的成年男性。中国营养学会推荐成人膳食铁的 RNI 为男性 12mg/d、女性（有月经者）18mg/d，UL 为 42mg/d。成人铁缺乏会出现冷漠呆板、面色苍白、口唇黏膜和眼结膜苍白、疲劳乏力、头晕、心悸、指甲脆薄、反甲、注意力与记忆力调节过程障碍、学习能力降低等症状。

3. 水

水是生命之源，水是否摄入充足、合理，同样影响着一个人身体的好坏。除平时要及时补充水以外，在某些特殊时期，也要注意水的摄入，如熬夜。偶尔熬夜需要注意多喝些白开水，因为熬夜很容易缺水。运动后最好也多喝些白开水，但不可以停止运动后立即放口大喝，要等身体缓下来，再慢慢喝。

4. 维生素

维生素是维持机体生命活动过程所必需的一类微量的低分子有机化合物。维生素一般是以其本体形式或以能被机体利用的前体形式存在于天然食物中。由于大多数的维生素在机体内不能合成，也不能大量储存于机体组织中，虽然需要量很小，但必须由食物提供。少部分的维生素，如烟酸和维生素 D 可由机体合成，维生素 K 和生物素可由肠道细菌合成，但合成的量并不能完全满足机体的需要，因而不能替代从食物中获得这些维生素。

当代大学生学习繁重，用眼过度，所以，大学生保护眼睛迫在眉睫。除日常及时让眼睛休息之外，摄入一些对眼睛有益的维生素也是必须的，如维生素 A、维生素 B_2，这些维生素都具有保护视力的功效。维生素 A 缺乏的早期症状是暗适应能力下降，进一步发展为夜盲症，严重者可致眼干燥症，甚至失明；维生素 B_2 缺乏的症状是眼球结膜充血，角膜周围血管增生，角膜与结膜相连处有时发生水疱，表现为睑缘炎、畏光、视物模糊和流泪等，严重时角膜下部出现溃疡。

我国成人维生素 A 的 RNI，男性为 $710\sim770\mu gRAE/d$，女性为 $600\sim660\mu gRAE/d$。UL 为 $3000\mu gRAE/d$。维生素 A 的安全摄入量范围较小，大量摄入有明显的毒性作用；维生素 A 的毒副作用主要取决于视黄醇的摄入量，也与机体的生理及营养状况有关。β-胡萝卜素是维生素 A 的安全来源。维生素 A 良好的来源是各种动物肝脏、鱼肝油、鱼卵、全奶、奶油、禽蛋等；植物性食物只能提供类胡萝卜素，类胡萝卜素主要存在于深绿色或红、黄、橙色的蔬菜和水果中，如青花菜（即西蓝花）、菠菜、苜蓿、空心菜、莴笋叶、芹菜叶、胡萝卜、豌豆苗、红心红薯、辣椒、芒果、杏及柿子等。除膳食来源之外，维生素 A 补充剂也常使用，应注意的是用量过大不仅没有益处，反而会引起中毒。

《中国居民膳食营养素参考摄入量（2023 版）》中成年人维生素 B_2 的 RNI，男性为 $1.4mg/d$，女性为 $1.2mg/d$。维生素 B_2 广泛存在于动植物性食物中，动物性食物较植物性食物含量高。动物的肝脏、肾脏、心脏，乳汁及蛋类含量尤为丰富；植物性食物以绿色蔬菜、豆类含量较高，而谷类含量较少。

三、大学生合理膳食

合理膳食是免疫系统强大的根本，良好的免疫系统对生存至关重要。不合理的膳食结构及膳食模式是慢性病的诱因之一。人体内无数个细胞不断地进行新陈代谢，每日三餐膳食为其主要营养来源。没有哪种单一食物或补品可以预防疾病并持续有效，但长期规律的合理膳食，包括膳食中充足的营养素，可以帮助支持人类的免疫系统。大量研究表明，免疫系统需要外来的喂养和供给，所有细胞都需要充足和合理的营养才能达到最佳功能，包括免疫系统中的细胞。充足的能量和均衡的营养，是免疫系统保持活力、维持正常功能的根本。

1. 食物多样，合理搭配

平衡膳食模式是最大程度上保障人类营养需要和健康的基础，食物多样是平衡膳食模式的基本原则。多样的食物应包括谷薯类、蔬菜水果类、畜禽鱼蛋奶类、大豆坚果类等。建议平均每天摄入 12 种以上食物，每周 25 种以上，烹调油和调味品不计算在内。只有一日三餐的食物多样，才有可能达到平衡膳食。按照一日三餐分配食物品种数，早餐至少摄入 3～5 种，午餐摄入 4～6 种，晚餐 4～5 种，加上零食 1～2 种。

谷类是膳食中的主食，含有丰富的碳水化合物，是最经济的膳食能量来源（应占总能量 50%～65%），也是 B 族维生素、矿物质、蛋白质和膳食纤维的重要来源。与精制米面相比，全谷物和杂豆可提供更多的 B 族维生素、矿物质、膳食纤维等营养成分，对降低肥胖、2 型糖病、心血管疾病、肿瘤等膳食相关疾病的发生风险具有重要作用。薯类含有丰富的淀粉、膳食纤维，并含有维生素、矿物质。因此，每天宜摄入一定量的全谷物、杂豆类及薯类食物。谷类为主是平衡膳食模式的重要特征，建议平均每天摄入谷类食物 200～300g，其中全谷物和杂豆类 50～150g，薯类 50～100g。每天的膳食应合理组合和搭配，平衡膳食模式中碳水化合物供能占膳食总能量的 50%～65%，蛋白质占 10%～20%，脂肪占 20%～30%。

合理搭配是实现平衡膳食的关键，只有将各类食物的品种和数量合理搭配才能实现平衡膳食的目标。

2. 吃动平衡，健康体重

目前，成年人超重和肥胖率达 50.7%。体重是评价人体营养和健康状况的重要指标，运动和膳食平衡是保持健康体重的关键。大学生应该坚持每天运动、维持能量平衡、保持健康体重。体重过低和过高均易增加疾病的发生风险，推荐大学生每周应至少进行 5 天中等强度身体活动，累计 150 分钟以上；坚持日常身体活动，主动身体活动最好每天 6000 步；注意减少久坐时间，每小时起来动一动，动则有益。充足的身体活动不仅有助于保持健康体重，还能够增强体质，同时有助于调节心理平衡，减轻压力，缓解抑郁和焦虑，改善认知、睡眠和生活质量。

能量消耗的三个主要部分（基础代谢、身体活动和食物热效应），身体活动是变化最大、可以自我调节的能量消耗，因此必须充分重视身体活动，才能达到吃动平衡。成年人能量代谢的最佳状态是达到能量摄入与能量消耗的平衡。这种平衡能使机体保持健康并胜任必要的生活活动和社会活动。能量代谢失衡，即能量过剩或缺乏都对身体健康不利。

体重变化是判断一段时期内能量平衡与否最简便易行的指标，也是判断吃动是否平衡的指标。每个人可根据自身体重的变化情况适当调整食物的摄入量和身体活动量。如果发现体重持续增加或减轻，就应引起重视。目前常用的判断健康体重的指标是体质指数（BMI），也称体重指数。它的计算方法是用体重（kg）除以身高（m）的平方。一般人群 BMI 和人体脂肪含量（%）之间有很好的相关性，可以间接反映人体脂肪含量。人的体重包含身体脂肪组织的重量和骨骼、肌肉、体液等非脂肪组织的重量。对于大多数人而言，BMI 的增加大体反映体内脂肪重量的增加。我国健康成年人（18～64 岁）的 BMI 应在 $18.5～23.9 \mathrm{kg/m^2}$。根据《中国居民膳食营养素参考摄入量（2023 版）》，我国成年人（18～49 岁）低身体活动水平者能量需要量男性为 8.58～9.00MJ（2050～2150kcal），女性为 7.11MJ（1700kcal）。

3. 多吃蔬果、奶类、全谷、大豆

蔬菜、水果、奶类和大豆及其制品是平衡膳食的重要组成部分，坚果是膳食的有益补充。蔬菜和水果是维生素、矿物质、膳食纤维和植物化学物的重要来源。奶类和大豆类富含钙、优质蛋白质和 B 族维生素，对降低慢性病的发病风险具有重要作用。推荐餐餐有蔬菜，每天摄入不少于 300g 蔬菜，深色蔬菜应占 1/2。推荐天天吃水果，每天摄入 200～350g 新鲜水果，果汁不能代替鲜果。吃各种各样的奶制品，摄入量相当于每天 300mL 以上液态奶。经常吃全谷物、豆制品，适量吃坚果，平均每天摄入大豆和坚果 25～35g。

蔬菜、水果富含维生素、矿物质、膳食纤维，且能量低。循证医学研究发现，保证每天丰富的蔬菜、水果摄入，可维持机体健康、改善肥胖，有效降低心血管疾病和肺癌的发病风险，对预防食管癌、胃癌、结肠癌等主要消化道癌症具有保护作用。全谷物除含有谷物全部的天然营养成分外，还富含膳食纤维、B 族维生素和维生素 E 等，增加其摄入量与降低 2 型糖尿病、心血管疾病和癌症的发病风险有关，也可保证肠道健康。奶类品种繁多，富含钙和优质蛋白质，是膳食钙和优质蛋白质的重要来源。增加奶制品摄入对增加骨密度有一定作用；酸奶可以改善便秘和乳糖不耐受。大豆、坚果富含优质蛋白质、必需脂肪酸及多种植物化学物。多吃大豆及其制品可以降低骨质疏松、乳腺癌等发病风险。适量食用坚果有助于降低血脂水平和全因死亡的发生风险。

4. 适量吃鱼、禽、蛋、瘦肉

鱼、禽、蛋和瘦肉可提供人体所需要的优质蛋白质、维生素 A、B 族维生素等，有些也含有较高的脂肪和胆固醇。目前我国畜肉消费量高，过多摄入对健康不利，应当适量食用。动物性食物优选鱼和禽类，鱼和禽类脂肪含量相对较低。鱼类含有较多的不饱和脂肪酸。蛋类各种营养成分齐全，瘦肉脂肪含量较低。过多食用烟熏和腌制肉类可增加部分肿瘤的发生风险，应当少吃。推荐大学生平均每天摄入动物性食物总量为 120～200g，相当于每周摄入鱼类 2 次或 300～500g、畜禽肉 300～500g、蛋类 300～350g。蛋黄是蛋类维生素和矿物质的主要集中部位，并且富含磷脂和胆碱，对健康十分有益，因此吃鸡蛋不要丢弃蛋黄。畜肉，尤其是肥肉，脂肪含量高，饱和脂肪酸较多，因此应少吃肥肉，选择瘦肉。烟熏和腌制肉在加工过程中，易受多环芳烃类和甲醛等多种有害物质的污染，过多摄

入可增加某些肿瘤的发生风险，应当少吃或不吃。

5. 少盐少油，控糖限酒

我国多数居民食盐、烹调油和脂肪摄入过多，是目前肥胖、心脑血管疾病等慢性病发病率居高不下的重要因素，因此应当培养清淡饮食习惯，推荐大学生每天摄入食盐不超过 5g，烹调油 25～30g，避免过多动物性油脂和饱和脂肪酸的摄入。过多摄入添加糖可增加龋齿和超重的发生风险，建议不喝或少喝含糖饮料，推荐每天摄入糖不超过 50g，最好控制在 25g 以下。大学生如饮酒，一天饮酒的酒精量不超过 15g。

6. 规律进餐，足量饮水

规律进餐是实现合理膳食的前提，应合理安排一日三餐，定时定量、饮食有度，不暴饮暴食。早餐提供的能量应占全天总能量的 25％～30％，午餐占 30％～40％，晚餐占 30％～35％。

大学生进入大学之前，膳食方面多由家长监督。进入大学后，日常膳食由自己掌控，随意性很大，对营养知识了解甚少。有资料表明，大学生群体存在不吃早餐、爱吃零食、挑食、偏食及三餐膳食营养结构不合理等问题。

首先，不吃早餐非常普遍。据相关调查显示，"35.71％的学生能够坚持天天吃早餐，14.29％的学生不吃早餐"。一日三餐的能量应当与工作强度相匹配。避免早餐过少、晚餐过多的弊病。科学的吃法应该是"早餐要吃好，午餐要吃饱，晚餐要吃少"。国内外营养专家普遍认为，早餐是一天中最重要的一餐。研究发现，早饭吃得好（如牛奶、鸡蛋、巧克力、麦乳精、营养面包等）的人，整个上午血糖均保持在正常水平，所以不论是脑力劳动者或体力劳动者均感到精力充沛，效率很高。而不吃早餐或早餐质量很差的人，在不到上午 10 点钟时血糖水平已降至正常以下，故人会感到体力不支，头晕、乏力，注意力不集中，学习效率下降。另外，据统计长期不吃早餐或早餐质量不佳者，胃炎、胃溃疡、胃癌的发病率较高。

晚餐过量摄入食物会导致胃肠道负担过重，可能会影响睡眠质量，导致失眠、易醒等症状。人到夜间活动减少，晚间胰岛素分泌比白天多，而进食过多又可促使胰岛素分泌，较多的胰岛素可使血糖较多地转化为脂肪，过多的脂肪堆积就会造成肥胖，甚至导致胃肠道问题，如胃灼热、胃胀气、消化不良等。

水是构成人体成分的重要物质并发挥着多种生理作用。水摄入和排出的平衡可以维护机体适宜水合状态和健康。建议低身体活动水平的成年人每天饮 7～8 杯水，相当于男性每天喝水 1700mL，女性每天喝水 1500mL。每天主动、足量饮水，推荐喝白开水或茶水，不喝或少喝含糖饮料。

7. 会烹会选，会看标签

食物是人类获取营养、赖以生存和发展的物质基础，在生命的每一个阶段都应该规划好膳食。了解各类食物营养特点，挑选新鲜的、营养素密度高的食物，学会通过食品营养标签的比较，选择购买较健康的包装食品。烹饪是合理膳食的重要组成部分，学习烹饪和掌握新工具，实践平衡膳食，享受营养与美味。如在外就餐或选择外卖食品，应按需购买，注意适宜份量和荤素搭配，并主动提出健康诉求。

8. 公筷分餐，杜绝浪费

大学生日常饮食应优先选择食堂就餐，尽量少点或者不点外卖。多人同桌时应使用公筷、公勺，采用分餐或份餐等卫生措施。勤俭节约是中华民族的传统美德，人人都应尊重和珍惜食物，在家在外按需备餐，不铺张、不浪费。

（罗丽梅）

第七章

学生营养食谱编制

本章节主要讲述学生营养食谱编制的方法，使学生能够按照自身需求摄入充足的能量和各类营养素，同时防止过量摄入带来的危害，促进学生健康发育、发展。

第一节　认识食物成分表

食物成分表中记录了数十万计的食物，以及每一种食物所包含的各种营养素的含量，是日常膳食设计、一日三餐合理搭配的重要工具。掌握食物成分表的使用方法，学会计算个体膳食中能量及各类营养素的摄入情况是调整已有食谱设计或创建新的膳食设计的重要环节。部分食物的成分可见表 7-1。

根据我国居民对食物加工、烹调以及饮食的习惯，可以简单地将食物分为废弃部分（果皮、菜根、蛋壳、鱼鳞等）与可食用部分。在食物成分表中，"可食部"或"食部"表示从市场购买的食物原材料中可食用部分占该食物的百分比。

可食部＝（食物重量－废弃部分重量）/食物重量×100％。

食部达到 100％表示根据我国居民的一般饮食习惯，食物没有废弃部分，全部可以食用；食部未达到 100％则表示食物中存在一定程度的废弃部分。食物成分表中的所有数据都是每 100g 可食用部分所包含的能量及各类营养素的含量。例如：表 7-1 中虾米的能量和蛋白质所对应的数据表示在 100g 虾米可食用部分中含有 198kcal 能量和 43.7g 蛋白质，由于虾米的食部为 100％，若想通过虾米摄入 198kcal 能量，需要从市场购买 100g 虾米；小葱的维生素 B_1 和钙所对应的数据表示在 100g 小葱可食用部分中含有 0.05mg 维生素 B_1 和 72mg 钙，由于小葱的食部为 73％，若想通过小葱摄入 72mg 钙，需要从市场购买约 137g（100g/73％）小葱。通过食物成分表所提供的每 100g 可食用部分所包含的能量及各类

194

表 7-1 食物成分表（以每 100g 可食用部分计）

食物名称	食部/%	能量/kcal	蛋白质/g	脂肪/g	碳水化合物/g	不溶性膳食纤维/g	总维生素A/μg RAE①	维生素B₁/mg	维生素B₂/mg	烟酸/mg	维生素C/mg	钙/mg	磷/mg	钾/mg	钠/mg	镁/mg	铁/mg	锌/mg	硒/μg
粳米（标一）	100	345	7.7	0.6	77.4	0.6	0	0.16	0.08	1.30	0	11	121	97	2.4	34	1.1	1.45	2.50
小麦粉（标准粉）	100	362	15.7	2.5	70.9	—②	0	0.46	0.05	1.91	0	31	167	190	3.1	50	0.6	0.20	7.42
干张	100	262	24.5	16.0	5.5	1.0	3	0.04	0.05	0.20	—	313	309	94	20.6	80	6.4	2.52	1.75
豆腐（代表值）	100	84	6.6	5.3	3.4	—	Tr	0.06	0.02	0.21	Tr	78	82	118	5.6	41	1.2	0.57	1.50
小葱	73	27	1.6	0.4	4.9	1.4	70	0.05	0.06	0.40	21	72	26	143	10.4	18	1.3	0.35	1.06
芹菜茎	67	22	1.2	0.2	4.5	1.2	28	0.02	0.06	0.40	8	80	38	206	159.0	18	1.2	0.24	0.57
菠菜	89	28	2.6	0.3	4.5	1.7	243	0.04	0.11	0.60	32	66	47	311	85.2	58	2.9	0.85	0.97
猪肉（瘦）	100	143	20.3	6.2	1.5	0.0	44	0.54	0.10	5.30	Tr	6	189	305	57.5	25	3.0	2.99	9.50
虾米	100	198	43.7	2.6	0.0	0.0	21	0.01	0.12	5.00	Tr	555	666	550	4891.9	236	11.0	3.82	75.40
精盐	100	0	Tr③	Tr	0.0	Tr	—	—	—	—	—	22	—	14	39311.0	2	1.0	0.24	1.00
菜籽油	100	899	Tr	99.9	0.0	—	—	Tr	Tr	Tr	—	9	9	2	7.0	3	3.7	0.54	—
酱油（代表值）	100	63	5.6	0.1	10.1	0.2	—	0.05	0.13	1.70	—	66	204	337	5757.0	156	8.6	1.17	1.39

资料来源：精盐、酱油（代表值）节选自《中国食物成分表》（第 2 版）；其它食物节选自《中国食物成分表标准版（第 6 版）》。

注：① RAE：视黄醇活性当量，是维生素 A 的活性表达方式。

② "—"表示未检测。

③ "Tr"表示未检出或微量。

营养素的含量，结合一日食谱提供的各种食物可食用部分的供给量，就可以计算得出个体每日膳食能量和各种营养素的摄入量。比如，现有一名男性大学生 A，其一日膳食见表 7-2。

表 7-2　男性大学生 A 的一日食谱

餐次	食物和摄入量
早餐	大米粥：粳米 50g 馒头：小麦粉 100g 炒千张：千张 50g 　　　　小葱 2g 　　　　精盐 2g 　　　　菜籽油 20g
午餐	大米饭：粳米 200g 猪肉炒芹菜：芹菜茎 250g 　　　　　猪瘦肉 50g 　　　　　酱油 10g 　　　　　精盐 2g 　　　　　菜籽油 18g
晚餐	大米饭：粳米 150g 菠菜豆腐汤：菠菜 250g 　　　　　豆腐 100g 　　　　　虾米 10g 　　　　　酱油 5g 　　　　　精盐 3g

表 7-2 中食物重量均为可食用部分。可以看到，由于早餐提供的粳米可食用部分为 50g，所以将食物成分表中粳米的数据减半即可得到早餐中粳米提供的能量及各类营养素的含量，其它食物的计算方法同理。经过计算后，男性大学生 A 的一日食谱能够提供的能量及营养素见表 7-3。

第二节　掌握食谱设计的评价标准

上一节介绍了如何计算个体一日食谱中能量及营养素的实际摄入量，那么，计算得到的营养素摄入情况是否满足个体的营养需求？如何评价一份膳食设计的优点和缺点？优秀的膳食设计应尽量符合以下标准。

一、2023 版中国居民膳食营养素参考摄入量

中国居民膳食营养素参考摄入量是出于保障人体合理摄入营养素的目的，由中国营养学会在 2023 年发布的一组每日平均膳食营养素摄入量参考值。一般情

表7-3 男性大学生A的一日食谱中能量和各类营养素的摄入情况

食物名称	摄入量/g①	能量/kcal	蛋白质/g	脂肪/g	碳水化合物/g	不溶性膳食纤维/g	总维生素A/μg RAE②	维生素B₁/mg	维生素B₂/mg	维生素C/mg	钙/mg	磷/mg	钾/mg	钠/mg	镁/mg	铁/mg	锌/mg	硒/μg
粳米（标一）	50	172.5	3.9	0.3	38.7	0.3	0.0	0.08	0.04	0.0	5.5	60.5	48.5	1.2	17.0	0.6	0.73	1.25
小麦粉（标准粉）	100	362.0	15.7	2.5	70.9	—③	0.0	0.46	0.05	0.0	31.0	167.0	190.0	3.1	50.0	0.6	0.20	7.42
干张	50	131.0	12.3	8.0	2.8	0.5	1.5	0.02	0.03	—	156.5	154.5	47.0	10.3	40.0	3.2	1.26	0.88
小葱	2	0.5	0.0	0.0	0.1	0.0	1.4	0.00	0.00	0.4	1.4	0.5	2.9	0.2	0.4	0.0	0.01	0.02
精盐	2	0.0	Tr④	Tr	0.0	Tr	—	—	—	—	0.4	—	0.3	786.2	0.0	0.0	0.00	0.02
菜籽油	20	179.8	Tr	20.0	0.0	—	—	Tr	Tr	—	1.8	1.8	0.4	1.4	0.6	0.7	0.11	—
早餐小计	224	845.8	31.9	30.8	112.5	0.8	2.9	0.56	0.12	0.4	196.6	384.3	289.1	802.4	108.0	5.1	2.31	9.59
粳米（标一）	200	690.0	15.4	1.2	154.8	1.2	0.0	0.32	0.16	0.0	22.0	242.0	194.0	4.8	68.0	2.2	2.90	5.00
芹菜茎	250	55.0	3.0	0.5	11.3	3.0	70.0	0.05	0.15	20.0	200.0	95.0	515.0	397.5	45.0	3.0	0.60	1.43
猪肉（瘦）	50	71.5	10.2	3.1	0.8	0.0	22.0	0.27	0.05	Tr	3.0	94.5	152.5	28.8	12.5	1.5	1.50	4.75
精盐	2	0.0	Tr	Tr	0.0	Tr	—	—	—	—	0.4	—	0.3	786.2	0.0	0.0	0.00	0.02
菜籽油	18	161.8	Tr	18.0	0.0	0.0	—	Tr	Tr	—	1.6	1.6	0.4	1.3	0.5	0.7	0.10	—
酱油（代表值）	10	6.3	0.6	Tr	1.0	0.0	—	0.01	0.01	—	6.6	20.4	33.7	575.7	15.6	0.9	0.12	0.14
午餐小计	530	984.6	29.2	22.8	167.9	4.2	92.0	0.65	0.37	20.0	233.6	453.5	895.9	1794.3	141.6	8.3	5.22	11.34

续表

食物名称	摄入量/g①	能量/kcal	蛋白质/g	脂肪/g	碳水化合物/g	不溶性膳食纤维/g	总维生素A/μg RAE②	维生素B₁/mg	维生素B₂/mg	维生素C/mg	钙/mg	磷/mg	钾/mg	钠/mg	镁/mg	铁/mg	锌/mg	硒/μg
粳米（标一）	150	517.5	11.6	0.9	116.1	0.9	0.0	0.24	0.12	0.0	16.5	181.5	145.5	3.6	51.0	1.7	2.18	3.75
豆腐（代表值）	100	84.0	6.6	5.3	3.4	—	—	0.06	0.02	Tr	78.0	82.0	118.0	5.6	41.0	1.2	0.57	1.50
菠菜	250	70.0	6.5	0.8	11.3	4.3	607.5	0.10	0.28	80.0	165.0	117.5	777.5	213.0	145.0	7.3	2.13	2.43
虾米	10	19.8	4.4	0.3	0.0	0.0	2.1	0.00	0.01	Tr	55.5	66.6	55.0	489.2	23.6	1.1	0.38	7.54
精盐	3	0.0	Tr	Tr	0.0	Tr	—	—	—	—	0.7	—	0.4	1179.3	0.1	0.0	0.01	0.03
酱油（代表值）	5	3.2	0.3	0.0	0.5	0.0	—	0.00	0.01	—	3.3	10.2	16.9	287.9	7.8	0.4	0.06	0.07
晚餐小计	518	694.5	29.4	7.3	131.3	5.2	609.6	0.40	0.44	80.0	319.0	457.8	1113.3	2178.6	268.5	11.7	5.33	15.32
总计	1272	2524.9	90.5	60.9	411.7	10.2	704.5	1.61	0.93	100.4	749.2	1295.6	2298.3	4775.3	518.1	25.1	12.86	36.25

注：① 摄入量均为可食用部分。
② RAE：视黄醇活性当量，是维生素A的活性表达方式。
③ "—"表示未检测。
④ "Tr"表示未检出或微量。

况下，其可作为食谱设计评价的重要标准之一。本小节节选了中国居民膳食营养素参考摄入量的部分内容，对常见膳食营养素的参考摄入水平进行介绍。

1. 能量参考摄入水平

能量需要量（estimated energy requirement，EER）是指能够长期保持良好的健康状态，维持良好的体型、机体构成以及活动水平的个体或人群，达到能量平衡时所需要的膳食能量摄入量。我国学生的膳食 EER 见表 7-4。

表 7-4　中国学生膳食 EER

年龄/岁	EER/(kcal/d)					
	男性			女性		
	PAL I	PAL II	PAL III	PAL I	PAL II	PAL III
6 岁～	1400	1600	1800	1300	1450	1650
7 岁～	1500	1700	1900	1350	1550	1750
8 岁～	1600	1850	2100	1450	1700	1900
9 岁～	1700	1950	2200	1550	1800	2000
10 岁～	1800	2050	2300	1650	1900	2100
11 岁～	1900	2200	2450	1750	2000	2250
12 岁～	2300	2600	2900	1950	2200	2450
15 岁～	2600	2950	3300	2100	2350	2650
18～29 岁	2150	2550	3000	1700	2100	2450

注：PAL I、PAL II 和 PAL III 分别代表低强度身体活动水平、中等强度身体活动水平和高强度身体活动水平。

资料来源：《中国居民膳食营养素参考摄入量（2023 版）》。

表 7-4 中 PAL 指身体活动水平（physical activity level），其大小直接影响着机体的 EER。我国成年人群的 PAL 分为 3 级，详见表 7-5。

表 7-5　中国成年人群 PAL 分级

活动水平	PAL	生活方式	从事的职业或人群
轻度（I）	1.40	坐位工作，有时需走动或站立，很少有重体力的休闲活动	办公室职员、精密仪器机械师、实验室助理、司机、学生、装配线工人
中等（II）	1.70	主要是站着或走着工作	家庭主妇、销售人员、侍应生、机械师、交易员
重度（III）	2.00①	重体力职业工作或重体力休闲活动方式	建筑工人、农民、林业工人、矿工、运动员

注：① 有明显的体育运动或重体力休闲活动者（每周 4～5 次，每次 30～60 分钟），PAL 应增加 0.30。

② 产能营养素参考摄入水平

平均需要量（EAR）是某一特定性别、年龄及生理状况群体中某种营养素需要量的平均值；推荐摄入量（RNI）指某种营养素可以满足某一特定群体中绝大多数（97%～98%）个体的摄入量；适宜摄入量（AI）是通过观察或实验获得的健康人群某种营养素的摄入量，能够满足目标人群中几乎所有个体的需要，但是准确性不如 RNI；宏量营养素可接受范围（AMDR）是脂肪、蛋白质和碳水化合物理想的摄入量范围，常用占能量摄入量的百分比表示。蛋白质、脂肪和碳水化合物是膳食中提供能量的主要营养素，我国学生膳食的产能营养素参考摄入量见表 7-6、表 7-7。

表 7-6　中国学生膳食蛋白质和碳水化合物参考摄入量

| 年龄/岁 | 蛋白质 RNI/(g/d) | | 总碳水化合物 | | 添加糖 AMDR/% | 膳食纤维 AI /(g/d) |
	男性	女性	EAR/(g/d)	AMDR/%		
7～	40	40	120	50～65	<10	15～20
8～	40	40	120	50～65	<10	15～20
9～	45	45	120	50～65	<10	15～20
10～	50	50	120	50～65	<10	15～20
11～	55	55	120	50～65	<10	15～20
12～	70	60	150	50～65	<10	20～25
15～	75	60	150	50～65	<10	25～30
18～	65	55	120	50～65	<10	25～30
30～49	65	55	120	50～65	<10	25～30

表 7-7　中国学生膳食脂肪和脂肪酸参考摄入量

年龄/岁	总脂肪 AMDR /%	饱和脂肪酸 AMDR/%	n-6 多不饱和脂肪酸 AMDR/%	n-3 多不饱和脂肪酸 AMDR/%	EPA+DHA/(g/d)
7～	20～30	<8	—	—	0.2
9～	20～30	<8	—	—	0.2
11～	20～30	<8	—	—	0.2
12～	20～30	<8	—	—	0.25
15～	20～30	<8	—	—	0.25
18～	20～30	<10	2.5～9.0	0.5～2.0	0.25～2.00（AMDR）
30～49	20～30	<10	2.5～9.0	0.5～2.0	0.25～2.00（AMDR）

注：EPA 表示二十碳五烯酸；DHA 表示二十二碳六烯酸。"—"表示因资料不充分而未制定参考值。

2. 维生素和矿物质参考摄入水平

可耐受最高摄入量（tolerable upper intake level，UL）是平均每日可以摄入某种营养素的最高量，当摄入量超过 UL 时，发生毒副作用的危险性会增加。我国学生膳食中部分常见的维生素和矿物质参考摄入量见表 7-8 至表 7-10。

表 7-8 中国学生膳食部分维生素 RNI

年龄/岁	维生素 A /(μgRAE/d)①		维生素 B₁ /(mg/d)		维生素 B₂ /(mg/d)		烟酸 /(mgNE/d)②		维生素 C /(mg/d)
	男性	女性	男性	女性	男性	女性	男性	女性	
7～	430	390	1.0	0.9	1.0	0.9	9	8	60
9～	560	540	1.1	1.0	1.1	1.0	10	10	75
12～	780	730	1.4	1.2	1.4	1.2	13	12	95
15～	810	670	1.6	1.3	1.6	1.2	15	12	100
18～	770	660	1.4	1.2	1.4	1.2	15	12	100
30～49	770	660	1.4	1.2	1.4	1.2	15	12	100

注：① RAE，视黄醇活性当量，是维生素 A 的活性表达方式。

② NE，烟酸当量。表示膳食中烟酸含量，烟酸当量（mg）＝烟酸（mg）＋1/60 色氨酸（mg）。

表 7-9 中国学生膳食部分矿物质 RNI 或 AI①

年龄 /岁	钙 /(mg/d)	磷 /(mg/d)	钾 /(mg/d)	钠 /(mg/d)	镁 /(mg/d)	铁/(mg/d)		锌/(mg/d)		硒 /(μg/d)
						男性	女性	男性	女性	
7～	800	440	1300	900	200	12		7.0		40
9～	1000	550	1600	1100	250	16		7.0		45
12～	1000	700	1800	1400	320	16	18	8.5	7.5	60
15～	1000	720	2000	1600	330	16	18	11.5	8.0	60
18～	800	720	2000	1500	330	12	18	12.0	8.5	60
30～49	800	710	2000	1500	320	12	18	12.0	8.5	60

注：①钾、钠的数值是 AI，其它矿物质的数值都是 RNI。

表 7-10 中国学生膳食部分矿物质和维生素 UL

年龄 /岁	钙 /(mg/d)	磷 /(mg/d)	铁 /(mg/d)	锌 /(mg/d)	硒 /(μg/d)	维生素 A /(μgRAE/d)①	烟酸 /(mgNE/d)②	维生素 C /(mg/d)
7～	2000	—③	35	21	150	1300	19	800
9～	2000	—	35	24	200	1800	23	1100
12～	2000	—	40	32	300	2400	30	1600
15～	2000	—	40	37	350	2800	33	1800
18～	2000	3500	42	40	400	3000	35	2000
30～49	2000	3500	42	40	400	3000	35	2000

注：① RAE，视黄醇活性当量，是维生素 A 的活性表达方式。

② NE，烟酸当量。表示膳食中烟酸含量，烟酸当量（mg）＝烟酸（mg）＋1/60 色氨酸（mg）。

③ "—"表示因资料不充分而未制定参考值。

将学生一日膳食营养素的实际摄入量与上述膳食营养素参考摄入量进行比较，可以简单判断一日膳食中能量及各类营养素的摄入"数量"是否合适。需要注意的是，膳食能量和营养素的实际摄入量与参考摄入量的比值并非一定要达到100%。能量的实际摄入量达到参考摄入量的80%即可认为充足，一般以≥90%为宜；蛋白质则是达到70%即可认为充足，一般以≥80%为宜；其它营养素若低于60%则认为严重不足，一般以≥80%为宜。

男性大学生 A，20 岁，身高 172cm，体重 65kg，PAL 为中等，一日膳食中能量及各类营养素的实际摄入量见表 7-3，实际摄入量与参考摄入量的比较结果见表 7-11。

可以看出，大部分营养素摄入量充足，且未超过 UL；维生素 B_2、硒的摄入量偏低，不溶性膳食纤维摄入量严重不足，需要补充。

蛋白质、脂肪和碳水化合物的实际摄入量往往需要满足特定的能量供给范围，下一小节将会介绍，因此未在表 7-11 中列出。

二、成年学生膳食能量及产能营养素估算值

对于达到 18 岁的成年学生而言，每天摄入能量及产能营养素的"数量"除应用 2023 版中国居民膳食营养素参考摄入量进行评价之外，还有其它适宜的评价方法。

1. 通过基础代谢推算能量参考摄入水平

基础代谢是指维持生命的最低能量消耗，可以通过 Schofield 公式推算，见表 7-12。

在实际应用过程中发现，按照此公式推算得到的中国学生基础代谢偏高，因此中国营养学会建议将 18 岁以上学生按此公式计算的结果减去 5%。随后，通过基础代谢推算值与 PAL 的乘积即可估算成年学生的 EER。

依旧以男性大学生 A 为例：

$$基础代谢推算值＝(15.057×65＋692.2)×95\%≈1587.4kcal$$
$$EER＝1587.4×1.75≈2778.0kcal$$

2. 通过一昼夜能量消耗估算能量参考摄入水平

正常情况下，对于身体健康、不需要增重或减重的成年学生，可以直接将一昼夜的能量消耗作为膳食能量摄入的参考，使能量的消耗与摄入维持平衡。根据成人的生理特点和劳动强度要求，人体的能量消耗主要用于维持基础代谢、体力活动和食物热效应三方面的需要，以保持健康的体质和良好的工作效率。

(1) 基础代谢：基础代谢的能量消耗除了通过上文提及的 Schofield 公式推算之外，也可以用基础代谢率（basal metabolic rate，BMR）来表示。BMR 是指当人体处于基础代谢状态时，每小时每平方米体表面积的能量消耗，其常用

表 7-11 男性大学生 A 的一日膳食营养素实际摄入量与参考摄入量的比较

营养素 摄入水平	能量 /kcal	不溶性膳 食纤维/g	总维生素 A /(μg RAE)[①]	维生素 B₁ /mg	维生素 B₂ /mg	维生素 C /mg	钙 (AI) /mg	磷 (AI) /mg	钾 (RNI) /mg	钠 (RNI) /mg	镁 (RNI) /mg	铁 (RNI) /mg	锌 (RNI) /mg	硒 (RNI) /μg
实际摄入量	2524.9	10.2	704.5	1.61	0.93	100.4	749.2	1295.6	2298.3	4775.3	518.1	25.1	12.86	36.25
参考摄入量	2550	25~30	770	1.40	1.40	100.0	800.0	720.0	2000.0	1500.0	330.0	12.0	12.0	60.00
实际摄入量 占参考摄入 量的比例	99%	约40.8%	91.5%	115.0%	66.4%	100.4%	93.7%	179.9%	114.9%	318.4%	157.0%	209.2%	107.2%	60.4%

注：RAE，视黄醇活性当量，是维生素 A 的活性表达方式。

单位是 kcal/(m^2·h) 或 kJ/(m^2·h)。成年学生每小时每平方米体表面积的基础代谢能量消耗见表 7-13。

表 7-12　计算成年学生基础代谢的 Schofield 公式

年龄/岁	男生基础代谢/(kcal/d)	女生基础代谢/(kcal/d)
18~30	15.057×W[①]+692.2	14.818×W+486.6

注：①W 为体重（kg）。

表 7-13　成年学生每小时每平方米体表面积的基础代谢能量消耗

年龄/岁	男性能量消耗/kcal	年龄/岁	女性能量消耗/kcal
18	43.25	18~19	36.74
19	42.43	20~24	36.18
20~21	41.43	25~44	35.70
22~23	40.82		
24~27	40.24		
28~29	39.85		
30~34	39.34		
35~39	38.68		
40~44	38.00		

计算成人的体表面积需要结合身高和体重，通过专用公式来获得：

体表面积（m^2）=0.00659×身高（cm）+0.0126×体重（kg）-0.1603

如此就可以推算出成年学生一昼夜基础代谢的能量消耗。需要注意的是，人体在清醒状态下和熟睡状态下，基础代谢的能量消耗有所区别，一般情况下熟睡状态的能量消耗比清醒时低 8%~10%。

（2）食物热效应：食物热效应又称食物特殊动力作用，其能量消耗是由人体摄入食物后对营养素的消化、吸收、合成、代谢等一系列过程所引起的。食物热效应的能量消耗可以理解为在基础代谢之外，人体由于摄食过程而引起的额外能量消耗。通常，食物热效应的能量消耗相当于基础代谢能量消耗的 10%~15%。

（3）体力活动：体力活动的能量消耗可以理解为在基础代谢之外，人体由于各种活动及工作而引起的额外能量消耗。学生常见活动和工作每小时每千克体重的能量消耗见表 7-14。

结合学生体重、进行的活动以及各项活动的持续时间，即可计算出一昼夜体力活动的能量消耗。

男性大学生 A，夜晚睡眠时间为 8 小时，清醒状态下进行的活动见表 7-15。

表 7-14 学生常见活动及工作能量消耗（基础代谢及食物特殊动力作用除外）

活动	单位时间、体重能量消耗 /[kcal/(kg·h)]	活动	单位时间、体重能量消耗 /[kcal/(kg·h)]
骑车（快）	7.60	体操	3.1
骑车（慢）	2.50	游泳	7.9
跳舞	3.80	跑步	7.0
打乒乓球	4.40	走路（缓）	2.0
骑马（慢）	1.40	走路（快）	3.4
骑马（快）	4.30	走路（极快）	8.3
骑马（奔）	6.70	唱歌	0.8
滑冰	3.50	个人卫生	1.3
洗碗碟	1.00	站立	0.6
脱穿衣	0.70	扫地（轻）	1.4
吃饭	0.40	扫地（重）	1.7
睡醒静卧	0.10	洗衣服	1.3
缝衣	0.90	洗地	1.2
高声读书	0.40	听课	0.4
看书	0.32	打字	1.0
写字	0.40	实验室工作	1.0
闲谈	0.36		

表 7-15 男性大学生 A 一日活动时间能量消耗

活动内容	时间/h	单位时间、体重能量消耗 /[kcal/(kg·h)]	单位体重能量消耗 /(kcal/kg)
穿衣脱衣	1/2	0.70	1/2×0.70＝0.35
睡醒静卧	1/2	0.10	1/2×0.10＝0.05
个人卫生	1/2	1.30	1/2×1.30＝0.65
听课	4	0.40	4×0.40＝1.60
实验室工作	2	1.00	2×1.00＝2.00
看书	7/2	0.32	3.5×0.32＝1.12
吃饭	3/2	0.40	1.5×0.40＝0.60
打乒乓球	1/2	4.40	1/2×4.40＝2.20
走路（缓）	1/2	2.00	1/2×2.00＝1.00
打字	1	1.00	1×1.00＝1.00
闲谈	3/2	0.36	3/2×0.36＝0.54
合计	16	—	11.11

由于夜晚睡眠时间不会进行其它体力活动，所造成的能量消耗往往用于维持呼吸、体温、脉搏等基础生命活动，属于基础代谢能量消耗。所以结合表 7-14 和表 7-15，该生 16 小时每千克体重能量消耗为 11.11kcal，一昼夜体力活动的能量消耗为 $11.11 \times 65 = 722.15$kcal。

根据体表面积公式，该生的体表面积为 $0.00659 \times 172 + 0.0126 \times 65 - 0.1603 \approx 1.79$m^2。结合表 7-13，非睡眠状态基础代谢的能量消耗为 $41.43 \times 1.79 \times 16 \approx 1186.6$kcal；睡眠状态基础代谢的能量消耗为（以熟睡状态的能量消耗比清醒时低 10% 计）$41.43 \times 1.79 \times 8 \times 90\% \approx 533.9$kcal；一昼夜基础代谢的能量消耗为 $1186.6 + 533.9 = 1720.5$kcal。

一昼夜食物热效应的能量消耗为（以其能量消耗相当于基础代谢能量消耗的 10% 计）$1720.5 \times 10\% = 172.05$kcal。

一昼夜总能量消耗为 $722.15 + 1720.5 + 172.05 = 2614.7$kcal。

到目前为止，本小节共介绍了 3 种膳食能量摄入的评价方法。成年男性大学生 A 的实际摄入量（2524.9kcal）占参考摄入量的比例：以 2023 版中国居民膳食营养素参考摄入量（2550.0kcal）计为 99%；通过基础代谢推算（2778.0kcal）为 90.9%；通过一昼夜能量消耗估算（2614.7kcal）为 96.6%。均超过了 90%，膳食能量摄入充足。在实际应用时，成年学生可以根据自身情况选择 1 种适宜的膳食能量摄入评价方法。

3. 通过能量摄入水平估算产能营养素参考摄入水平

膳食中的能量主要由蛋白质、脂肪和碳水化合物供给，因此这三种营养素也称为三大产能营养素。根据 Atwater 能量通用转化系数，三大产能营养素的能量供给能力分别为蛋白质 4kcal/g、脂肪 9kcal/g 以及碳水化合物 4kcal/g。

膳食中三大产能营养素的能量供给应合理分配。一般情况下，我国居民膳食中三大产能营养素的能量分配为：蛋白质供能占 10%～15%、脂肪供能占 20%～30%、碳水化合物供能占 50%～65%。

当我们掌握个体的能量参考摄入水平后，通过合理的能量分配计算出蛋白质、脂肪和碳水化合物各自供应的能量，再结合 Atwater 能量通用转化系数，就可以间接推算成年学生三大产能营养素的参考摄入水平。

成年男性大学生 A 通过一昼夜能量消耗估得得到能量参考摄入水平为 2614.7kcal，三大产能营养素的能量分配以蛋白质供能占 14%、脂肪供能占 21%、碳水化合物供能占 65% 计。故该生蛋白质的参考摄入水平为 $2614.7 \times 14\% \div 4 \approx 91.5$g；脂肪的参考摄入水平为 $2614.7 \times 21\% \div 9 \approx 61.0$g；碳水化合物的参考摄入水平为 $2614.7 \times 65\% \div 4 \approx 424.9$g。实际摄入量（见表 7-3）占参考摄入量的比例：蛋白质为 98.9%；脂肪为 99.8%；碳水化合物为 96.9%。均超过了 80%，摄入充足。

三、膳食营养素摄入的其它要求

一份优秀的食谱设计，除对营养素摄入存在"数量"要求之外，在营养素的摄入"质量"方面同样存在膳食摄入比例的要求。在膳食能量分配方面，上文曾提及每日膳食中三大产能营养素的适宜能量供给范围。除此之外，在一日三餐中，能量分配最常见的比例是：早餐能量摄入占全日总量的30%，午餐能量摄入占全日总量的40%，晚餐能量摄入占全日总量的30%。对于膳食中蛋白质的来源，一般要求优质蛋白质（动物性蛋白质和大豆类蛋白质）至少应达到每日蛋白质摄入总量的1/3，最好达到1/2。分析矿物质的摄入比例，钙、磷两种元素的比例如果不合适，易形成磷酸钙盐沉淀排出体外，从而降低钙的吸收效率。所以，膳食中钙和磷的比例应维持在0.5～2之间。同理，一般膳食要求铁和锌的比维持在1～1.2之间。

男性大学生A一日食谱中能量及各类营养素的实际摄入情况见表7-3，据此可以得到三大产能营养素的供能分配情况、一日三餐的能量分配情况、膳食中蛋白质的食物来源情况、膳食中的钙磷摄入比例以及铁锌摄入比例。详见表7-16至表7-18。

表 7-16　男性大学生 A 的一日膳食能量来源分配情况

营养素	摄入量/g	供能量/kcal	占总能量/%
蛋白质	90.5	362.0	14.2
脂肪	60.9	548.1	21.4
碳水化合物	411.7	1646.8	64.4
总计	—	2556.9	100.0

通过Atwater能量通用转化系数可以计算得到三大产能营养素所供给的能量。蛋白质的能量分配介于10%～20%，脂肪的能量分配介于20%～30%，碳水化合物的能量分配介于50%～65%，都在适宜范围内，均衡合理。

表 7-17　男性大学生 A 的一日三餐能量分配情况

餐别	能量/kcal	占总能量/%
早餐	845.8	33.5
午餐	984.6	39.0
晚餐	694.5	27.5
总计	2524.9	100.0

早餐、午餐、晚餐的能量分配接近3∶4∶3，相对比较合理。如果适当降低早餐能量摄入，提升晚餐能量摄入则会更好。

表 7-18　男性大学生 A 的一日膳食蛋白质食物来源情况

蛋白质来源	蛋白质摄入量/g	占总摄入量/%
动物性食物	14.6	16.1
大豆及其制品	18.9	20.9
其他植物性食物	57.0	63.0
总计	90.5	100.0

动物性蛋白质以及大豆蛋白质的摄入量达到蛋白质摄入总量的 37％，超过了蛋白质摄入总量的 1/3，故基本符合膳食需求。

膳食中钙的摄入量为 749.2mg，磷的摄入量为 1295.6mg，钙磷比约为 0.6，2 种元素摄入较均衡；膳食中铁的摄入量为 25.1mg，锌的摄入量为 12.86mg，铁锌比约为 2.0，建议作出调整，在维持营养均衡的基础上增加锌元素摄入或减少铁元素摄入。

四、每日食物摄入种类、重量要求

长期摄入单一品种的食物不利于营养素的全面供给，每日膳食中食物种类应多样化。《中国居民膳食指南（2022）》全面介绍了日常膳食中食物种类和摄入量的建议摄入水平，详见表 7-19 至表 7-21。

表 7-19　一日三餐建议摄入的食物种类数

餐别	摄入食物种类/种
早餐	3～5
午餐	4～6
晚餐	4～5
零食	1～2

注：零食可以选择鸡蛋、奶制品、水果、坚果等，少选油炸或膨化食品。

表 7-20　每天/每周建议摄入的食物种类数

食物类别	每天摄入食物种类/种	每周摄入食物种类/种
谷类、薯类、杂豆类	3	5
蔬菜、水果	4	10
畜、禽、鱼、蛋	3	5
奶、大豆、坚果	2	5
合计	12	25

注：建议每天摄入食物至少 12 种，每周摄入食物 25 种以上。

表 7-21 不同能量摄入水平下的食物组成①

食物种类	不同能量摄入水平下的食物摄入重量/(g/d)									
	1200 kcal/d	1400 kcal/d	1600 kcal/d	1800 kcal/d	2000 kcal/d	2200 kcal/d	2400 kcal/d	2600 kcal/d	2800 kcal/d	3000 kcal/d
谷类②	100	150	200	225	250	275	300	350	375	400
薯类	适量	适量	50	50	75	75	100	125	125	125
蔬菜③	250	300	300	400	450	450	500	500	500	600
水果	150	150	200	200	300	300	350	350	400	400
畜禽肉类	25	40	40	50	50	75	75	75	100	100
蛋类	25	25	40	40	50	50	50	50	50	50
水产品	20	40	40	50	50	75	75	75	100	125
奶制品	500	350	300	300	300	300	300	300	300	300
大豆和坚果④	15	15	25	25	25	35	35	35	35	35
油	20~25	20~25	25	25	25	30	30	30	30	35
盐	<3	<4	<5	<5	<5	<5	<5	<5	<5	<5
添加糖⑤	<50									

注：① 食物重量均为可食部分。

② 谷类中包含全谷物和杂豆，能量摄入水平<1600kcal/d 时建议全谷物和杂豆适量摄入；1600kcal/d ≤能量摄入水平<2600kcal/d 时建议全谷物和杂豆摄入 50～150g/d；2600kcal/d≤能量摄入水平≤ 3000kcal/d 时建议全谷物和杂豆摄入 125～200g/d。

③ 深色蔬菜应占所有蔬菜的 1/2 以上。

④ 能量摄入水平<1800kcal/d 时，坚果可以少量摄入；能量摄入水平≥1800kcal/d 时，建议摄入坚果 50～70g/周。

⑤ 添加糖摄入应<50g/d，最好<25g/d。

还记得前文提到过的男性大学生 A 的一日食谱（表 7-2）吗？

除去食用油和调味品外，一日膳食中午餐摄入的食物种类不够丰富，需要增加；谷薯杂豆类、蔬菜水果类、畜禽鱼蛋类食物的品种也偏少，需要增加。详见表 7-22。

表 7-22 男性大学生 A 的食谱与《中国居民膳食指南（2022）》对于食物摄入种类的比较

餐别/食物类别	食谱中的食物种类/种	膳食指南每日推荐摄入食物种类/种
早餐	4	3～5
午餐	3	4～6
晚餐	4	4～5
零食	0	1～2

续表

餐别/食物类别	食谱中的食物种类/种	膳食指南每日推荐摄入食物种类/种
谷类、薯类、杂豆类	2	3
蔬菜、水果	3	4
畜、禽、鱼、蛋	2	3
奶、大豆、坚果	2	2

男性大学生 A 的实际能量摄入为 2524.9kcal（表 7-3），所以按照 2550kcal 评价。其膳食中谷类食物摄入过多，并且未摄入全谷物和杂豆；未摄入薯类食物；蔬菜摄入充足，包含足量深色蔬菜；未摄入水果；畜禽肉类摄入偏低；未摄入蛋类；水产品摄入不足；未摄入奶制品；大豆摄入过多，未摄入坚果；食用油、盐使用超标。详见表 7-23。

表 7-23　男性大学生 A 的食谱与《中国居民膳食指南（2022）》对于食物摄入量的比较[①]

食物种类	食谱中的摄入量/(g/d)	膳食指南推荐摄入量/(g/d)
谷类	500	350
——其中全谷物和杂豆	0	125～200
薯类	0	125
蔬菜	502	500
——其中深色蔬菜	502	≥250[②]
水果	0	350
畜禽肉类	50	75
蛋类	0	50
水产品	10	75
奶制品	0	300
大豆和坚果	150	35
——其中坚果	0	7～10[③]
油	38	30
盐	7	<5
添加糖	0	<50[④]

注：① 摄入量均为可食用部分。

② 深色蔬菜应占所有蔬菜的 1/2 以上。

③ 摄入坚果 50～70g/周。

④ 添加糖摄入应<50g/d，最好<25g/d。

综上所述，对于学生的营养食谱制订，需要通过 2023 版中国居民膳食营养素参考摄入量考虑营养素的摄入"数量"问题；通过产能营养素能量分配、一日三餐能量分配、蛋白质的来源、矿物质的摄入比例考虑营养素的摄入"质量"问题；通过食物摄入的种类、摄入量要求考虑食物的摄入"数量"问题。这样才能得到一份营养摄入均衡、膳食结构合理的健康食谱。对于成年学生，评价其膳食能量和产能营养素的摄入水平既可依据 2023 版中国居民膳食营养素参考摄入量，也可应用其它方法，可以结合学生实际情况进行选择。

第三节　学生营养食谱范例

根据上节的膳食评价，可知男性大学生 A 的一日膳食中存在一些缺陷。其缺陷主要包括：维生素 B_2、硒、不溶性膳食纤维摄入不足；铁元素和锌元素的摄入比例不合适；午餐摄入的食物种类不够丰富；谷薯杂豆类、蔬菜水果类、畜禽鱼蛋类食物的摄入应更加多样化；谷类、大豆类食物摄入过多；畜禽肉类、水产品摄入不足；膳食中全谷物和杂豆、薯类、水果、蛋类、奶制品、坚果严重缺乏；食用油、盐超标使用。了解这些缺陷之后，进行有目的、有针对性的调整，即可获得一份食物数量充足、营养素摄入相对均衡合理的食谱（表 7-24）。

食谱适合人群：每日能量摄入约 2550kcal 的男性大学生。

表 7-24　一日食谱

餐次	食物和摄入量[①]
早餐	粗粮馒头：带皮荞麦 50g 小麦粉（标准粉）50g 鹌鹑蛋烧土豆：土豆 50g 鹌鹑蛋 50g 香菜 5g 红辣椒 5g 白皮大蒜 3g 绵白糖 5g 酱油（代表值）2g 醋（代表值）2g 精盐 1g 豆油 9g 牛奶：全脂纯牛奶（代表值）280g
午餐	二米饭：粳米（标一）75g 小米（黄）75g 蒜薹炒肉：蒜薹 150g 牛小腿肉 75g 酱油（代表值）2g 精盐 1g 菜籽油 9g

续表

餐次	食物和摄入量[①]
午餐	番茄蔬菜鱼汤：草鱼 75g 胡萝卜 100g 洋葱 50g 番茄 30g 芹菜叶 20g 豆腐（代表值）30g 柠檬 5g 精盐 1g 豆油 3g 苹果：苹果（代表值）200g
晚餐	大米饭：粳米（标一）100g 地三鲜：紫皮长茄子 100g 土豆 75g 青尖椒 25g 大葱 5g 白皮大蒜 3g 姜 5g 玉米淀粉 5g 绵白糖 5g 酱油（代表值）2g 精盐 1g 豆油 9g
加餐	橙子：橙 150g 核桃：核桃（干）7g 奶粉：全脂奶粉（多维奶粉）20g

注：① 摄入量均为可食用部分。

针对食谱中膳食营养素摄入"数量"的评价见表 7-25。

可以发现，大部分营养素的摄入量都超过了 2023 版中国居民膳食营养素参考摄入量的要求，即便是摄入量相对较低的不溶性膳食纤维和硒，也超过了参考摄入量的 60%。所以食谱中营养素的摄入量相对充足，可以满足机体的健康需求。

针对食谱中膳食营养素摄入"质量"的评价见表 7-26 至表 7-28。

蛋白质的能量分配介于 10%～15%，脂肪的能量分配介于 20%～30%，碳水化合物的能量分配介于 50%～65%，都在适宜范围内，食谱中能量分配均衡合理。

早餐、午餐、晚餐（含加餐）的能量分配接近 3：4：3，食谱中三餐能量分配均衡合理。

动物性蛋白质以及大豆蛋白质的摄入量达到蛋白质摄入总量的 52.2%，超过了蛋白质摄入总量的 1/3，所以食谱中蛋白质的食物来源合理，适合人体消化、吸收。

表7-25 一日食谱中能量和各类营养素的摄入情况

食物名称	摄入量/g①	能量/kcal	蛋白质/g	脂肪/g	碳水化合物/g	不溶性膳食纤维/g	总维生素A/µg RAE②	维生素B₁/mg	维生素B₂/mg	维生素C/mg	钙/mg	磷/mg	钾/mg	钠/mg	镁/mg	铁/mg	锌/mg	硒/µg
带皮荞麦	50	159.5	4.8	0.9	36.5	6.7	0.0	0.12	0.03	0.0	77.0	148.0	219.5	2.0	96.5	5.1	1.45	0.66
小麦粉（标准粉）	50	181.0	7.9	1.3	35.4	0.0	0.0	0.23	0.03	0.0	15.5	83.5	95.0	1.6	25.0	0.3	0.10	3.71
土豆	50	40.5	1.3	0.1	8.9	0.6	0.5	0.05	0.01	7.0	3.5	23.0	173.5	3.0	12.0	0.2	0.15	0.24
鹌鹑蛋	50	80.0	6.4	5.6	1.1	0.0	168.5	0.06	0.25	0.0	23.5	90.0	69.0	53.3	5.5	1.6	0.81	12.74
酱油（代表值）	2	1.3	0.1	0.0	0.2		0.0	0.00	0.00	0.0	1.3	4.1	6.7	115.1	3.1	0.2	0.02	0.03
醋（代表值）	2	0.6	0.0	0.0	0.1		0.0	0.00	0.00	0.0	0.3	1.9	7.0	5.2	0.3	0.1	0.03	0.05
红辣椒	5	1.9	0.1	0.0	0.4	0.2	5.8	0.00	0.00	7.2	1.9	4.8	11.1	0.1	0.8	0.1	0.02	0.10
白皮大蒜	3	3.8	0.1	0.0	0.8	0.0	0.1	0.00	0.00	0.2	1.2	3.5	9.1	0.6	0.6	0.0	0.03	0.09
香菜	5	1.7	0.1	0.0	0.3	0.1	4.9	0.00	0.01	2.4	5.1	2.5	13.6	2.4	1.7	0.1	0.02	0.03
绵白糖	5	19.8	0.0	0.0	4.9	0.0	0.0	0.00	0.00	0.0	0.3	0.2	0.1	0.1	0.1	0.0	0.00	0.02
豆油	9	80.9	0.0	9.0	0.0	0.0	0.0	0.00	0.00	0.0	1.2	0.6	0.3	0.4	0.3	0.2	0.10	0.00
精盐	1	0.0	0.0	0.0	0.0	0.0	0.0	0.00	0.00	0.0	0.2	0.0	0.1	393.1	0.0	0.0	0.00	0.01
全脂纯牛奶（代表值）	280	182.0	9.2	10.1	13.7	0.0	151.2	0.08	0.34	0.0	299.6	252.0	504.0	178.4	30.8	0.8	0.78	3.75
早餐小计	512	753.0	30.0	27.0	102.3	7.6	331.0	0.54	0.67	16.8	430.6	614.1	1109.0	755.3	176.7	8.7	3.51	21.43
粳米（标一）	75	258.8	5.8	0.5	58.1	0.5	0.0	0.12	0.06	0.0	8.3	90.8	72.8	1.8	25.5	0.8	1.09	1.88
小米（黄）	75	273.0	6.7	2.3	58.3	0.0	60.0	0.24	0.05	0.0	6.0	118.5	251.3	0.5	37.5	1.2	2.11	2.04
蒜薹	150	99.0	3.0	0.2	23.1	3.8	0.0	0.06	0.11	1.5	28.5	78.0	241.5	5.7	42.0	6.3	1.56	3.26
牛小腌肉	75	91.5	17.3	2.5	0.0	0.0	0.0	0.02	0.10	0.0	3.8	135.8	136.5	62.3	16.5	0.2	3.80	1.91

续表

食物名称	摄入量/g①	能量/kcal	蛋白质/g	脂肪/g	碳水化合物/g	不溶性膳食纤维/g	总维生素A/μg RAE②	维生素B₁/mg	维生素B₂/mg	维生素C/mg	钙/mg	磷/mg	钾/mg	钠/mg	镁/mg	铁/mg	锌/mg	硒/μg
菜籽油	9	80.9	0.0	9.0	0.0	0.0	0.0	0.00	0.00	0.0	0.8	0.8	0.2	0.6	0.3	0.3	0.05	0.00
酱油（代表值）	2	1.3	0.1	0.0	0.2	0.0	0.0	0.00	0.00	0.0	1.3	4.1	6.7	115.1	3.1	0.2	0.02	0.03
草鱼	75	84.8	12.5	3.9	0.0	0.0	8.3	0.03	0.08	0.0	28.5	152.3	234.0	34.5	23.3	0.6	0.65	5.00
胡萝卜	100	32.0	1.0	0.2	8.1	0.0	342.0	0.00	0.02	9.0	27.0	38.0	119.0	120.7	18.0	0.3	0.22	0.60
洋葱	50	20.0	0.6	0.1	4.5	0.5	1.0	0.02	0.02	4.0	12.0	19.5	73.5	2.2	7.5	0.3	0.12	0.46
番茄	30	4.5	0.3	0.1	1.0	0.0	9.3	0.01	0.00	4.2	1.2	7.2	53.7	2.9	3.6	0.1	0.04	0.00
芹菜叶	20	7.0	0.5	0.1	1.2	0.4	48.8	0.02	0.03	4.4	8.0	12.8	27.4	16.6	11.6	0.1	0.23	0.40
豆腐（代表值）	30	25.2	2.0	1.6	1.0	0.0	0.0	0.02	0.01	0.0	23.4	24.6	35.4	1.7	12.3	0.4	0.17	0.45
柠檬	5	1.9	0.1	0.1	0.3	0.1	0.0	0.00	0.00	1.1	5.1	1.1	10.5	0.1	1.9	0.0	0.03	0.03
豆油	3	27.0	0.0	3.0	0.0	0.0	0.0	0.00	0.00	0.0	0.4	0.2	0.1	0.1	0.1	0.1	0.03	0.00
精盐	2	0.0	0.0	0.0	0.0	0.0	0.0	0.00	0.00	0.0	0.4	0.0	0.2	786.2	0.0	0.0	0.00	0.02
苹果（代表值）	200	106.0	0.8	0.4	27.4	3.4	8.0	0.04	0.04	6.0	8.0	14.0	166.0	2.6	8.0	0.6	0.08	0.20
午餐小计	901	1112.9	50.7	24.0	183.2	8.7	477.4	0.58	0.52	30.2	162.7	697.7	1428.8	1153.6	211.2	11.5	10.20	16.28
粳米（标一）	100	345.0	7.7	0.6	77.4	0.6	0.0	0.16	0.08	0.0	11.0	121.0	97.0	2.4	34.0	1.1	1.45	2.50
紫皮长茄子	100	18.0	1.1	0.1	4.8	0.8	0.8	0.03	0.03	0.0	50.0	21.0	147.0	5.0	11.0	0.5	0.20	0.09
土豆	75	60.8	2.0	0.2	13.4	0.8	2.0	0.08	0.02	10.5	5.3	34.5	260.3	4.4	18.0	0.3	0.23	0.35
青尖椒	25	5.5	0.2	0.1	1.3	0.0	2.0	0.01	0.01	14.8	2.8	5.0	38.5	1.8	3.8	0.1	0.05	0.01

续表

食物名称	摄入量/g①	能量/kcal	蛋白质/g	脂肪/g	碳水化合物/g	不溶性膳食纤维/g	总维生素A/μgRAE②	维生素B₁/mg	维生素B₂/mg	维生素C/mg	钙/mg	磷/mg	钾/mg	钠/mg	镁/mg	铁/mg	锌/mg	硒/μg
大葱	5	1.4	0.1	0.0	0.3	0.1	0.3	0.00	0.00	0.2	3.2	1.3	5.5	0.4	0.8	0.0	0.01	0.01
白皮大蒜	3	3.8	0.1	0.0	0.8	0.0	0.1	0.00	0.00	0.2	1.2	3.5	9.1	0.6	0.6	0.0	0.03	0.09
姜	5	2.3	0.1	0.0	0.5	0.1	0.7	0.00	0.00	0.2	1.4	1.3	14.8	0.7	2.2	0.1	0.02	0.03
酱油（代表值）	2	1.3	0.1	0.0	0.2	0.0	0.0	0.00	0.00	0.0	1.3	4.1	6.7	115.1	3.1	0.2	0.02	0.03
绵白糖	5	19.8	0.0	0.0	4.9	0.0	0.0	0.00	0.00	0.0	0.3	0.2	0.1	0.1	0.1	0.0	0.00	0.02
玉米淀粉	5	17.3	0.1	0.0	4.3	0.0	0.0	0.00	0.00	0.0	0.9	1.3	0.4	0.3	0.3	0.2	0.00	0.04
精盐	1	0.0	0.0	0.0	0.0	0.0	0.0	0.00	0.00	0.0	0.2	0.0	0.1	393.1	0.0	0.0	0.00	0.01
豆油	9	80.9	0.0	9.0	0.0	0.0	0.0	0.00	0.00	0.0	1.2	0.6	0.3	0.4	0.3	0.2	0.10	0.00
晚餐小计	335	556.1	11.5	10.0	107.9	1.6	3.9	0.28	0.14	25.9	78.8	193.8	579.8	524.3	74.2	2.7	2.11	3.18
橙	150	72.0	1.2	0.3	16.7	0.9	19.5	0.08	0.06	49.5	30.0	33.0	238.5	1.8	21.0	0.6	0.21	0.47
核桃（干）	7	45.2	1.0	4.1	1.3	0.7	0.2	0.01	0.01	0.1	3.9	20.6	27.0	0.4	9.2	0.2	0.15	0.32
全脂奶粉（多维奶粉）	20	96.8	4.0	4.5	10.0	0.0	15.4	0.06	1.34	1.8	359.4	64.8	382.0	113.6	4.4	0.3	0.74	3.36
加餐小计	177	214.0	6.2	8.9	28.0	1.6	35.1	0.15	1.41	51.4	393.3	118.4	647.5	115.8	34.6	1.1	1.10	4.15
总计	1925	2636.0	98.4	69.9	421.4	19.5	847.4	1.55	2.74	124.3	1065.4	1624.0	3765.1	2549.0	496.7	24.0	16.92	45.04
占参考摄入量的比例	—	101.4%	—	—	—	78.0%	105.9%	110.7%	195.7%	124.3%	133.2%	225.6%	188.3%	169.9%	150.5%	200.0%	135.4%	75.1%

注：① 摄入量均为可食用部分。
② RAE：视黄醇活性当量，是维生素A的活性表达方式。

表 7-26　一日膳食能量来源分配情况

营养素	摄入量/g	供能量/kcal	占总能量/%
蛋白质	98.4	393.6	14.5
脂肪	69.9	629.1	23.2
碳水化合物	421.4	1685.6	62.3
总计	—	2708.3	100.0

表 7-27　一日三餐能量分配情况

餐别	能量/kcal	占总能量/%
早餐	753.0	28.6
午餐	1112.9	42.2
晚餐（含加餐）	770.1	29.2
总计	2636.0	100.0

表 7-28　一日膳食蛋白质的食物来源情况

蛋白质来源	蛋白质摄入量/g	占总摄入量/%
动物性食物	49.4	50.2
大豆及其制品	2.0	2.0
其他植物性食物	47.0	47.8
总计	98.4	100.0

另外，食谱中钙磷比约为 0.7，介于 0.5～2 之间，2 种元素摄入较均衡；铁锌比约为 1.4，在 1～1.2 之外，有待于进一步优化。

针对食谱中食物摄入种类和摄入量的评价见表 7-29 和表 7-30。

表 7-29　食谱与《中国居民膳食指南（2022）》对于食物摄入种类的比较

餐别/食物类别	食谱中的食物种类/种	膳食指南每日推荐摄入食物种类/种
早餐	8	3～5
午餐	12	4～6
晚餐	8	4～5
零食	3	1～2
谷类、薯类、杂豆类	6	3
蔬菜、水果	15	4
畜、禽、鱼、蛋	3	3
奶、大豆、坚果	4	2

在不包括食用油和调味品的情况下，食谱中三餐摄入的食物种类丰富，各种食物类别均满足《中国居民膳食指南（2022）》对于每日食物摄入种类的要求。

表 7-30　食谱与《中国居民膳食指南（2022）》对于食物摄入量的比较[①]

食物种类	食谱中的摄入量/(g/d)	膳食指南推荐摄入量/(g/d)
谷类	350	350
——其中全谷物和杂豆	125	125～200
薯类	130	125
蔬菜	501	500
——其中深色蔬菜	490	≥250[②]
水果	355	350
畜禽肉类	75	75
蛋类	50	50
水产品	75	75
奶制品	300	300
大豆和坚果	37	35
——其中坚果	7	7～10[③]
油	30	30
盐	4	<5
添加糖	10	<50[④]

注：① 摄入量均为可食用部分。

② 深色蔬菜应占所有蔬菜的 1/2 以上。

③ 摄入坚果 50～70g/周。

④ 添加糖摄入应<50g/d，最好<25g/d。

按照能量摄入 2600kcal 评价，各类食物的摄入量均符合《中国居民膳食指南（2022）》的相关要求。

综上所述，本次食谱设计面向男性大学生。食谱中菜品提供的能量介于 2600～2700kcal 之间，提供了丰富的蛋白质、脂肪、碳水化合物、维生素及矿物质。三大产能营养素的能量供应比例处于推荐范围内，三餐能量分配合理。优质蛋白质和其他植物性蛋白质摄入均衡，钙磷比例适宜。谷薯杂豆类、蔬菜水果类、畜禽鱼蛋类、奶豆坚果类食物均达到推荐量的要求。食用油、盐的摄入水平也未超标。综合来看，本次食谱设计的食物种类组成较为丰富，多样化程度较高，膳食结构合理，菜品颜色各异，可以吸引学生的注意力，促进学生按时、按量进食，满足学生全天的营养需要，保障身体健康。另外，本次食谱设计在一日三餐的基础上设计了 1 次加餐，补充因学习、工作而消耗的能量，促进学习、工作效率提升。加餐可以安排在上午、下午或夜间，但是睡前 2 小时内不宜进餐。

　　本次食谱设计并非完美无瑕。一方面，铁锌比例有待于进一步优化，不溶性膳食纤维和硒的摄入量若能达到推荐摄入水平的80％以上则更为适宜。另一方面，膳食中的营养素种类繁多，本次食谱设计仅考虑了一部分营养素的摄入水平。除了本次设计提及的营养素之外，还可以综合考虑脂肪酸、烟酸、维生素D、维生素E、碘、铜、铬等多种营养素的摄入水平。事实上，想要设计得到综合考虑全方面营养素摄入水平的食谱，难度非常大。食谱中考虑的营养素越多，设计的难度就越大，为了平衡1种营养素的摄入水平，经常会造成其它营养素的摄入过多或过少。所以，在食谱设计过程中，往往要根据个体或人群的实际需求，对待评价的营养素进行适当的取舍。同时，如果需要设计1周营养食谱，那么不必每日严格控制食物及营养素的摄入种类和摄入量。统筹1周的食物摄入，使7天的平均摄入水平符合条件即可。

（杨迪）

第八章

食品安全与食物中毒

第一节 食品安全概述

食品是人类赖以生存的物质基础，食品质量直接关系到人们的身体健康，而食品安全性是食品质量的最重要组成部分。随着社会经济的发展，人民的生活水平已经有了显著提高，对食品安全问题的关注力度也日益提升。习近平总书记指出加强食品安全工作，关系我国 13 亿多人的身体健康和生命安全。要"严"字当头，严谨标准、严格监管、严厉处罚、严肃问责，把食品安全工作作为一项重大政治任务和保障民生工程来抓。那么如何从当前和长远的角度确保食品安全，是食品生产者、经营者、社会监管部门及政府决策部门所面临的紧迫课题。而对食品安全性充分而科学的理解是解决这个课题的前提和基础。

《中华人民共和国食品安全法》（以下简称《食品安全法》）中明确规定：食品安全，指食品无毒、无害，符合应当有的营养要求，对人体健康不造成任何急性、亚急性或者慢性危害。

近几年，我国针对食品质量和安全管理工作所投入的力度显著提升，但仍然存在部分漏洞和缺陷，食品安全问题依然存在。主要问题包括以下几个方面。

1. 经济利益驱使

食品生产者过于注重经济利益而忽视了食品安全问题，生产过程中质量管控力度不足，未按照食品安全生产法规及相关标准使用食品添加剂，大幅度降低食品质量，并将其投入市场中，引起大规模的食物中毒等问题。此外，生产者使用较为劣质的原材料，或者私自使用各种化学添加剂如苏丹红和吊白块等，导致食品生产质量不达标。

2. 食品本身质量问题

食品原材料的安全性难以得到保障是引发食品安全问题的重要因素。由于社会活动频繁造成环境的污染和破坏，导致环境污染现象日益加剧。如部分地区土壤和水体环境中的重金属元素等有害物质明显超标导致周边土壤环境和水环境受影响，对食品原材料的安全造成很大威胁。此外，农民在耕种过程中为避免虫害对农作物的影响，部分人员过度使用农药，造成农药残留，使得食品原料中存在大量的抗生素和农药物质，食用后将对人们的身体健康造成直接损害。

3. 食品生产流程较为粗糙

食品加工生产需要大量的人力支撑，但是大部分参与生产工作的人员所受教育程度普遍偏低，在开展生产工作之前也未接受过专业培训，导致普遍缺乏责任意识和安全意识，影响食品安全生产工作的正常建设，如部分工作人员在生产加工时不佩戴口罩和手套等导致异物进入到食品中。

4. 消费者理念落后

我国部分地区饮食烹饪习惯常以熏制、腌制、炙烤等形式为主，而通过这些方式所产生的食品自身存在安全隐患。此外，消费者对食品安全缺少科学的判断，仅关注生产日期并不能对食品是否合格进行判定，如购买进口食品时，对于包装是否有中文标签并不在意，过度追捧包装精美的食品，对食品包装容器上附着的标签内容视若无睹等。对于食品的内涵、质量特征、特殊效用、新鲜程度、潜在价值等内容更是知之甚少。由于自身安全理念的落后而盲目食用不合规食品，将对身体健康产生严重影响。

一、学校食品安全概述

学校作为学生活动的主要场所，一旦出现了食品安全问题，必定是一件聚集性强、关注度高的事件，因此，人们越发关注学校餐饮的食品安全问题。引发校园食品安全问题的原因主要包括以下三个方面。

（1）从学校餐饮管理的角度看，学校在食品安全方面的管理所投入的人力、物力、财力尚且不足，且往往尚未建立健全食品管理制度，工作人员职责分工不明晰，各环节管理松散，导致食品安全管理工作落实不到位。并且多数学校实行了社会化改革，餐饮管理中的餐饮服务通常由社会化企业负责。社会化改革对餐饮服务的供应起到了积极作用，但是由于企业的逐利本性，学校餐饮管理中的食品安全监管成了难题。

（2）大学生是一个特殊的消费群体，虽然对食品安全问题持有一定关注度，但安全意识相对淡薄。为了追求口味上的独特体验，许多学生选择校外"垃圾食品"、快餐以及方便食品，以此来替代食堂的饭菜；另外，学生的维权意识也比较薄弱，当购买到"三无"食品时，第一反应往往不是维权而是随即扔掉，导致生产劣质食品的厂家越来越猖獗，为食品监管工作带来了阻碍。

（3）许多校园周边餐馆和夜市街边摊等，存在部分商家不具备食品经营许可证、卫生环境欠佳、餐具消毒不到位、所使用食材及配料不符合相关标准、人员健康问题尚不确定等问题，学生一旦长期食用这类食品必然为身体健康埋下安全隐患。

为了从法律的角度对学校食品安全问题进行有力监管，降低食品安全风险，切实提高青少年营养健康水平，教育部、市场监管总局与国家卫生健康委员会联合印发了《学校食品安全与营养健康管理规定》，并于 2019 年 4 月 1 日起正式施行。该规定明确了学校食品安全实行校长（园长）负责制；要求学校集中用餐实行预防为主、全程监控、属地管理、学校落实的原则，建立教育、食品安全监督管理、卫生健康等部门分工负责的工作机制。此外，对卫生健康主管部门以及学校在食品安全监管以及食品安全事故处置中应当履行的职责与亟需落实的相关工作等进行了详细的说明和严格的规定。

二、食源性疾病和食物中毒

食源性疾病是指随食物进入人体的各种致病因子所引起的具有感染或中毒性质的一类疾病，即指通过食物摄入的方式和途径，致使病原物质进入人体并引起的中毒性或感染性疾病。包括常见的食物中毒、肠道传染病、人畜共患传染病、寄生虫病以及化学性有毒有害物质所引起的疾病。其中，食物中毒在食品安全事故中最为常见。

食物中毒是指摄入了含有生物性、化学性有毒有害物质的食品或误把有毒有害物质当作食品摄入后，出现的非传染性急性、亚急性疾病，以急性感染或中毒为主要临床特征。需要注意的是，毒物如果不是经口进入机体而引起中毒，都不属于食物中毒（如呼吸、皮肤接触、注射等方式）。

食物中毒的患者近期内皆有食用可疑食物史，中毒人群局限于食用该类可疑食物，未食用者不受影响。此外发病人数多且集中，进食者通常在 2～24 小时内发病，轻者往往表现为头晕、恶心、呕吐、腹泻等急性消化道疾病症状，重者可引起人体脏器损害，造成终身残疾，甚至死亡。但是中毒者不具有传染性，对未吃可疑食物的健康人不具有传染风险。食物中毒根据各自特点，又可以分为五大类别，分别是动物性食物中毒、植物性食物中毒、细菌性食物中毒、真菌性食物中毒、化学性食物中毒。

1. 动物性食物中毒

动物性食物中毒是指因食入被污染的或含有有毒有害物质的动物性食物造成的食物中毒。动物性食物中毒发病率较高，病死率因动物种类而异。

2. 植物性食物中毒

植物性食物中毒一般指因误食了有毒植物或有毒的植物种子，或烹调加工方法不当，没有把植物中的有毒物质去掉而引起的中毒。植物性食物中毒发病率因植物种类而异，死亡率较高。

3. 细菌性食物中毒

细菌性食物中毒是指人们摄入含有细菌或细菌毒素的食品而引起的食物中毒。细菌性食物中毒发病率较高，多数细菌性食物中毒死亡率较低。细菌性食物中毒全年皆可发生，季节性较强。

4. 真菌性食物中毒

真菌性食物中毒是指因摄入真菌在谷物或其他食品中生长繁殖所产生的有毒代谢产物而引起的中毒。真菌性食物中毒的发病区域和季节性明显，发病率高，死亡率较高。

5. 化学性食物中毒

化学性食物中毒是指摄入含有化学性有害物质的食品而引起的食物中毒。化学性食物中毒的发病区域和发病季节不明显，发病率较高，死亡率较高。

根据相关文献可知，在学校中由食品安全问题引发的食物中毒事件，大都是由化学性物质、细菌以及植物性物质引起的，此外，也包含部分病毒感染食物所引发的食物中毒。

第二节　化学源食品安全问题与食物中毒

一、农药残留引发的食品安全问题

农药可以在很大程度上预防和清除农作物中的病害、虫害、鼠害和杂草，调节植物的生长发育，对提高农作物产量产生促进作用，但是随着农药种类的增加和使用范围的不断扩大，农药的毒副作用逐渐显现出来，农药残留即是其中之一。所谓农药残留，指由于使用农药而在农产品、食品和动物饲料中出现的特定物质，包括被认为具有毒理学意义的农药衍生物，如农药转化物、代谢物、反应产物以及杂质。农药除一部分吸附于植物表面之外，另一部分可通过大气、土壤和水等环境进一步被植物所吸收。残留农药直接通过植物果实、水或空气转移到人、畜体内，或通过环境、食物链最终传递给人、畜，对其健康造成严重损害。

目前常见的农药包括有机氯农药、有机磷农药、氨基甲酸酯类农药、拟除虫菊酯类农药、沙蚕毒素类农药等几类。有机磷农药是我国当前使用最广、用量最大、品种最多的农药之一，主要用作杀虫剂，少数品种用作杀菌剂、除草剂、脱叶剂，成品剂型有乳剂、油剂、粉剂、喷雾剂和颗粒剂等。当其进入人体内，与乙酰胆碱酯酶结合，形成较为稳定的磷酰化胆碱酯酶，失去分解乙酰胆碱的活性，导致乙酰胆碱在体内大量蓄积，持续作用于胆碱受体，引起相应腺体兴奋性增高、活动性增强的中毒症状。

1. 中毒原因

误食了被有机磷污染的食品，或食用了运输、储藏过程中被污染的食物，引起中毒。

2. 中毒症状

潜伏期：短者 10 分钟，长者 2 小时。中毒者常表现为头晕、头痛、大汗淋漓、恶心、呕吐且呕吐物伴有大蒜样特殊臭味、胸闷、视物模糊、无力等症状，重者会出现轻度呼吸困难、步态蹒跚等症状，更严重者会出现昏迷、肺水肿，甚至因呼吸麻痹而死亡。

3. 案例回顾

2001 年 9 月某日中午，某高校学生在集体食堂就餐，造成 63 人食物中毒。经调查发现：首发病例于 12：40 出现，然后陆续发病，至 17：30 最后病例出现，共发病 63 例，潜伏期为 40 分钟。患者临床表现为恶心、呕吐、腹痛、头晕、乏力、胸闷，其余散发症状有畏寒、心慌、腹泻、发热等。所有患者经医院及时治疗后，于次日下午全部治愈出院。

经现场调查发现：食堂采购管理比较混乱，食堂操作间无安全检查防护措施，食品卫生管理及卫生条件极差，未成立食品卫生管理机构，无卫生制度。操作间、餐厅的窗户受损，无有效的防蝇措施，随处可见苍蝇，冷藏柜内生熟食品混放，无餐具消毒及保洁措施。当地卫生监督所通过对就餐地点厨房剩余食物、现场患者呕吐物进行采样，并对样品进行理化检验发现，首发病例呕吐物中对硫磷呈阳性，另外两份呕吐物也呈阳性，并且在生小白菜和当天中午的剩菜土豆片烧肉、绿豆芽炒干丝中也检出了对硫磷。最终，根据患者临床表现和流行病学调查分析、实验室检验结果得出结论，这是一场由有机磷农药污染食物引起的症状轻微的食物中毒事件，至于有机磷的来源还有待于进一步调查核实。

二、亚硝酸盐引发的食品安全问题

最常见的亚硝酸盐是亚硝酸钠，一种白色结晶或粉末，无臭、味道微咸带涩，易溶于水，呈弱碱性。亚硝酸盐作为食品添加剂，被广泛用于肉制品加工、染料制造，以及制造有机合成分析试剂等方面。亚硝酸盐中毒多是因为在咸肉制品或腌制品加工时添加过量，或因其味咸而被误当作食盐或食用碱使用。另外，食用大量含亚硝酸盐的不新鲜叶类蔬菜也会导致中毒。

1. 中毒原因

误将亚硝酸盐当食盐或食用碱加入食品中，食后中毒。

2. 中毒症状

轻者口唇、指甲紫绀，伴有头晕、腹胀、精神不振、倦怠等症状；重症者除口唇、指甲紫绀外，伴有头晕、恶心、呕吐、呼吸急促、烦躁不安等症状，如不及时抢救，可因呼吸衰竭而死亡。

3. 案例回顾

【案例1】

2011年某县疾病预防控制中心接到两起凉皮引起的食物中毒报告，疑似亚硝酸盐中毒。同时，某市疾病预防控制中心也接到市中医院电话报告，某职业中专部分师生午餐后出现以头晕、恶心、发绀为主的食物中毒症状，疑似亚硝酸盐中毒。经调查发现，4月12日12时左右在某职业中专2号食堂内出现首发病例，12日15时最后报告发病的为末次病例，在市中医院共报中毒病例25例，发病最短潜伏期为10分钟，最长潜伏期为3小时，平均潜伏期为1小时。

经现场流行病学调查，最终判定该学校2号食堂是发生食物中毒的主要场所，2号食堂食谱为蒸面条、凉皮、米皮、馒头、烧茄子，可疑食物为凉皮，25例中毒患者均有进食凉皮史，没有进食凉皮者不发病。此外，卫生监督监测人员用清洁袋采集了患者及食堂相关食品样本，通过实验室检测发现，凉皮中亚硝酸盐含量为1258mg/kg。经现场流行病学调查、临床症状及实验室检测，确认此次食物中毒事件是凉皮加工商把亚硝酸盐误当作硼砂加入凉皮引起的食物中毒事件。

【案例2】

2014年6月10日，某大学学生聚餐时因食用校门口路边烧烤食品发生亚硝酸盐中毒事件，10名学生被紧急送往医院进行救治。经调查发现，患者年龄均为22岁，主要的临床症状为头晕、恶心、呕吐、口唇发绀，最短潜伏期为50分钟，最长潜伏期为150分钟，平均潜伏期为90分钟。对72小时食谱进行调查，发现所有病例只有在6月10日22时的晚餐有共同暴露史，食品均购自校门口路边烧烤店。对11种食物进行病例对照分析，结果提示烤鸭心、烤五花肉、烤骨肉相连为可疑食品。对烧烤店进行卫生学调查发现，该烧烤店约10平方米，夫妻2人仅晚上经营，无卫生许可证，无健康证，无卫生设施，仅有冰箱、货架存放食品，鸭心、五花肉和骨肉相连为8日腌制，9日未售完，10日晚又售予学生。实验室对患者食用剩余食物和相关用品共13份样品进行检测发现，食用剩余鸭心、腌制鸭心、腌制"骨肉相连"亚硝酸盐含量超标。

综合流行病学调查、现场卫生学检查及实验室检测结果，认定该事件为一起因食用路边烧烤店制售的被亚硝酸盐污染的食品所引发的食物中毒事件。主要原因为烧烤店为了经济利益，以为亚硝酸盐能起到防腐保鲜的作用，在腌制过程中随意添加导致制售食品亚硝酸盐含量超标。此外，烧烤店门口路边摊卫生条件简陋，不符合要求，从业人员也未办理健康证，缺乏食品卫生知识，也造成此次食物中毒事件的发生。

三、盐酸克伦特罗（瘦肉精）引发的食品安全问题

盐酸克伦特罗俗称瘦肉精，是一种白色或类白色的结晶性粉末，无臭，味苦。其化学性质稳定，一般方法均不能使其破坏，含有盐酸克伦特罗的肉制品在加工过程中经100℃沸水煮、烧烤、微波处理等过程其残留并不减少。其本身属于一种激素类物质，添加至动物饲料中，可明显促进动物生长，提高瘦肉率。但当人体一次性摄入大量盐酸克伦特罗时，会出现急性中毒反应，且长期食用可导致染色体畸变，诱发恶性肿瘤等。因此我国政府明文规定，禁止盐酸克伦特罗用于动物饲养。

1. 中毒原因
食用大量含有盐酸克伦特罗的肉制品而引发的中毒。

2. 中毒症状
潜伏期一般为12~24小时。短者可于6小时产生症状，长者需要2~3天。急性中毒者常伴有心悸、面颈和四肢肌肉颤动、手抖等症状，严重者甚至不能站立，同时伴有头晕和乏力等症状。

3. 案例回顾
【案例1】
2010年11月8日，某市人民医院共收治9名突发心悸、胸闷及心动过速等症状的学生患者，原因不明。市卫生局接到报告后，立即指派市疾病预防控制中心开展调查，根据流行病学、临床表现及实验室检测等结果进行分析。调查结果发现，此次中毒患者共有23名，患者发病前4小时在各自家中聚餐，发病前48小时内均有在学校周围小摊点购买零食的情况。所购买的食品主要有冰激凌、肉夹馍、烤肠等，具有共同指向性的食物只有冰激凌，所有患者发病前均食用过多彩味冰激凌。患者发病急且潜伏期短，个别学生食用冰激淋后10分钟，就出现手抖和心慌症状。病例临床表现相似，经治疗症状缓解快，病程较短。

经查实，该冰激凌来自学校周围的小摊点，由某食品有限公司生产，该食品公司为家庭作坊，且冰激凌销售商无固定店铺，均为三轮车游走流动摊点，无冰激凌储存场所。患者临床症状符合盐酸克伦特罗中毒临床症状。此外，通过实验室检测发现，所销售的冰激凌中盐酸克伦特罗均呈阳性，且部分样品中该物质含量严重超标。由此可判断，这是一场由盐酸克伦特罗污染冰激凌所引发的食物中毒事件。

【案例 2】

2010 年 11 月 8 日至 20 日，某市人民医院陆续收到来自三所小学的患儿共 20 例。患者均在学校门口食用了含盐酸克伦特罗的彩色冰激凌，食用后 0.5～4 小时发病，随即入院就诊。患者均表现为不同程度的心慌、胸闷、四肢肌肉颤动，部分患儿出现头晕、乏力、恶心、呕吐和手脚麻木等。省疾病预防控制中心对学校门口彩色冰激凌和患儿呕吐物进行检测，结果提示其中含有盐酸克伦特罗成分。通过开展救治，8 例急诊输液留观患儿均在当天出院，12 例入院患儿全部治愈出院，住院时间为 3～7 天，治疗 23～48 小时后头晕、乏力、心悸、手抖等症状逐渐减轻，3～4 天后症状基本消失，复查心电图、生化常规均正常。此次食物中毒事件可能是由于学校门口售卖的彩色冰激凌在制作过程中被盐酸克伦特罗污染所致。

四、有毒金属引发的食品安全问题

自然界中的多种金属元素可以通过食物和饮水的方式进入人体，其中部分金属元素是人体所必需的，但过量摄入也会对人体产生伤害。有些元素如砷和铅等即使在较低摄入条件下也会干扰人体正常生理功能，这类金属被称为有毒金属，主要包括重金属元素及少量非金属元素。随着我国工农业的快速发展，农药以及工业产生的废物及天然环境中的有毒金属在一定条件下可以通过土壤和水源进入到植物和动物体内，进而威胁人类健康。

铅是工业上广泛使用的一种有毒重金属，也是一种普遍存在的环境神经毒物。铅主要通过摄食进入体内，铅烟和铅尘也可以通过呼吸道和消化系统进入人体，进而引发神经系统、消化系统、造血系统和泌尿系统损害。随着科技发展和生产环境的改善，急性铅中毒的现象已少见，但是慢性铅中毒仍是常见职业病之一。

1. 中毒原因

误食含铅的化合物、中药用量不当或长期使用铅壶烧烫饮酒等，引起中毒。

2. 中毒症状

潜伏期一般为 0.5～5.0 小时。患者常伴有神经衰弱、头晕、全身乏力、记忆力减退等症状，另外也会表现出食欲不振、腹胀、腹部不规则隐痛及轻度便秘，少数患者前期无明显症状。此外，部分患者有轻度手足麻木感。重度铅中毒患者症状类似癫痫或麻痹性痴呆，早期可能有剧烈头疼、对光反射减弱、记忆力减退、发音困难等症状，少数患者会出现贫血。

3. 案例回顾

2015—2016 年，相关机构针对某区中小学生的食物消费量及主要摄入食品中铅含量开展调查。随机抽取该区 3 所小学、4 所初中和 2 所高中，并在每个年级各抽取 1 个班级进行食物消费量调查。共纳入 666 名学生，实际调查 616 名。此外，随机采集十大类主要消费食品共 1145 份样本进行铅含量检测。

对中小学生每月所摄入的食品中铅污染水平分析发现：不同食物中铅含量的最大值为 4.11 mg/kg，最小值为 0.01 mg/kg。所选取的 1145 件样本中有 568 件检出铅，总检出率为 49.61％；41 件样品中铅超标，总超标率为 3.58％。铅平均含量位于前 3 位的食品种类为菌藻类、豆类及其制品和水产类及其制品。中小学生合计每周膳食铅暴露量均值为 9.94μg/kg，蔬菜及其制品、豆类及其制品和谷类及其制品是学生膳食铅摄入的主要来源。

本次调查食品样本中铅的总检出率为 49.61％，总超标率为 3.58％，其中水产类及其制品和菌藻类食品铅污染水平较高，可能与越来越严重的水体污染及水产类养殖饲料中铅过量有关。综上所述，该区市售食品中存在一定程度的铅污染，中小学生膳食中铅暴露的总体风险处于可接受水平，但不同食物消费量人群铅暴露水平有一定差异，仍应引起重视。

第三节　生物源食品安全问题与食物中毒

由生物性有害物通过食物链途径引起食源性疾病，甚至引发生物安全事件已经成为备受关注的公共卫生问题，尤其在学校中此类生物安全事件更应引起重视。生物源食品安全问题包括食品的腐败变质、食物中毒、食源性传染病、食源性寄生虫病等。从公共健康和生物安全角度来认识食品安全的重要性，有针对性地加强食品安全监管是解决食品安全问题的重要途径。本节针对在学校中发生的由细菌、病毒和有毒植物引起的食品安全问题进行介绍。

一、细菌引起的食品安全问题

污染食品的细菌主要包括两类：一类为非致病菌，是评价食品卫生质量的重要指标，也是研究食品腐败变质的原因、过程和控制方法的主要对象；另一类是致病菌和条件致病菌，它们在一定条件下可以食品为媒介使人类感染疾病或发生食物中毒。本小节主要介绍引起学生食物中毒的致病菌群。

常见的细菌性食物中毒具有病程短、恢复快、预后好、病死率低等特点，但也有某些细菌性食物中毒病死率较高，且病程长、病情重、恢复慢。此外，细菌性食物中毒发病有明显的季节性特征，虽在全年均可发生，但是主要集中在 5～10 月份，尤其 7～9 月份最易发生，这与细菌在较高温度、较大湿度环境中易于生长繁殖或产生毒素有关。细菌性食物中毒多由畜肉及其制品引起，其它类食品如蛋、奶和鱼也占一定比例。

（一）沙门菌食物中毒

沙门菌食物中毒是我国最常见的细菌性食物中毒之一，该菌在外界生存能力较强，在肉类、奶类食品中能存活数月，在含盐量为 12%～19% 的咸肉中可存活 1～2 个月，在水中不易繁殖但可生存 2～3 周，在粪便中可生存 1～2 个月，在冰箱中可生存 3～4 个月，在土壤中可过冬，但当温度为 100℃ 时，沙门菌立即死亡。此外，由于沙门菌属在肉类中不分解蛋白质，不产生靛基质，因此污染的肉类无感官性状的改变，易被忽视而引起食物中毒。因此，对于贮存很久的肉类，即使没有腐败变质，也应该注意彻底加热灭菌，以防沙门菌食物中毒。

1. 中毒原因

食用了病死畜肉或未经煮熟的肉质食品，以及不新鲜的禽、畜、鱼、奶、蛋等食品。

2. 中毒症状

沙门菌感染后平均潜伏期一般为 4～48 小时，有时 2～3 天。感染后的症状分为胃肠炎型、类感冒型、类伤寒型、败血症型、类霍乱型五种，其中最常见的是胃肠炎型，约占此类食物中毒的 75%。发病突然，前期表现为头晕、头痛、恶心、痉挛性腹痛、畏寒、发热，体温达到 38℃ 以上。后期表现为呕吐、腹泻、全身酸痛，便中有未消化的食物残渣和黏液。严重者出现惊厥、昏迷、剧烈痉挛、脉搏微弱等症状，需要及时抢救，否则可能会导致死亡。

3. 案例回顾

【案例 1】

2017 年 6 月 27 日至 29 日，某市疾病预防控制中心与邻近 2 个区县疾病预防控制中心先后接到本辖区内医疗机构报告：医院收治多例以腹痛、腹泻、发热、呕吐等症状为主的患者，主要为来自不同学校的学生，经初步核实发现均食用过某食品厂配送供应的糕点，初步怀疑为食源性疾病事件。

本次事件病例共计 33 例。首例发病时间为 6 月 26 日 14:00，末例发病时间为 6 月 29 日 7:00。最短潜伏期为 4 小时，最长为 37 小时，平均为 10 小时。发病时间比较集中，6 月 27 日出现了 29 例病例，占病例总数的 87.9%，且患者均出现腹痛、腹泻（每天大于或等于 3 次，且形状改变）、发热（≥37.5℃）等临床症状。33 例患者虽然分布于不同区县和学校，但是在 6 月 25 日至 28 日期间均食用过由某一食品厂生产配送的糕点，而学校其他未食用过该类糕点的人员无类似症状，且停止销售该类糕点后，未再出现相关病例。从 15 例患者肛拭子、2 件糕点及 1 名从事糕点后期加工的从业人员肛拭子样本中检出同源性肠炎沙门菌。最终，根据患者临床症状体征、流行病学调查、现场卫生学调查及实验室检测结果，根据《沙门氏菌食物中毒诊断标准及处理原则》（WS/T 13—1996），判定此次事件是一起由食用了被肠炎沙门菌污染的糕点所导致的食物中毒事件，污染环节为食品从业人员带菌操作造成，加之气温较高，细菌在食品中大量繁殖，造成食物中毒的发生。

【案例2】

2017年9月20日至22日，某区一私立学校有47人发生腹泻、发热症状，疑似食物中毒。经该区疾病预防控制中心等部门对食堂就餐的110人展开流行病学调查、临床表现分析，并结合实验室检验结果，证实为一起由肠炎沙门菌引发的食物中毒。

经调查发现，患者自2017年9月19日至22日在该校食堂就餐，每日大便次数≥3次，有腹泻、发热、头痛、恶心症状之一者共47名，罹患率为42.72%。腹泻者占比100%，发热（体温39℃以上）者占比76.6%，头痛、乏力、恶心者占比82.9%。首发病例发病时间为2017年9月20日19时，最后一例为2017年9月22日17时，时间间隔为46小时，大部分患者的发病潜伏期为20小时。

对19日早餐至21日晚餐未出现任何症状的92名学生膳食进行病例对照调查发现：可疑致病食品为20日午餐和晚餐食堂所提供的食物以及21日早餐中的黄瓜拌芥菜丝和煮鸡蛋两种食品。未进食上述食堂所提供食物的学生无发病病例。此外，所搜集的29份样品中14份样品检出沙门菌，包括患病学生肛拭子、粪便样品、食品用工具砧板以及9月21日早餐剩余食品。根据流行病学调查、患者临床症状、实验室检测结果，依据《食源性疾病暴发：调查和控制指南（WHO）》判定，此次事件为一起沙门菌引起的食物中毒事故。该校食堂从市场购入的"现宰杀鸡"，很可能已经感染了沙门菌，在粗处理过程中污染了砧板，9月20日和21日在制作食品过程中，砧板在没有消毒的情况下又加工制作烤鸭、黄瓜、素鸡混拌凉菜、黄瓜拌芥菜丝和煮鸡蛋，造成交叉污染，进而导致食物中毒事故的发生。

（二）金黄色葡萄球菌食物中毒

金黄色葡萄球菌为革兰氏阳性菌，需氧或兼性厌氧，最适生长温度为30～37℃。菌体不耐热，60℃、30min的条件即可将其杀死，在冷藏环境中不易死亡。金黄色葡萄球菌污染食物后，在30～37℃环境下经过4～8小时就能大量繁殖并产生肠毒素进而引起食物中毒，温度越高产生肠毒素时间越短。肠毒素耐热性很强，煮沸1～1.5小时仍保持毒力，120℃、20分钟也不能完全破坏，因此，当其污染食品后，用普通的烹调方法不能避免中毒，在油温248℃中经过30分钟才能被破坏。

金黄色葡萄球菌广泛分布于生活环境中，如空气、水、灰尘及人和动物的排泄物，以及健康人的皮肤和鼻咽部、指甲下，特别是化脓性皮肤感染处。

1. 中毒原因

食用未经彻底加热且被金黄色葡萄球菌污染并产生毒素的食物而导致中毒，如熟肉、糕点、剩饭、冰激凌、奶及奶制品等。一般中毒多发生在夏季和秋季。

2. 中毒症状

金黄色葡萄球菌在体内的潜伏期一般为 2~5 小时，主要症状类似急性胃肠炎、全身无力、恶心、剧烈地反复呕吐、上腹部疼痛，腹泻较轻时仅 1~2 次。重者伴有头痛、肌肉痉挛、多汗，甚至虚脱。

3. 案例回顾

【案例 1】

2019 年 10 月 16 日，某市疾病预防控制中心接到当地卫生院电话报告，称该卫生院自 10 月 16 日 18 时，陆续接诊 6 例以腹泻、呕吐为主要症状的病例，均为某中学学生，怀疑为食物中毒。通过开展病例主动搜索，共发现病例 21 例（其中疑似病例 19 例，确诊 2 例）。病例主要症状包括呕吐（95.24%）、腹痛（66.67%）、恶心（66.67%）、腹泻（57.14%），部分病例伴有头痛（28.57%）、发热（腋温≥37.5℃，14.29%）、头晕（14.29%）等症状。此次中毒事件首例病例发病时间为 10 月 16 日 17：30，末例病例发病时间为 10 月 16 日 20：30，发病高峰为 10 月 16 日 17：50，最短潜伏期为 55 分钟，最长潜伏期为 230 分钟。采集相关样品进行实验室致病菌检测，结果发现在学生呕吐物和肛拭子中检测到金黄色葡萄球菌。

发病者均为七年级学生，且走读生和住宿生均有发病，当 10 月 17 日食堂停止供餐后无新发病例出现，符合食源性疾病流行病学特点，推断由共同就餐引起。根据相关病例 10 月 15 日至 16 日就餐情况，10 月 16 日晚餐就餐比例最高为 95.24%，且暴露风险最高。通过病例对照研究，分析 10 月 16 日各餐次暴露风险，结果表明 10 月 16 日晚餐为危险餐次，对其进行病例对照研究分析发现，10 月 16 日晚餐的米饭为可疑食品。

经调查发现，10 月 16 日晚餐米饭加工过程为：午餐剩余一托盘米饭，在食堂常温下存放，晚餐开饭前将剩余米饭放在蒸箱中再次加热几分钟后供餐，午餐剩余米饭售完之后再售卖新做的米饭。根据《葡萄球菌食物中毒诊断标准及处理原则》（WS/T 80—1996）中的判定原则，再结合流行病学调查、实验室检测结果以及食品卫生学调查，最终判定该起食源性疾病事件可能是由 10 月 16 日晚餐食堂提供的剩米饭，因在常温下放置时间过长，造成金黄色葡萄球菌大量繁殖并产生 B 型肠毒素所致。

【案例 2】

2019 年 9 月 11 日 23：10，某市疾病预防控制中心在"国家公共卫生应急管理信息系统"中首次报告了两所学校学生腹泻、呕吐病例 36 例。上级于 9 月 12

日派人员到现场开展调查和指导，确定本次事件为一起由金黄色葡萄球菌引起的食物中毒事件。

经调查从 9 月 11 日 13：00 至 9 月 12 日 15：00，发现符合病例定义者 49 例，主要表现为呕吐和恶心者占比均为 98％，腹痛者占比 51％，腹泻者占比 46.9％，大多为水样便，个别病例还有乏力、头痛和发热。截至 2019 年 9 月 13 日，所有患者治疗康复后均已出院。

49 例中首例病例于 9 月 10 日 21：00 发病，48 例为 9 月 11 日发病；潜伏期约 45 分钟至 15 小时 10 分钟，平均潜伏期为 3.2 小时。49 例均进食了本校小卖部销售的热狗香肠面包，近 3 天无其余共同饮食史。热狗香肠面包由同一家制造商提供，除两所学校外，并未提供给其他单位。

通过对 9 月 10 日生产的热狗香肠面包、患者呕吐物及粪便进行实验室致病菌检测发现，部分样品中检出金黄色葡萄球菌。结合病例的临床表现、流行病学调查和实验室检测结果，依据《葡萄球菌食物中毒诊断标准及处理原则》（WS/T 80—1996）中的判定原则，判定为学生食用学校小卖部被金黄色葡萄球菌污染的面包引起的食物中毒事件。本次事件发生当天该市平均气温为 24～33℃，面包生产未按照相关卫生规范进行，制作后厂家和小卖部均在常温下存放较长时间，为金黄色葡萄球菌繁殖创造了条件，进而污染食品导致食物中毒。

（三）副溶血性弧菌食物中毒

副溶血性弧菌为革兰氏阴性杆菌，是我国沿海地区夏秋季节最常见的一种可引起食物中毒的细菌。弧菌嗜盐畏酸，在无盐培养基上不生长，在 3％～6％食盐水中繁殖迅速，故称其为嗜盐菌。此外，在 5％普通食醋中浸泡 1 分钟或 1％食醋浸泡 5 分钟即死亡。副溶血性弧菌广泛存在于海水、海产品和海底沉积物中。海产鱼虾贝类是该菌的主要污染源。

1. 中毒原因

生吃或食用未彻底煮熟的海产品及被副溶血性弧菌污染的食品，如海产鱼、虾、蟹、贝类，以及被该菌污染的腌菜、腌鱼、禽、蛋类等，也常发生中毒事件，多发生于夏、秋季节。

2. 中毒症状

该菌潜伏期一般为 8～20 小时，短者 1 小时，长者可达 24～48 小时。中毒反应主要表现为上腹部阵发性绞痛，继而腹泻，腹泻物为水样便，重症者为黏液便或黏液血便；部分患者有恶心、呕吐等症状并伴有低热。严重者常因脱水、皮肤干燥及血压下降而休克，若抢救不及时可因虚脱而死亡。

3. 案例回顾

2011 年 9 月 25 日，某中学卫生老师报告：该校从 9 月 25 日凌晨 3：00 左右，陆续有学生出现恶心、呕吐、腹痛、腹泻症状，截止到报告时，已有 30 余人被送往同一家医院就诊。经疾病预防控制中心调查发现，该中学于 2011 年 9 月 24 日至 9 月 25 日共有病例 87 例，罹患率为 10.79%。病例均为住校学生。走读生、教职工和食堂人员没有出现该病例。9 月 24 日晚 19：00 开始出现病例，9 月 25 日 6：00 为发病高峰，末例病例发病时间为 9 月 25 日 16：00。以 9 月 24 日晚餐时间（18：00）推算，最短潜伏期为 1 小时，最长潜伏期为 22 小时，平均潜伏期为 12 小时。

病例的临床表现基本相似。其中，发热的病例体温均在 38℃以下。在腹痛的病例中，又以上腹部阵痛为主要症状。病例对照分析发现，2011 年 9 月 24 日晚餐在食堂就餐是本次发病的一个危险因素。通过采集相关样本送至实验室进行致病菌检测发现，2 份患者粪便中检出副溶血性弧菌。根据《食物中毒诊断标准及技术处理总则》（GB 14938—94）以及《副溶血性弧菌食物中毒诊断标准及处理原则》（WS/T 81—1996），结合现场流行病学调查和实验室检验结果显示，本次事件部分患者发病是由副溶血性弧菌感染造成的食物中毒引起的。

（四）李斯特菌食物中毒

李斯特菌是一种革兰氏阳性菌，对环境具有较强的耐受性，能抵抗−20℃的低温，在 4℃冰箱中能生长繁殖，在 pH 为 5～6 的酸性环境中生长，并耐 20% 的高盐，对热的抵抗力较弱，在 60～70℃下经过 20 分钟可被杀灭。该菌分布广泛，在土壤、人和动物的粪便、江河水、污水、蔬菜、青贮饲料及多种食品中可分离出该菌，并且它在土壤、污水、粪便、牛奶中存活时间比沙门菌长。

1. 中毒原因

引起李斯特菌食物中毒的主要原因是食用了未经彻底加热或长期存放在冰箱内受到该菌污染的冷藏熟食品、奶制品等，多发生于夏、秋季节。

2. 中毒症状

李斯特菌引起的食物中毒的症状表现有两种类型：侵袭型和腹泻型。侵袭型的潜伏期为 2～6 周。患者开始常有胃肠炎的症状，最明显的表现是败血症、脑膜炎、脑脊髓膜炎、发热，有时可引起心内膜炎。腹泻型患者的潜伏期一般为 8～24 小时，主要症状为腹泻、腹痛和发热等。

3. 案例回顾

为全面了解各地区学生餐相关卫生情况，各地市相继开展学生餐中致病菌污染状况调查。如 2014 年某市 9 个区县开展学生餐中菌落总数、单核细胞增生李斯特菌等 5 种致病菌食品污染状况调查发现：中学食堂中能够检出单核细胞增生李斯特菌等 3 种致病菌；此外，在所采集的城市学校 383 份样品中，共检出包括单核细胞增生李斯特菌在内的共 18 株致病菌，阳性率为 4.7%。

同年，又一市疾病预防控制中心于 2～10 月期间抽检 28 所市直学校学生餐样本，对微生物检测结果进行分析发现：在 2 份学生餐中检出单核细胞增生李斯特菌，不合格率为 3.51%，该餐食一旦被学生摄入极易导致肠道感染。学生餐卫生的不合格将直接影响到学生的身体健康。

（五）大肠杆菌食物中毒

大肠杆菌，是大肠埃希菌的通称。大肠杆菌在婴儿出生数小时后就会进入肠道，并终身伴随，为人类和动物肠道的正常菌群，多不致病，与人类疾病有关的大肠杆菌称致泻性大肠杆菌。

大肠杆菌不产生芽孢，最适生长温度为 37℃，但在 15～45℃ 时均可生长。pH 4.3～9.5 时均可生长。繁殖速度快，在适宜条件下传代时间仅 17～19 分钟。该菌对理化因素的抵抗力是无芽孢菌种中最强的一种，在室温可存活数周，在土壤、水中存活数月，耐寒能力强，将温度从 37℃ 降至 4℃ 的过程可杀死该菌，加热 60℃、30 分钟，该菌可灭活。

1. 中毒原因

大肠杆菌可随粪便排出，污染水源和土壤，进而直接或间接污染食物。当食用了肠道出血性大肠杆菌的宿主——牛、猪、羊、鸡等家畜家禽及其肉制品，还有被大肠杆菌污染的蛋类、奶类及其制品、蔬菜、水果、饮料等可引发中毒。

2. 中毒症状

大肠杆菌食物中毒的潜伏期一般为 10～24 小时，中毒症状是突发性腹痛，并累及肝脏和肾脏。常导致小儿溶血性尿毒综合征，可危及生命。被致病性大肠杆菌污染的食物都可引起发病。

3. 案例回顾

2016 年 4 月 21 日，某小学报告一起食物中毒事件。经调查发现，共有 26 名学生有不同程度的中毒症状，且中毒患者为 4 月 20 日晚餐在该校学生食堂就餐人员。最短潜伏期为 2 小时，最长为 19 小时，平均潜伏期为 10 小时；临床表现以腹痛、腹泻、恶心、呕吐、头晕、头痛、乏力为主要症状，体温均在 36.8～37.1℃ 之间。首发病例于 2016 年 4 月 20 日晚饭后约 19：20 发病，发病高峰在 21 日凌晨 3～6 点，最后 1 例发生在 4 月 21 日 12 时。

对腹泻达 6 次以上的学生肛拭子、食堂工作人员肛拭子进行致病菌检测发现，3 份学生肛拭子及 1 份食堂员工肛拭子中非典型性肠致病性大肠杆菌核酸阳性。经查实，食堂员工廖某在 4 月 19 日至 21 日曾出现轻度腹泻现象。事件发生后该员工同样到该镇卫生院进行抗菌、抑制胃酸治疗 4 天，直至腹泻症状消失，且非典型性肠致病性大肠杆菌核酸检测为阴性，才恢复该名员工在该校食堂工作。所以，本次事件是由该校一名员工携带非典型性肠致病性大肠杆菌造成食物污染导致 26 名小学生感染发病的突发公共卫生事件。

（六）变形杆菌食物中毒

变形杆菌为革兰氏阴性菌，无芽孢，生长温度为 10～43℃，最适生长温度为 37℃。大量变形杆菌在人体内生长繁殖，并产生肠毒素，引起食物中毒。该菌广泛分布于自然界中，如土壤、水、垃圾、腐败有机物和动物肠道内。

变形杆菌污染食物后，大量生长繁殖，产生的毒素是导致人中毒的主要原因。此外，变形杆菌可在被污染的食品中大量繁殖，如食用该食品前未对其进行彻底加热即可引起中毒。中毒多发生于夏、秋季节。

1. 中毒原因

食用了被变形杆菌污染的动物性食品或豆制品、剩菜、凉拌食品可引起中毒。

2. 中毒症状

变形杆菌的潜伏期一般为 0.5～2 小时。主要表现为过敏型和胃肠炎型两类症状。过敏型表现为皮肤潮红、头晕、头痛、荨麻疹、酒醉样貌等；胃肠炎型主要表现为恶心、呕吐、腹痛、腹泻、头晕、头痛、发热、乏力等。

3. 案例回顾

【案例 1】

2005 年 6 月 16 日至 17 日，某中学参加劳技训练的学生因食用校外配餐，导致 31 名学生发病，经流行病学调查，证实为一起变形杆菌引起的食物中毒。经调查发现，2005 年 6 月 17 日 8：25 某中学校方发现 7 名学生因腹痛、腹泻未到学校，到校学生中也有部分学生出现头晕、恶心、呕吐、腹痛、腹泻等症状。随后，校方分两批将 31 名学生送医院门诊治疗。本次食物中毒以胃肠道症状为主，主要表现为头晕、恶心、呕吐、腹痛、腹泻等。31 名学生均出现腹痛、腹泻。腹痛多为上腹部，腹泻多为黄稀便，多数学生腹泻 2～4 次。12 名学生出现低热。恶心、呕吐者占比 23.1％，呕吐物为胃内容物。31 名学生发病症状相似，给予对症治疗后当日中午陆续出院。

调查中首例患者于 16 日 21 时出现腹泻等症状。大部分学生集中在 16 日 23：00 至次日 2：00 之间发病。最后一例于 17 日早晨 5：30 出现腹痛、腹泻。本次食物中毒的平均潜伏期为 11.5 小时。经查实，配餐公司食品加工场所卫生状况极差，餐具等物品未能进行彻底清洁和有效消毒。经对学生就餐现场调查，发现配餐盒饭送到学校后有专人接收，但无专用房间放置，放在露天环境中等待各班级学生领取。从配餐到学生食用经历了 3 个多小时，食物密闭存放时间过长。

对中毒的 5 种配餐食品、学生餐具、粪便等样品进行致病菌检测发现，5 种食品中全部检出变形杆菌。依据《食物中毒诊断标准及技术处理总则》（GB

14938—94），根据患者临床表现、流行病学特点以及实验室检验结果，认定本次事件为一起由变形杆菌引起的食物中毒事件，主要原因可能与食品加工过程受到变形杆菌污染，并在适宜的温度环境中存放时间过长导致该菌大量繁殖或食品容器不洁污染配餐食品有关。

【案例 2】

2005 年 5 月 18 日晚 10 时，某市发生一起学校集体食堂食物中毒事件，经流行病学调查，结合临床表现和实验室检测结果，证实为一起变形杆菌引起的食物中毒。经调查发现：2005 年 5 月 18 日中午起，该校陆续有学生出现恶心、呕吐、腹痛、腹泻等肠胃道症状，首例患者出现在 5 月 18 日中午 12 时，发病高峰主要集中在 5 月 18 日 17～18 时之间，末例患者出现在 18 日 21 时。至 19 日上午 8 时为止，共有 36 名学生前往市医院就诊。

通过对 5 月 18 日前三天的进餐情况分析，发现 5 月 17 日的白切鸡可能是本次事件的可疑中毒食物，白切鸡为厨师当日上午在厨房内制作，作为午餐食用的，而晚餐的白切鸡是当天中午剩余的，剩余白切鸡存入蒸笼内，没有进行低温保存，晚餐食用前再经加热处理；进餐情况调查中还发现所有患者均进食过白切鸡或用白切鸡汁泡过米饭。且该食堂厨房内卫生状况不符合标准，如备餐间无预进间和消毒设施、冰箱上生熟标志混乱等。

患者主要表现为轻度肠胃道症状，以腹痛及腹泻为主，部分患者出现低热、恶心、呕吐，少数患者出现头痛、头晕等。实验室检验结果表明：患者粪便以及加工白切鸡所用的砧板和刀具均检出奇异变形杆菌。依据《食物中毒诊断标准及技术处理总则》（GB 14938—94），根据患者临床表现、流行病学特点以及实验室检验结果，认定这次学校集体食物中毒是由变形杆菌引起的。

（七）蜡样芽孢杆菌食物中毒

蜡样芽孢杆菌是芽孢杆菌属中的一种，在自然界中分布广泛，常存在于土壤、灰尘、污水、植物和许多生、熟食品中，对谷物制品的污染较重。

蜡样芽孢杆菌在 25～37℃下能正常生长，其最适生长温度为 30～32℃，在 pH 为 4.9～9.3 的环境下均可增殖。其芽孢能耐受高温环境，在 100℃下能存活 30 分钟。

1. 中毒原因

蜡样芽孢杆菌能产生致呕吐肠毒素和致腹泻肠毒素，从而引起呕吐型胃肠炎和腹泻型胃肠炎。当食用了放置时间较长或存储环境温度较高而被蜡样芽孢杆菌污染的食品，如剩饭剩菜、米粉、甜点、奶制品、肉制品可引起中毒。一般多发生在夏、秋两季。

2. 中毒症状

蜡样芽孢杆菌的潜伏期一般为 1～16 小时，中毒后常表现为恶心、呕吐，伴有头晕、四肢无力、腹痛和水样腹泻。

3. 案例回顾

【案例 1】

2019 年 12 月 19 日 11：30，某区疾病预防控制中心接到人民医院报告，该院感染科收治了十余名出现恶心、呕吐、腹痛等症状的患者，均为某村两所学校的学生，初步怀疑为食物中毒。经调查发现，本次中毒患者共有 17 人，临床症状表现为恶心、呕吐和腹痛，大部分病例首发症状为呕吐，呕吐物为胃内容物，次数为 3～8 次，无发热、腹泻患者。首例病例发病时间为 12 月 19 日 8：10，末例病例发病时间为 12 月 19 日 9：20，发病高峰出现在 8：30～8：40，最短潜伏期为 30 分钟，最长潜伏期为 130 分钟。

经查实，17 例病例在 12 月 19 日均食用了罗某摊点的小吃，就餐时间为 7：00～8：00，12 月 19 日罗某停止摆摊后，连续 3 日无新发病例，病例对照研究发现可疑食物为炒饭。对罗某摊点进行现场调查发现，其食品加工间无专门的烹饪制作区、洗涤池，半成品、成品没有专用容器，有冷藏柜和冷冻柜，物品堆放杂乱，卫生状况较差。做炒饭的米饭是在距离该店 10 米左右的家里蒸熟后抬至店里，且室内无上下水配套设施，需要到室外公用自来水管取水。此外，罗某小吃摊无餐饮服务许可证，小吃制作人员尚未办理健康证。针对现场剩余食品、未加工食品、使用工具等进行实验室致病菌检测发现，蒸笼米饭、未加工凉面、未加工粉、电饭煲米饭中检出蜡样芽孢杆菌。根据患者临床症状、实验室检测结果以及流行病学调查推断，该事件可能是米饭常温放置过程中被蜡样芽孢杆菌及其产生的致呕吐肠毒素污染导致的。

【案例 2】

2015 年 9 月 19 日 10：30，某市疾病预防控制中心接到市卫计局电话通知，有 2 名疑似食物中毒的学生在市医院急诊科治疗。经调查证实为一起由蜡样芽孢杆菌引起的食物中毒事件。本次中毒事件自 9 月 19 日 2：00 至 21 日 6：30 先后有 26 人发病，首例患者出现在 9 月 19 日凌晨 2：00 左右，潜伏期为 7.5 小时，末例出现在 21 日 6：30，潜伏期为 54 小时。患者以恶心、呕吐、腹泻、腹痛等症状为主。

9 月 18 日 9：30 左右，食堂管理员从市区菜市场采购了约 30kg 切好的凉皮和 25kg 黄瓜，加工后作为当天晚餐销售，共售出大约 150 份。经查实，发病学生均食用了 9 月 18 日学校食堂销售的黄瓜拌凉皮。经过食品卫生学调查发现，管理员购买完黄瓜和凉皮后，存放在室内，常温保存 9 小时，且学校食堂卫生状况一般，所有加工餐具未经消毒处理。对采集剩余食品以及患者呕吐物进行实验室致病菌检测发现，剩余食品黄瓜拌凉皮、凉皮和黄瓜中检测出蜡样芽孢杆菌。根据事故特征和流行病学调查、食品卫生学调查、实验室检验结果，判定此次事件为蜡样芽孢杆菌引起的食物中毒事件。学校购回黄瓜和凉皮后直接存放于室内，当日室内温度高达 24～28℃，并且保存长达 9 小时，导致蜡样芽孢杆菌的生长繁殖，引起黄瓜和凉皮的污染，从而导致食物中毒的发生。

（八）肠球菌食物中毒

肠球菌在自然界中广泛存在，常见于水、土壤、家禽家畜等动物及人体肠道中，人和动物是其主要宿主。肠球菌在 10～45℃均可生长，最适生长温度为 35～37℃，最适 pH 为 7.4～7.6，对外界不利因素抵抗力强，具有耐盐性、对酸碱度适应力强、耐热性较强的特点，在 60℃下需要 30 分钟才能将其杀死。

肠球菌在食品中大量繁殖时，可导致食品腐败变质，引起食物中毒。肠球菌可污染各类商品，尤其在鲜牛奶、熟肉制品中污染最为严重。

1. 中毒原因

食用了被肠球菌污染的食品（多见于肉与肉制品、消毒不彻底的牛奶等）可引起中毒，一年四季均可发生，但以夏、秋季发生较多。

2. 中毒症状

肠球菌的潜伏期一般为 3～18 小时，长者可达 24 小时。中毒后主要表现为头痛、头晕、恶心、呕吐、腹痛、腹泻、体温偏高。腹泻为水样便，腹痛为痉挛性疼痛。

3. 案例回顾

2003 年 9 月 2 日晚，某高校 1672 名新生中相继有多人出现恶心、呕吐、腹痛、腹泻、发热等症状。经调查发现：9 月 2 日晚 10 时起，在 3 个食堂的就餐者中，有 402 人到医院就诊，经流行病学筛查此次中毒事件中发病的新生有 367 人，新生发病率为 21.95%。9 月 3 日早餐起，停用该生活区饭菜和饮用水。9 月 4 日起无新发患者。首例病例发病时间为 9 月 2 日晚餐后 4 小时，最晚为餐后 27 小时，晚餐后 4～12 小时发病 292 人，占总发病人数的 79.56%。

对食谱调查发现，学生 9 月 2 日晚餐的食物主要有米饭、馒头、芹菜炒肉、包菜炒肉、凉拌包菜、胡萝卜炒肉、凉拌粉皮等。现场卫生学调查发现，食堂操作间无防蝇设施，在后厨馒头盖布上视野可见十几只苍蝇；供学生使用的餐具消毒设施未投入使用；凉菜间无预进间，无空气、手、蔬菜消毒设施；部分剩余食品在室温下保存；生活饮用水感官浑浊，有沉淀物，水中氯为 0；更衣室无工作人员洗手池。对患者呕吐物、排泄物以及食品进行实验室致病菌检测发现：10 份患者排泄物、呕吐物及 7 份食品中检测到鸡肠球菌。

根据流行病学调查、临床资料及实验室检验结果分析，本起食物中毒事件是由两种致病菌引起的，其中就包括鸡肠球菌。造成本次鸡肠球菌污染食品的原因可能是：①食堂操作间无防蝇设施，苍蝇密度大，造成了对食品、餐具、用具的污染；②凉拌菜未洗净，被污染；③被污染的食品未煮熟煮透；④9 月 1 日 17 时曾因水管爆裂一度停水，供学生饮用的水未烧开，部分学生饮用凉的纯净水；⑤新生水土不服，军训疲劳引起抵抗力下降等。

二、病毒引起的食品安全问题

病毒是微生物中最小的一个类群，病毒感染十分普遍，其引发食物中毒的报道也逐渐增多。病毒感染是指能在人体寄生繁殖，并能够致病的病毒引起的传染病，主要表现为发热、头痛、全身不适等中毒症状。实际上，任何食品都可以作为病毒的载体，病毒性肝炎常常通过食物进行传播。结合现有文献，在学校中能够引起食品安全问题的病毒主要为甲型肝炎病毒和诺如病毒。

（一）甲型肝炎病毒感染

甲型肝炎病毒（HAV）是通过消化道途径传播的病毒，它可导致暴发性、流行性病毒性肝炎，是最常见的一种通过食品传播的病毒。该病毒对乙醚、60℃加热1小时及pH 3.0的环境等均有一定的抵抗力，但是，100℃加热5分钟，或用甲醛溶液或氯处理，均可使之灭活。将甲型肝炎病毒置于4℃、−20℃、−70℃条件下，均不能改变其形态或破坏其传染性。

1. 感染原因

甲型肝炎病毒通常随粪便排出体外，通过污染的手、水、食物、食具等经口感染。以日常接触为主要传播途径，呈散发性流行。亦可通过污染的水和食物引起甲型肝炎的暴发流行。

2. 感染症状

感染后的症状主要包括三类：急性黄疸型、亚临床型和隐性感染。其中以亚临床型比例最高，其症状较轻，无黄疸表现，仅有乏力、食欲减退等症状。急性黄疸型患者发病突然，体温升高，常有发热、上消化道和上呼吸道症状。

3. 案例回顾

【案例 1】

2011年5月26日，疾病预防控制中心报告某省某学校有2名学生被诊断为甲型病毒性肝炎。经病例搜索，在全校6个年级共发现11例实验室确诊学生甲肝病例，教职工未发病，全校罹患率为3.06%，首例患者5月9日发病，最后一名学生于6月8日发病，本次暴发疫情前后共历时1个月。经调查发现，该校有独立的自备水井，且定时供应，全校仅三个水龙头供学生使用，校内公共厕所无冲洗消毒措施。学校自备水井位于学校围墙外，无井沿，周围无排水沟，周围30米之内有菜地和一座废弃厕所及新厕所化粪池。

病例主要表现为纳差、恶心等症状，无重症和死亡病例。实验室检测结果显示：365名师生及患者家长中，23例血清抗HAV-IgM阳性且均为该学校学生。

流行病学调查发现，学生饮用学校自来水显著增加甲肝发病风险，在停用自备水井水并对学校自备水井及其周边厕所进行消毒处理后经一甲肝最长潜伏期未再出现甲肝病例。采取的疫情控制措施有效地旁证了该校自备井水是学生发病的致病源头。

现场观察发现：该校的自备水井周围卫生环境较差。在3～5月份雨量充沛季节，井水易受厕所粪便的污染。学生饮用未经煮沸的污染井水可能是本次暴发的直接原因。

【案例2】

2017年某县某中学发生了一起因学校生活饮用水源受到污染而引起的甲型肝炎暴发疫情。经调查发现，2017年2月2日至3月3日，该校共发现49例甲型肝炎病毒感染者，其中45例为确诊病例，隐性感染者为4例，均为高三年级学生，其中寄宿学生罹患率明显高于走读学生，首发病例于2月11日发病，之后陆续有病例出现，2月17日至19日为发病高峰，3月3日后再无新发病例，疫情持续20天。45例患者临床表现为发热、纳差、厌油、尿黄、恶心呕吐、肝区疼痛，无重症和死亡病例。

经调查发现，该学校整体环境卫生状况一般，各教学楼均无厕所，学生宿舍楼每间宿舍有厕所，学生宿舍处有一个旱式和一个水冲式厕所，厕所内外无洗手池，厕所地面污水较多，臭气较为浓烈，旱厕旁有一露天垃圾池，垃圾一天清运一次，水冲式厕所距离自备水井约160米。学校门口有摊贩贩卖油炸食品，有饮食店和副食品店，学校西北方向围墙外有一处养猪场，距自备水井约180米。

学校供水管网存在管道共用的情况，且部分公寓用水的管网与排水沟相邻排列，有两个化粪池靠近管网，且2月9日位于第一栋与第二栋公寓之间的供水主管网爆裂。对发病学生调查发现，所有49例甲肝病毒感染/发病学生在补课期间经常直接饮用学校直饮水，而200名未发病的学生中183名学生通过教室直饮机煮沸后才饮用。对相关样本进行实验室检测发现，直饮水甲肝病毒核酸检测为阴性。病例对照调查研究发现：是否寄宿，在寝室内、教室寝室外饮用直饮水是影响甲肝患病的危险因素。

根据流行病学调查、卫生学调查和实验室检测结果综合分析，该事件为一起学校水污染导致的甲型肝炎暴发疫情。水污染是由于自备水污染，不完全排除网管破裂所致。传播途径可能为饮用直饮水或使用管网水漱口。

（二）诺如病毒感染

诺如病毒又称为瓦克病毒，该病毒物理抵抗力较强，耐酸耐冷，在4℃的温度下可生存，在冷冻环境下能存活数年，在60℃中加热30分钟不能将其灭活，在pH为2.7的环境中可存活3小时。

诺如病毒感染性强，在全世界范围内均有流行，感染对象主要是成人和学龄儿童，在寒冷季节呈现高发态势。该病毒传播以肠道传播为主，可通过污染的水源、食物、物品、空气等传播，常在社区、学校、餐馆、医院等地点集体暴发。研究表明：诺如病毒已成为我国校内急性胃肠炎疫情暴发的主要病原体，青少年由于其生理特点，发生呕吐、腹泻的频率远高于其他人群，同时，发生呕吐和腹泻后易被老师忽视，进而引起疫情扩大。在我国 2020 年 1 月至 8 月，全国共 11 个省份报告诺如病毒感染性腹泻暴发疫情达到突发公共卫生事件 42 起，疫情发生的场所主要为学校，占 74%。诺如病毒感染性腹泻属于自限性疾病，目前尚没有疫苗和特效药物。

1. 感染原因

食用诺如病毒污染的食物，饮用诺如病毒污染的饮料，接触感染者如照顾患者、与患者共餐或使用相同的餐具均可以引发感染，感染事件在全年均有发生。

2. 感染症状

诺如病毒的潜伏期一般为 24～48 小时，短者 12 小时，长者可达 72 小时。感染后，患者主要表现为恶心、发热、呕吐、腹部痉挛性疼痛和腹泻。粪便为稀水便或水样便，无黏液脓血。儿童一般多见呕吐，而年长者腹泻症状更为严重。可伴有头痛、肌肉痛、咽喉痛等症状。病情多呈自限性，病程一般持续 1～2 天。

3. 案例回顾

【案例 1】

2018 年 9 月 20 日，某省小学报告两个校区多名学生出现呕吐、腹泻症状。经调查发现，本次疫情共搜索到病例 117 例，罹患率为 3.75%，其中疑似病例 113 例，确诊病例为 4 例（均为学生），无重症和死亡病例；另发现 3 名隐性感染者，为某中西饼屋夫妻及女儿。首例病例于 9 月 13 日出现呕吐、腹泻症状。17 日开始病例增多，18 日至 19 日达到高峰，20 日明显下降，22 日后无病例发生。117 例病例主要临床症状为呕吐，部分病例有恶心、发热、腹痛和腹泻等症状。

对学生饮食情况调查发现：早餐日常主要品种为馒头、花卷、蛋糕、稀粥、面条、咸菜，其中蛋糕由某中西饼屋定制配送。该中西饼屋整体卫生环境较差，无三防设施，现场有苍蝇，熟食裸露摆放，地面不整洁，糕点、食品无加工制作和存放记录。因时近中秋，饼屋赶制月饼，送往某小学的蛋糕是 9 月 17 日凌晨 2 时制作完成的，人工简单包装后于 7 时左右送到学校。通过分析 9 月 18 日至 19 日新发病例情况发现，这两天早餐进食蛋糕的发病风险高于其他食物。

通过采集师生、食堂厨师、清洁工、中西饼屋夫妻及女儿肛拭子以及中西饼屋相关样本，并进行实验室致病菌检测发现，共有 7 份样本诺如病毒核酸阳性，其中中西饼屋夫妻、女儿肛拭子均阳性。根据病例的临床表现、流行病学特征、实验室检测结果判断，此次疫情为诺如病毒引发的暴发疫情。推测为蛋糕被制作人员夫妻二人和/或女儿污染，作为早餐的配食供给学生食用后造成了此次事件。

【案例2】

2019年4月29日上午，某市疾病预防控制中心接到区教育局电话通报，称"某中学自28日凌晨以来有多名学生出现呕吐、腹泻等症状"。经调查发现，首发病例于4月27日6时许出现呕吐、腹泻等不适，24小时内呕吐3次、腹泻3次，末例病例出现在5月1日16时许，疫情持续5天，发病高峰在4月28日12：00至4月29日0：00，之后疫情呈现明显下降趋势。首发病例为食堂员工，发病后继续上班，提示存在食堂食源性污染的可能性，且可能性较大。

实验室检测结果表明：28份病例肛拭子标本中，共检出诺如病毒核酸阳性标本13份；10份无症状食堂员工肛拭子标本中，诺如病毒核酸阳性标本1份。对水源卫生进行调查发现：学校自备水是地下水，供水范围广，覆盖了食堂、寝室和公共厕所，调查发现自备水未经消毒，且经学校水塔二次供水，供水设施较为老旧，存在污染的可能性，经改造消毒后，后续无病例出现，提示自备水可能是导致本次疫情的原因之一。此外，该校食堂卫生条件一般，无三防设施，消毒设施少，备餐间人流、物流未分开等问题。

根据流行病学调查、临床症状和实验室检测结果，可以判定该起疫情是由诺如病毒感染引发的急性胃肠炎暴发事件。中毒原因可能为疫情首发病例发病后未及时隔离，其呕吐物和腹泻物导致食堂内污染，学生食堂内就餐导致疫情蔓延；其次，食堂卫生管理不足，存在工具混用，消毒不严格等情况，可能造成交叉污染；此外，还发现学校大范围使用未经消毒的地下自备水，并经二次供水，设施陈旧，存在较大的卫生安全隐患，应引起足够重视，提高防范意识。

三、有毒植物引起的食品安全问题

植物性食物中毒，是指误食了有毒植物或有毒植物种子，以及因烹调加工方法不当，未能将有毒物质去掉而引起的中毒。植物中含有各种有毒植物，稍有不慎就会引起中毒。植物性食物中毒主要包括三种类型：①将天然含有有毒成分的植物或其加工制品当作食品；②在食品加工过程中，将未能破坏或除去有毒成分的植物当作食品食用；③食用在一定条件下产生大量有毒成分的植物性食品。在日常食用过程中，应该正确辨别有毒植物，做好安全防毒工作，避免中毒事故。根据文献报道，目前学校中常见的能引发食物中毒的植物主要为桐油。

桐树全身有毒，桐油则是桐树的种子榨取出来的汁液。桐油是一种干性植物油，色泽和食用油类似，内部含有毒性蛋白质，对胃肠道有强烈的刺激作用，人体食用吸收后，会刺激肾脏，损害神经系统和毛细血管。桐油本身不可食用，常用作工业原料如渔具、机械、车船等防水、防腐、防锈等方面，也可被用作肥皂、农药和药用呕吐剂等。

1. 中毒原因

误将桐油当作食用油食用，引起中毒。

2. 中毒症状

食用后迅速引起恶心、剧烈呕吐、腹泻和腹痛，此外，还伴有全身酸痛、呼吸困难、出汗、抽搐等症状，严重者可因心搏骤停而死亡，如治疗及时，能迅速恢复，死亡率较低。

3. 案例分析

【案例1】

2005年4月23日18时，某市120紧急救援指挥中心接到学生家长求救电话，某乡镇一中心小学20余名小学生午饭后出现腹痛、恶心、呕吐等症状。经调查发现，23名住院学生均在当日午餐时（11：50）食用了由该中心小学食堂炊事员张某从某村村民王某的面食加工店购买的葱油饼，12：20即有学生相继出现腹痛、恶心、呕吐等不适症状，至15时所有进食葱油饼的学生全部发病，平均潜伏期为40分钟，而未食用葱油饼的70余名在校就餐学生无不良反应，因此葱油饼为可疑中毒食品。对王某的面食加工店相关样本如加工用油、加工用水、食用盐等进行实验室致病菌检测发现：垃圾堆中的油土混合物中含有桐油。根据《食物中毒诊断标准及技术处理总则》（GB 14938—94）及《桐油食物中毒诊断标准及处理原则》（WS/T 6—1996）的规定，本次中毒事件认定为由桐油引起的食物中毒。

经查实，面食加工店主王某认为用桐油涂抹油饼会使油饼色泽鲜亮易售，故在油饼烙熟后用油刷蘸取桐油涂抹油饼两面，导致学生食用后中毒。此外，在中毒学生救治过程中医务人员特别是基层卫生工作人员对桐油中毒的临床症状、特征缺乏了解，经验不足，不能及早做出诊断，是救治患者的不利因素。

【案例2】

2008年4月29日某乡中学发生学校食堂食物中毒事件。经调查发现，2008年4月29日7：30至7：50，该校370名寄宿学生在学校食堂食用早餐后，首例患者于4月29日7：50出现腹痛、头晕等症状，截止到4月29日18：20，该校共有215名学生自述有上述类似症状，根据流行病学调查、患者的临床表现最终确定病例93例，且经过对症治疗后全部治愈出院。

通过对学校食堂情况调查发现，学校早餐所使用的原料、调料都是固定的，每天使用的原料都一样，操作人员也是固定的。随机抽取剩余黄豆浇头米粉样品2份、患者呕吐物样品16份、食用油样品2份进行实验室致病菌检测发现：黄豆浇头米粉2份中均检出桐油成分，呕吐物16份中，2份检出桐油成分。

根据流行病学调查、患者个案资料调查以及实验室检查结果，可以认定本次学校食物中毒事件是人为因素导致桐油污染早餐黄豆浇头米粉而引发的食物中毒事件。其主要依据为：①93名中毒者在4月29日早晨有共同就餐史；②临床表现相似，以恶心、呕吐、腹痛、腹泻为主；③中毒平均潜伏期为40分钟，起病急、病程短，无人传人现象；④在剩余食物、患者呕吐物中同时检出了桐油成分。

第四节　基于食品安全的学校餐饮管理

学校食堂管理是现阶段食堂管理的重要内容，其重要性不言而喻，关系学生的身体健康。学校食品安全与餐饮管理关系密切，与师生切身利益直接相关。管理人员承担很大的监管责任。如果相关工作得不到学校重视，工作人员得不到重视，必然造成管理上的缺位。过去经验型管理方式已经无法适应目前师生对餐饮的新需求，应当借助先进的现代管理体系，不断加强食品管理措施。学校要从自身实际出发建立健全自身的管理机制，改进工作方法，不断提升高校的餐饮安全工作水平。

一、提高学校对餐饮管理的重视

（一）优化学校食堂管理机构

学校食堂属于社会公益性组织，不应以营利为目的。因此，要积极优化学校食堂餐饮管理机构，重视学校食堂管理中心的监督机制建设，加大学校食堂管理中心的管理力度，重视食堂管理。当前，国家对食品安全管理工作比较重视，建立了一系列管理的体制机制，这些体制机制体现在国家的法律法规和相关文件中。教育部、国家市场监督管理总局、国家卫生健康委推出的《学校食品安全与营养健康管理规定》对校园餐饮提出了明确具体的指导，可操作性强，对照执行，能有效提高食品安全管理的整体水平。此外，要积极借助现代管理程序和现代管理手段不断提高自身的管理水平。加大硬件的投入，例如监控设施的投入能解决食堂从业人员操作不规范的问题；加大信息化管理的投入，注重信息技术在管理中的应用。先进有效的管理制度，能够提高基于食品安全的学校餐饮管理水平，也能强化职工的食品安全观念，为保障师生、员工安全饮食奠定坚实的基础。

（二）严格把控食材采购第一关

食堂管理工作中，一项重要的工作就是学校食堂食材运输和管理，直接关系学校食堂的饭菜价格和质量。采购过程中，应严格执行索证套票制度，规范进货途径，坚决杜绝"三无"产品；采购到的食品要保证运输的安全，运输的车辆必须保证干净、卫生，以免食物受到污染，对于冷链食品的运输要采用专用的车辆，以防影响食品质量；规范食品原材料的存放，严格执行出入库查验制度，确保库房原材料、副食调料的食品标签完备，生产日期、保质期、进货日期及品名、厂家等信息完备，防止过期食品和不合格成品流入。只有积极、全面、详细地管理学校食堂采购环节，统筹各方面因素，才能更好地促进学校食堂管理能力的提升。

（三）狠抓安全责任落实

好的制度需要得到坚决的执行，否则将形同虚设，除了日常的自查之外，还要对自查情况进行记录。食堂管理者应定期对所有记录进行抽样检查，确认食堂的各种规章制度都落到实处。此外，要强化日常监督检查，针对食品加工、销售过程中的生熟分开、冷荤间、餐具消毒、库房和从业人员个人卫生等重点环节进行定期和不定期的抽查，严格执行规定，对个别违反规定的工作人员进行处罚。

二、加强食堂从业人员管理

（一）积极提升学校食堂人员素质

关于人员素质方面的管理工作，也是学校食堂管理的重要工作之一。对于学校食堂人员素质的提升，积极保证人员的稳定性，都属于学校食堂管理的重要内容之一。这些工作的有效提升，对于合理提升食堂管理水平、更好地保证食堂服务具有重要的意义。高校相关管理部门要发挥学校的教学优势，经常开展食品安全讲座，对员工进行分层分类的培训。对于学校餐饮管理者，既要对他们进行管理知识的培训，又要对他们进行食品安全知识的培训，确保其知晓食品安全知识，具备现代化的管理能力。而食堂从业人员普遍存在学历低、整体素质不高和流动性大的特点，因此，还要定期加强对这部分人员的培训，才能确保他们掌握食品安全法律法规知识和操作规范，才能确保新入职人员按规操作，提高其对食品安全重要性的认识，帮助其树牢食品安全意识，促使其在实际工作中严格执行规章制度，从而保障师生饮食安全。

（二）提升食堂从业人员服务质量

随着学生消费水平的不断提升，对于自身就餐服务质量的要求也越来越高。强化学校食堂就餐服务质量，对于有效吸引学生就餐、提升学校经济收入都有重要的意义。同时，服务质量的提升外，也不能忽视饭菜安全，积极加强食堂饭菜的安全性，对于保障食堂正常运转和有效提升食堂管理都有推动性的作用。

三、引入师生参与管理

与师生的数量相比，管理人员的数量所占比例相对较少。如在学校食堂餐饮管理中引入师生参与管理，建立管理人员与师生的定期沟通机制，既可以让师生了解餐饮管理工作，也可以了解师生最热切的需求，充分发挥群众优势，在师生共关注、共监督下确保食堂各项规章、规范的有效落实。

由于目前许多学生对于食品安全、营养健康等相关知识了解甚少，学校老师与学生家长的沟通交流主要针对学生学习情况和在校表现，很大程度上忽视了学生每日在校餐饮中的食品安全和营养健康问题。据此，应该加强学校和家庭对学生的共同教育，学校可以建立由学生代表、家长代表、教师代表等组成的膳食委员会，达成家校联动，共同教育，强化学生对食品安全的认识，能以主人翁的身份对学校食堂餐饮存在的食品安全问题进行有效监督，同时培养自身健康的饮食行为和生活方式。

（庄凡）

第九章

食品安全法规及学校食品安全管理

第一节　食品安全法规

一、食品安全标准与监测评估"十四五"规划

（一）《食品安全标准与监测评估"十四五"规划》原文内容

食品安全关乎人民群众身体健康和生命安全，是重大民生问题。为贯彻《中华人民共和国食品安全法》，落实推进健康中国建设和实施食品安全战略整体要求，切实保障公众饮食安全健康，促进社会经济健康发展，根据《中共中央　国务院关于深化改革加强食品安全工作的意见》《国民经济和社会发展第十四个五年规划和2035年远景目标纲要》《"十四五"国民健康规划》，结合当前形势，制定本规划。

一、规划基础和面临形势

（一）工作成效

"十三五"期间，卫生健康系统认真贯彻落实党中央、国务院决策部署，不断强化食品安全标准、监测评估与国民营养工作，坚持改革创新，完善工作机制，建立健全工作体系，加强能力建设，各项工作取得明显成效。一是食品安全国家标准体系严谨性有较大提升。截至"十三五"末期，制定公布1311项食品安全国家标准，涉及2万多项食品安全指标，构建起与国际接轨的、相对完善的食品安全标准框架体系。吸纳多领域多学科专家学者，组建第二届食品安全国家标准审评委员会，修订食品安全标准管理制度，完善标准部门间合作机制，坚持开放制标准，深入调查研究，不断提升标准科学严谨性。担任国际食品添加剂主持国和食品法典委员会亚洲区域协调员，引领相关领域国际标准制定，提升了国际参与度。二是食品安全风险监测评估体系不断健全，对国家食品安全风险管理

发挥了重要基础支撑作用。构建起国家食品安全风险评估中心和全国 31 家省级监测分中心、20 家专项监测参比实验室、7 家食源性疾病病因鉴定实验室为支撑的监测技术网络，全国承担食源性疾病监测医疗机构达 7 万余家。食品污染物和有害因素监测点基本覆盖所有县（区）级行政区域，监测 1100 余项指标，涵盖我国居民主要消费的粮油、果蔬等 30 大类，构建了全国食品污染物数据库，提高了重大食源性疾病暴发识别能力。食物消费量调查、总膳食研究、毒理学研究等基础工作继续推进，风险评估基础数据库不断夯实，风险评估技术规范体系初步建成，风险评估能力显著提升。积极开展食品中各类化学物、微生物及食药物质等优先和应急项目评估 40 余项，风险评估对风险管理和风险交流的科学支撑作用进一步增强。三是推进实施国民营养计划和合理膳食行动取得阶段性成效。国家层面和 24 个省（自治区、直辖市）均成立营养健康指导委员会，组建合理膳食行动工作组，推进营养相关政策措施出台，国民营养健康工作体系机制初步建立；研制 66 项营养健康标准和技术指南，营养健康标准体系框架初步构建。四是履职能力得到进一步提升。各地积极开展食品安全企业标准备案，提升备案效率和质量。初步构建复合型人才培训体系，各级食品安全人才专业技术能力得到有效提升。实施全民健康保障信息化工程一期项目，建设全民健康—食品安全风险评估业务应用分中心，完成食品安全国家标准、食品安全风险监测信息系统建设。出台《食品安全标准与监测评估信息化建设指导方案》，规范全国信息化建设和数据互联互通，为深化大数据应用奠定基础。立足学科前沿，开展了食品安全标准体系、食品安全检测及监测预警技术、食品安全风险评估技术、营养健康和食品安全信息技术支撑研究。积极开展食品安全与营养健康知识科普宣传和风险交流，推进食品安全与营养健康知识进基层、进社区、进学校、进企业、进村镇，群众获得感进一步提升。

（二）形势与挑战

党中央、国务院始终把食品安全摆在突出重要位置，习近平总书记强调，食品安全是重大民生工程、民心工程，要求食品安全落实"四个最严"要求。《中华人民共和国基本医疗卫生与健康促进法》明确了食品安全风险监测评估为基本公共卫生服务内容。党的十九届五中全会提出深入实施健康中国战略，织牢国家公共卫生防护网，强化监测预警、风险评估、流行病学调查、检验检测、应急处置等职能，完善突发公共卫生事件监测预警机制等，对食品安全与营养健康能力建设提出更高要求。食品安全与营养作为传统公共卫生工作的重要内容，具有"民生底线、社会焦点、产业保障、健康基础"等特点，贯穿人的生命全周期、健康全过程。当前，我国食品安全与营养工作仍面临不少困难和挑战，微生物和重金属污染、农药兽药残留、食品添加剂不规范使用、制假售假等问题时有发生，环境污染对食品安全的影响逐渐显现，一些生产经营者主体责任意识不强，食品行业新业态、新资源潜在风险增多，营养缺乏和营养过剩等问题共存，不仅严重影响国民的健康寿命和生活质量，也直接影响健康中国建设目标的实现。

"十四五"时期公众健康保护诉求提升，产业创新调整变化，现代化治理对食品安全标准、风险监测评估工作提出了新任务、新要求。相比之下，当前卫生健康系统食品安全与营养健康工作与高质量发展和人民群众不断增长的健康需求还有一定差距。在体系和能力建设方面，国家和省级风险评估条件保障尚不能适应风险管理的要求，市县级人才队伍和技术能力尚难以满足食品安全事故流行病学调查、食源性疾病防控、医防融合的需要。在工作机制方面，部门联动、资源利用、信息整合共享还不够充分，风险监测、风险评估与标准研制衔接有待强化，食源性疾病监测预警机制尚待完善。在增强人民群众的获得感方面，工作的社会性、群众性需要进一步加强，科普宣传和风险交流的手段与方法亟需创新。

二、指导思想、基本原则和发展目标

（一）指导思想

以习近平新时代中国特色社会主义思想为指导，全面贯彻落实党的十九大和十九届历次全会精神，认真落实习近平总书记关于公共卫生体系建设和"四个最严"等系列重要讲话精神，立足国情民情、跟踪国际前沿，坚持以人民健康为中心，促进食品安全标准、风险监测评估与食品营养工作的改革创新，将食品安全相关工作深度融入健康中国建设。以推动高质量发展为主题，以满足人民日益增长的美好生活需要为根本目的，强化底线思维，聚焦安全导向，突出重点，提升风险防范意识和能力，服务政府食品安全管理、公众健康和食品行业健康发展。

（二）基本原则

1.以风险为导向，强基固本。加强体系能力建设，着力固根基、扬优势、补短板、强弱项，注重防范化解重大风险挑战，提高国家级、区域和地方，特别是市县级食品安全与营养健康履职能力和保障水平。

2.以健康为导向，改革创新。以人民健康为出发点，准确把握新时代食品安全标准、风险监测评估和营养相关工作面临的形势和任务，坚持需求导向，立足当前，着眼未来，坚持改革创新，不断破解发展难点、阻点。

3.以效率为导向，融合发展。以"农田到餐桌及健康"业务全链条为主线，大数据思维为引导，促进食品安全与营养健康信息互通共享和数据融合应用，驱动食品安全与营养健康"监测—评估—标准—交流"四大核心有机整合，发挥综合效益。

4.以协同为导向，联动推进。更好发挥国家、地方和各方面积极性，加强国际合作，进一步完善与相关部门协同和信息交流机制，各司其职、分级负责，有序推进任务落实。

（三）发展目标

1.食品安全标准体系的系统性、严谨性显著提升。标准管理制度机制更加完善，管理流程更加优化，科学评估基础更加夯实，标准质量有效提升，宣贯解读、跟踪评价等水平明显提高，形成更加完备的标准管理闭环。国际食品标准合作交流更加深入。覆盖从农田到餐桌全过程的最严谨食品安全标准体系基本建成并有效实施。

2.基于风险管理的风险监测评估工作体系趋于完善。风险监测评估能力和技术水平适应标准建设需求，食品污染物风险识别能力实现新突破，中国人群膳食暴露特征基本摸清，风险评估数据库和分析系统构建完成。食源性疾病调查溯源能力得到全面提升，重点人群的食源性疾病和高危食品的风险得到及时监测、预警。

3.国民营养计划和健康中国合理膳食行动有序推进。营养标准体系基本健全，营养指导员制度全面推行，居民营养健康素养得到明显提升。

4.初步形成国家和省级两级智能化信息平台，国家、省级、地市、区县级互联互通的四级信息网络。建设结构合理、技术领先、勇于创新、具有国际视野及沟通协调能力的高层次人才队伍。推广应用"十三五"时期科研成果，继续发展重点领域关键技术。科普宣传和风险交流工作更具系统性、群众性、社会性。

三、"十四五"时期主要任务

（一）完善最严谨的食品安全标准体系

1.立足食品安全治理需求，提高食品安全标准的科学性与严谨性。对现有食品安全标准体系开展系统分析研究，对标国际先进标准，契合国际先进风险管理理念和我国发展实际，打造更高质量的食品安全标准体系。跟踪种植养殖、生产加工、储运、餐饮等各环节食品安全标准需要，加快修订食品中污染物限量、致病菌限量、食品添加剂使用、标签标识等通用标准，补充完善食品生产经营规范标准，更新增补理化、微生物和毒理检验方法标准，完善食品添加剂和食品相关产品等标准。食品安全标准体系协调性和完备性不断提升，全面涵盖我国居民日常消费食品类别，涉及主要健康危害因素。

2.立足食品安全标准管理提质增效，完善标准体系建设顶层设计。发布食品安全标准管理办法及配套制度文件，完善食品安全标准立项、研制和审查程序，明确职责要求，强化标准质量管控，严格标准审查。制定食品安全国家标准工作程序手册等工作细则、技术指南，明晰各类食品安全标准制定技术要求，进一步统一文件编写要求。将风险监测评估结果纳入标准立项依据，开展污染物、食品添加剂等食品安全基础标准再评估，做好食品安全标准审评委员会、食品安全风险评估专家委员会协作配合，依托食品安全风险评估与标准研制特色实验室，加快食品安全标准急需的相关风险评估结果产出，强化风险监测评估结果对食品安全标准研制的科学支撑。加强食品安全国家标准审评委员会管理，优化标准审查和沟通协调机制，细化秘书处及办公室工作流程，提升标准审查效能，保证委员会工作规范有序、统一高效。

3.立足服务食品行业高质量发展，提升食品安全标准服务能力。打造食品安全标准便捷化查询系统，提升标准工作信息化服务水平。会同相关部门和行业组织等，持续开展食品安全标准跟踪评价，促进标准制定与执行有效衔接。组织省级卫生健康部门定期开展食品安全地方标准再评估。探索企业标准备案管理新路径，提升企业标准备案效率，提高备案信息化水平，完善企业标准自我声明的企业标准公示和社会监督制度。编制标准培训教材，运用信息化等新技术手段，做好食品安全国家和地方标准宣贯、培训、跟踪评价、咨询等工作，提升食品安全标准执行过程中的指导、解答水平。借鉴国际经验，建立科学客观的评价方法和指标体系，建立标准制定和实施的成本效益量化分析方法。

4.立足履行国际责任，在国际食品安全标准领域发挥中国作用。深入参与国际食品标准工作，积极参与国际食品法典委员会和世界贸易组织各项活动，主动牵头或参与重要国际食品法典标准制定。引领相关领域国际标准制定修订，提升国际和亚洲区域影响力和贡献度。开展各国食品安全标准法规和贸易措施通报追踪研究，完善主要贸易伙伴国家或地区食品安全法规标准数据库。

（二）提升食品安全风险监测评估工作水平

1.完善监测报告机制，强化食源性疾病监测预警功能。贯彻落实《食源性疾病监测报告工作规范（试行）》，以防范系统性食品安全风险为底线，以聚集性食源性疾病为重点，以强化医疗机构、疾病预防控制机构协同开展食源性疾病监测报告为抓手，加强业务培训指导。修订《食品安全事故流行病学调查和卫生处理工作规范》，制定发布食源性疾病诊断报告技术指南，推进医防融合，提升基层疾病预防控制机构、医疗机构食源性疾病流行病学调查协作能力。完成基于社区人群调查的全国食源性疾病调查，建立可用于食品安全评价的食源性疾病负担指标体系，掌握重点食源性疾病现状和趋势，测算食源性疾病负担情况。加快国家食源性疾病分子溯源网络（TraNet）建设，实现食源性致病微生物全基因组关键分析技术的落地使用，全面提升食源性疾病调查溯源能力。

2.提升隐患识别能力，服务食品安全风险管理。修订并推进实施《食品安全风险监测管理规定》，完善风险监测配套的管理制度和技术文件，明确风险监测职责和工作程序。指导地方结合辖区食品安全形势、产业特点和监管需要，不断完善食品安全风险监测方案并组织实施，建立多点触发风险监测预警机制，着力提升国家和地方食品安全风险监测警示能力。继续在元素类、生物毒素、农业投入品和致病性微生物等方面全面建立非靶向检测技术，2025年底在全国30%以上的省份推广应用。加强部门监测数据的汇总分析与风险研判，利用先进统计技术开展监测数据预警和展示分析，到"十四五"末绘制完成我国100种以上重点污染物的食品污染地图，建立常见健康风险数据库和预测预警模型，及时开展健康危害预警。全面提升风险监测工作质量，定期开展食品安全风险监测全流程质量评价并加强培训指导。持续完善并督促指导地方落实风险监测会商制度，切实发挥风险监测工作实效。

3. 提升风险评估水平，为标准制定和食品安全监督管理提供科学支撑。印发并推进实施食品安全风险评估管理办法，完善风险评估配套的管理制度和技术文件，明确风险评估职责和工作程序，满足标准制定需要和新发现风险隐患的风险评估需要。开发能满足监管需要的风险评估数据分析系统和开放平台，加快推进风险评估工作向省级延伸，系统培养地方风险评估专家和人才，培育6～8支能承担国家风险评估任务的高水平技术团队，确保国家、地方两级评估工作统分明确，顺畅运行，强化评估结果的属地运用。持续夯实评估科学基础，开展全国总膳食研究、食物消费量调查、毒理学研究，完善毒理学及食物消费量数据库，开展现代风险评估技术研发。根据管理需求开展新食品原料、食药物质、食品添加剂、化学污染物、食源性致病菌等风险评估，完成食品中重点危害因素的毒理学评价，制定重点物质健康指导值。

（三）实施国民营养计划，落实合理膳食行动

1. 顺应合理膳食需要，强化营养工作基础。持续开展食物成分监测，建立中国居民的食物成分、人群营养健康、食品标签等相关的数据库，构建全国油、盐和肥胖率等营养健康评价指标分级地图并推动属地应用，推动"减盐、减油、减糖"的"减"目标与新一代营养健康食品的"加"效应形成双轮驱动格局，提升消费者科学认知，促进平衡膳食。积极推动在食品包装上使用"包装正面标识"（FOP）信息，强化预包装食品营养标签标准的宣贯与实施。制定营养素及营养相关物质风险评估技术指南，为营养干预策略和营养标准制定提供科学支撑，推动食品、营养、医学等多学科交叉创新型人才培养，锻造更多复合型专业人才。构建营养风险受益评估模型，开展营养素及相关标准的"风险—收益""成本—效益"分析评估，建立基于中国人群数据的营养特膳标准评价模型。

2. 创新营养健康服务，引导营养健康产业发展。以提高营养健康产品研发能力为目标，支持地方建设营养创新平台和营养重点实验室，探索建立面向全社会的产学研链条式服务路径，解析不同人群特殊营养需求，有针对性地推动食品研发创新，持续提升产品健康内涵。加大力度创新加工技术工艺，加快促进食品加工营养化转型。提升营养监测评估、营养干预和筛查诊断以及营养检验鉴定能力，逐步构建形成我国营养评价技术与监测网络体系。推进体医融合发展，加强产业指导，规范市场秩序，促进生产、消费、营养、健康绿色协调发展，构建以预防为主、防治结合的营养运动健康管理模式。创新营养科普信息表达形式，针对性拓展传播渠道，建立免费共享的营养科普平台，定向、精准地将科普信息普及到全民。

3. 加强统筹协调，促进营养干预措施落实落地。强化地方各级营养健康工作协调机制，推动营养健康纳入健康城市、健康乡村和健康单位、健康社区等健康细胞建设，营造各方参与的营养健康社会氛围。结合综合试验区建设，加大营养健康食堂、餐厅、学校的试点建设工作力度，开展营养健康烹饪模式与营养均衡

配餐的示范推广，动员全社会参与减盐、减油、减糖。组织实施对健康中国合理膳食行动指标的监测评估，开展居民营养健康知识知晓率调查，积极推进健康中国合理膳食行动和全民健康生活方式行动，推动国民营养计划实施情况纳入政府绩效考核。

（四）健全支撑与保障，夯实发展基础

1.建设食品安全风险评估与标准研制特色实验室。按照我国食品安全通用标准的风险管理分类，设置食品污染物、生物毒素、微生物、添加剂、食品相关产品、营养与特殊膳食、功能成分与食品原料等特色实验室，定位于国家食品安全风险评估合作中心，与现有食品风险监测体系建设、参比实验室和食源性疾病病因鉴定实验室职责作用有机整合，重点解决先进检测技术、信息数据分析利用、高层次专家队伍、毒理学与风险评估对食品安全标准能力的支撑作用。

2.全面加强专业技术机构和人才队伍建设。推动各级卫生健康食品安全技术支撑机构根据食品安全风险监测、风险评估、标准、事故和信息处理的能力需求，加大人力资源配置，充实食品安全、营养、检验分析、统计学、流行病学等领域的专业人才。发挥卫生健康系统食品安全首席专家作用，创新人才培训模式，有重点地开展分级、分类培训，提高培训的针对性和实战性。加强与高校、科研院所等合作，促进学科发展。国家食品安全风险评估中心在全国省级（包括计划单列市）培养300名左右具备"医防管"融合综合素质，能够开展食品安全标准管理、风险监测评估、流行病学调查等方面工作的技术骨干。各地要提升疾病预防控制机构风险分析研判和流行病学调查处置能力，并以校医、基层卫生人员为重点培训对象，开展各级各类医疗机构食源性疾病报告人员培训。建设和储备国际化食品安全与营养专家队伍，培育掌握食品安全国际前沿技术的核心团队，为国际合作和"一带一路"建设服务。

3.发挥数字技术引领创新作用，统筹推进食品安全标准与监测评估、营养健康管理信息化建设。依托全民健康信息平台，构建食品安全与营养健康大数据库。建设国家食品安全与营养健康大数据平台，融合汇聚食品安全与营养健康基础数据和关联数据，充分利用大数据分析技术支撑科学决策。积极推动大数据、人工智能、区块链等数字技术与食品安全与营养健康深度融合的关键技术研究。建立食品安全与营养健康一体化、协同化共享互通的信息技术标准规范和信息资源目录。鼓励各省建设有自身业务特色的食品安全与营养健康信息平台，积极推进"国家—省"两级平台、"国家—省—市—县"四级网络体系建设，健全网络和数据安全防护体系。

4.提升网络体系支撑水平。依托现代化疾病预防控制体系改革与建设，补齐各级疾病预防控制机构食品安全与营养能力缺口，各级疾病预防控制中心设备配置标准满足风险监测评估和营养工作需求，健全以国家级技术机构为龙头，省级疾病预防控制中心为骨干，市县两级疾病预防控制中心为基础的食品安全技术支撑体系。国家、省级食品安全风险评估和卫生健康食品营养健康专业技术机构加强与科研院所和大专院校等的合作，加快提升食品安全和营养创新能力。系统梳理"十三五"期间承担的科技项目研究成果，推进成果转化及推广应用，推动将标准制定、风险监测与评估工作成果作为科研成效的重要内容，并进一步强化生物安全管理。

5.务实开展食品安全标准宣贯、食源性疾病防控、营养健康等科普宣传和风险交流。加强风险交流和科普宣传工作机制和专家人才队伍建设，广泛吸纳多行业、多专业领域人才，支持日常科普宣传和舆情处置相关风险交流。积极推进风险交流工作对食品安全风险监测评估、标准制修订等工作的全过程覆盖。开发科学易懂的风险交流和科普宣传材料，建立食品安全科普宣传和风险交流资料库，充分发挥权威媒体平台作用，提高科学性和权威性。借鉴国际相关学科发展经验，开展食品安全风险交流方法学研究，逐步建立具有我国特色的风险认知和风险交流方法策略。做好食品安全宣传周、全民营养周等重要时间节点的科普宣传。分重点区域、场所、时段、人群等，结合主要健康危害因素，充分利用信息化、新媒体等手段，推进风险交流和科普宣传深入基层。

四、保障措施

（一）加强组织领导

地方各级卫生健康部门要在当地党委政府的统一领导下，落实部门责任，制定实施方案，细化分解规划任务，明确任务分工和进度安排，督促落实重点工作任务，抓紧抓好实施工作。在综合比选基础上，选择若干地市开展综合试验区建设，发挥示范引领带动作用。

（二）保障经费投入

建立与职责和任务相匹配的财政经费投入保障机制。各地依法依规保障食品安全标准与监测评估和营养健康工作经费，形成国家、地方、社会共同投入的经费保障机制和高效使用机制。

（三）营造有利环境

加强正面宣传和工作成果普及应用，做好相关政策措施和标准等解读工作，增强全社会对食品安全标准、风险监测、评估与营养健康等工作的认知和理解，营造有利于食品安全协同共治的社会环境。

（四）加强效果评价评估

建立对地方食品安全标准、风险监测评估与营养健康工作评价评估指标体系，每年开展评价并通报，对规划实施进度和实施效果开展系统评估，及时发现问题，研究解决对策，确保各项目标如期实现。

（二）《食品安全标准与监测评估"十四五"规划》解读

国家卫生健康委关于《食品安全标准与监测评估"十四五"规划》（以下简

称《规划》）的解读如下。

一、《规划》起草背景

民以食为天，食以安为先。习近平总书记提出"用最严谨的标准、最严格的监管、最严厉的处罚、最严肃的问责，确保广大人民群众'舌尖上的安全'"。"十三五"期间，卫生健康系统认真贯彻落实党中央、国务院决策部署，不断强化食品安全标准、监测评估与国民营养工作，坚持改革创新，完善工作机制，建立健全工作体系，加强能力建设，各项工作取得明显成效。一是食品安全国家标准体系严谨性有较大提升；二是食品安全风险监测评估体系不断健全；三是推进实施国民营养计划和合理膳食行动取得阶段性成效；四是履职能力得到进一步提升。"十四五"时期公众健康保护诉求提升、产业创新调整变化，现代化治理对食品安全标准、风险监测评估等工作提出了新任务、新要求。为进一步贯彻《食品安全法》，落实推进健康中国建设和实施食品安全战略整体要求，切实保障公众饮食安全健康，促进社会经济健康发展，根据《中共中央国务院关于深化改革加强食品安全工作的意见》《国民经济和社会发展第十四个五年规划和2035年远景目标纲要》《"十四五"国民健康规划》，结合形势分析，国家卫生健康委研究编制本《规划》。

二、《规划》主要内容

《规划》以习近平新时代中国特色社会主义思想为指导，深入贯彻落实党的十九大和十九届历次全会精神，对"十四五"时期食品安全标准与监测评估工作总体要求、基本原则、发展目标、主要任务、保障措施做出系统设计和具体部署。

《规划》除前言外，包括规划背景、总体要求、主要任务、保障措施四部分内容。

第一部分规划背景：概括性总结了"十三五"期间卫生健康系统食品安全标准、监测评估与营养健康工作所取得的工作成效，分析了"十四五"时期所面临的新形势和新挑战。

第二部分总体要求：明确了"十四五"期间食品安全标准、监测评估与营养健康工作的指导思想、基本原则和发展目标，提出了以提升卫生健康系统基层食品安全风险防范能力为重点，发挥好食品安全标准与风险监测评估工作在"预防为主、风险管理、全程控制、社会共治"的食品安全治理体系中的基础性作用，奋力推进健康中国建设。

第三部分主要任务：围绕工作目标和"四个导向"工作原则，明确了15项重点工作任务。一是落实"四个最严"，完善最严谨的标准体系；二是提升食品安全风险监测识别与评估研判工作水平；三是贯彻实施国民营养计划与合理膳食行动；四是健全支撑与保障，夯实发展基础。

第四部分保障措施：按照《规划》，要通过加强组织领导、保障经费投入、营造有利环境、加强效果评价评估等四个方面的措施，确保各项任务的落实和目标的实现。

《规划》强调要立足国情民情、跟踪国际前沿，坚持以人民健康为中心，以推动高质量发展为主题，以满足人民日益增长的美好生活需要为根本目的，强化底线思维，聚焦安全导向，突出重点，提升风险防范意识和能力，服务政府食品安全管理、公众健康和食品行业健康发展。

二、《食品安全风险监测管理规定》

为有效实施食品安全风险监测制度，规范食品安全风险监测工作。根据《中华人民共和国食品安全法》及其实施条例的规定，经商工业和信息化部、农业农村部、商务部、海关总署、市场监管总局、国家粮食和物资储备局同意，国家卫生健康委修订了《食品安全风险监测管理规定》。

（一）《食品安全风险监测管理规定》原文内容

第一条　为有效实施食品安全风险监测制度，规范食品安全风险监测工作，根据《中华人民共和国食品安全法》（以下简称《食品安全法》）及其实施条例，制定本规定。

第二条　食品安全风险监测是系统持续收集食源性疾病、食品污染以及食品中有害因素的监测数据及相关信息，并综合分析、及时报告和通报的活动。其目的是为食品安全风险评估、食品安全标准制定修订、食品安全风险预警和交流、监督管理等提供科学支持。

第三条　国家卫生健康委会同工业和信息化部、商务部、海关总署、市场监管总局、国家粮食和物资储备局等部门，制定实施国家食品安全风险监测计划。

省级卫生健康行政部门会同同级食品安全监督管理等部门，根据国家食品安全风险监测计划，结合本行政区域的具体情况，制定本行政区域的食品安全风险监测方案，报国家卫生健康委备案并实施。

县级以上卫生健康行政部门会同同级食品安全监督管理等部门，落实风险监测工作任务，建立食品安全风险监测会商机制，及时收集、汇总、分析本辖区食品安全风险监测数据，研判食品安全风险，形成食品安全风险监测分析报告，报本级人民政府和上一级卫生健康行政部门。

第四条　卫生健康行政部门重点对食源性疾病、食品污染物和有害因素基线水平、标准制定修订和风险评估专项实施风险监测。海关、市场监督管理、粮食和储备部门根据各自职责，配合开展不同环节风险监测。各部门风险监测结果数据共享、共用。

第五条　食源性疾病监测报告工作实行属地管理、分级负责的原则。县级以上地方卫生健康行政部门负责辖区内食源性疾病监测报告的组织管理工作。

县级以上地方卫生健康行政部门负责制定本辖区食源性疾病监测报告工作制度，建立健全食源性疾病监测报告工作体系，组织协调疾病预防控制机构开展食品安全事故的流行病学调查。涉及食品安全的突发公共卫生事件相关信息，除按照突发公共卫生事件的报告要求报告突发公共卫生事件管理信息系统，还应当及时向同级食品安全监督管理部门通报，并向上级卫生健康行政部门报告，其中重大事件信息应当向国家卫生健康委报告。

第六条　接到食品安全事故报告后，县级以上食品安全监督管理部门应当立即会同同级卫生健康、农业行政等部门依法进行调查处理。食品安全监督管理部门应当对事故单位封存的食品及原料、工具、设备、设施等予以保护、封存，并通知疾病预防控制机构对与事故有关的因素开展流行病学调查。

疾病预防控制机构应当在调查结束后向同级食品安全监督管理、卫生健康行政部门同时提交流行病学调查报告。

第七条　国家食品安全风险监测计划应当征集国务院有关部门、国家食品安全风险评估专家委员会、农产品质量安全评估专家委员会、食品安全国家标准审评委员会、行业协会以及地方的意见建议，并对有关意见建议认真研究吸纳。

第八条　食品安全风险监测应当将以下情况作为优先监测内容：

（一）健康危害较大、风险程度较高以及风险水平呈上升趋势的。

（二）易于对婴幼儿、孕产妇等重点人群造成健康影响的。

（三）以往在国内导致食品安全事故或者受到消费者关注的。

（四）已在国外导致健康危害并有证据表明可能在国内存在的。

（五）新发现的可能影响食品安全的食品污染和有害因素。

（六）食品安全监督管理及风险监测相关部门认为需要优先监测的其他内容。

第九条　出现下列情况，有关部门应当及时调整国家食品安全风险监测计划和省级监测方案，组织开展应急监测。

（一）处置食品安全事故需要的。

（二）公众高度关注的食品安全风险需要解决的。

（三）发现食品、食品添加剂、食品相关产品可能存在安全隐患，开展风险评估需要新的监测数据支持的。

（四）其他有必要进行计划调整的情形。

第十条　国家食品安全风险监测计划应当规定监测的内容、任务分工、工作要求、组织保障、质量控制、考核评价措施等。

第十一条　国家食品安全风险监测计划由具备相关监测能力的技术机构承担。技术机构应当根据食品安全风险监测计划和监测方案开展监测工作，保证监测数据真实、准确，并按照食品安全风险监测计划和监测方案的要求及时报送监测数据和分析结果。国家食品安全风险评估中心负责汇总分析国家食品安全风险监测计划结果数据。

第十二条　县级以上疾病预防控制机构确定本单位负责食源性疾病监测报告工作的部门及人员，建立食源性疾病监测报告管理制度，对辖区内医疗机构食源性疾病监测报告工作进行培训和指导。

第十三条　县级以上卫生健康行政部门应当委托具备条件的技术机构，及时汇总分析和研判食品安全风险监测结果，发现可能存在食品安全隐患的，及时将已获悉的食品安全隐患相关信息和建议采取的措施等通报同级食品安全监督管理、相关行业主管等部门。食品安全监督管理等部门经进一步调查确认有必要通知相关食品生产经营者的，应当及时通知。

县级以上卫生健康行政部门、农业行政部门应当及时相互通报食品、食用农产品安全风险监测信息。

第十四条　县级以上卫生健康行政部门接到医疗机构或疾病预防控制机构报告的食源性疾病信息，应当组织研判，认为与食品安全有关的，应当及时通报同级食品安全监督管理部门，并向本级人民政府和上级卫生健康行政部门报告。

第十五条　县级以上卫生健康行政部门会同同级工业和信息化、农业农村、商务、海关、市场监管、粮食和储备等有关部门建立食品安全风险监测会商机制，根据工作需要，会商分析风险监测结果。会商内容主要包括：

（一）通报食品安全风险监测结果分析研判情况。

（二）通报新发现的食品安全风险信息。

（三）通报有关食品安全隐患核实处置情况。

（四）研究解决风险监测工作中的问题。

参与食品安全风险监测的各相关部门均可向卫生健康行政部门提出会商建议，并应在会商会前将本部门拟通报的风险监测或监管有关情况报送卫生健康行政部门。会商结束之后，卫生健康行政部门应整理会议纪要分送各相关部门，同时抄报本级人民政府和上级卫生健康行政部门。

会商结果供各有关部门食品安全监管工作参用。

第十六条　县级以上卫生健康行政部门根据食品安全风险监测工作的需要，将食品安全风险监测能力和食品安全事故流行病学调查能力统筹纳入本级食品安全整体建设规划，逐步建立食品安全风险监测数据信息平台，健全完善本级食品安全风险监测体系。

第十七条　对于拒绝、阻挠、干涉工作人员依法开展食品安全风险监测工作的，技术机构和人员提供虚假风险监测信息的，以及有关管理部门未按规定报告或通报食品安全隐患信息的，工作不力造成严重后果的，按照《食品安全法》等相关规定追究法律和行政责任。

第十八条　本规定自发布之日起实施。原卫生部、工业和信息化部、原工商总局、原质检总局、原国家食品药品监管局印发的《食品安全风险监测管理规定（试行）》（卫监督发〔2010〕17号）同时废止。

（二）《食品安全风险监测管理规定》解读

国家卫生健康委关于《食品安全风险监测管理规定》修订的解读如下。

一、修订背景

根据《食品安全法》，2010年原卫生部、工业和信息化部、原工商总局、原质检总局、原食品药品监管局五部门联合制定印发《食品安全风险监测管理规定（试行）》（以下简称《规定》）。国家食品安全风险监测工作按照《规定》逐步开展，取得了一定的经验与成效。2015年《食品安全法》修订，强化了风险监测在食品安全监督管理中的风险发现和预警作用。2019年《食品安全法实施条例》修订，进一步细化了风险监测会商通报等有关要求。为加强依法行政，国家卫生健康委启动了《规定》修订工作。

二、修订原则

一是贯彻落实新修订的《食品安全法实施条例》，充分发挥风险监测在食品安全风险管理中的基础性作用，强化食源性疾病等风险的早发现、早通报、早预警。二是强化风险监测相关部门间交流协作，加强信息共享与风险会商，在结果分析、流行病学调查等方面增强部门合力。三是进一步规范卫生健康行政部门、风险监测专业技术机构、医疗机构等的职责与工作要求，压实相关责任。

三、修订主要内容

（一）增加县级以上地方卫生健康行政部门职责。根据《食品安全法实施条例》，补充县级以上地方卫生健康行政部门落实风险监测工作任务，研判食品安全风险，形成食品安全风险监测报告等职责内容。

（二）明确国务院相关部门在风险监测工作中的职责定位。根据《食品安全法》规定及各部门职能定位，明确卫生健康部门重点对食源性疾病、食品污染物和有害因素基线水平、标准制定修订和风险评估专项实施风险监测；海关、市场监督管理、粮食和储备部门根据各自职责，配合开展不同环节风险监测。

（三）增加食源性疾病相关职责要求。包括省级卫生健康行政部门负责组织开展食源性疾病监测报告、组织协调疾病预防控制机构开展食品安全事故的流行病学调查、加强流行病学能力建设等职责内容。增加县级以上疾病预防控制机构具体承担食源性疾病监测报告工作任务的职责要求。强化食品安全监督管理部门保护事故现场，通知疾病预防控制机构开展流行病学调查的职责，提高应对处置效率。

（四）细化了风险监测结果通报和会商机制要求。对县级以上卫生健康行政部门开展风险监测结果通报的要求予以细化，增加对食源性疾病结果的通报。根据《食品安全法实施条例》，增加了县级以上卫生健康行政部门牵头建立食品安全风险监测会商的工作机制，依法明确了相关的具体工作要求。

（五）阐明能力建设要求与相关法律责任。推动落实保障措施，阐明县级以上卫生健康行政部门开展风险监测能力建设的要求。同时，强化责任意识，对违反《食品安全法》有关规定的行为，强调应承担相应的法律责任。

三、食源性疾病监测报告工作规范（试行）

为规范卫生健康系统食源性疾病监测报告工作，根据《中华人民共和国食品安全法》第十四条、第一百零三条、第一百零四条等规定，国家卫生健康委组织制定了《食源性疾病监测报告工作规范（试行）》。内容如下。

第一章 总则

第一条 为规范食源性疾病监测报告工作，及时控制食源性疾病危害，保护公众身体健康，依据《中华人民共和国食品安全法》，制定本规范。

第二条 本规范适用于各级卫生健康行政部门、疾病预防控制机构、医疗机构开展食源性疾病的报告、监测、通报、管理等工作。

第三条 食源性疾病监测报告工作实行属地管理、分级负责的原则。县级以上地方卫生健康行政部门负责辖区内食源性疾病监测报告的组织管理工作。

第二章 监测报告

第四条 医疗机构应当建立食源性疾病监测报告工作制度，指定具体部门和人员负责食源性疾病监测报告工作，组织本单位相关医务人员接受食源性疾病监测报告培训，做好食源性疾病信息的登记、审核检查、网络报告等管理工作，协助疾病预防控制机构核实食源性疾病监测报告信息。

第五条 医疗机构在诊疗过程中发现《食源性疾病报告名录》规定的食源性疾病病例，应当在诊断后2个工作日内通过食源性疾病监测报告系统报送信息。

第六条 医疗机构发现食源性聚集性病例时，应当在1个工作日内向县级卫生健康行政部门报告。对可疑构成食品安全事故的，应当按照当地食品安全事故应急预案的要求报告。

第七条 承担食源性疾病主动监测任务的哨点医院应当按照国家食源性疾病监测计划的要求，对特定食源性疾病开展主动监测。

第八条 县级以上疾病预防控制机构负责确定本单位食源性疾病监测报告工作的部门及人员，建立食源性疾病监测报告管理制度，对辖区内医疗机构食源性疾病监测报告工作进行培训和指导。

第九条 县级疾病预防控制机构应当每个工作日审核、汇总、分析辖区内食源性疾病病例和聚集性病例信息，对聚集性病例进行核实，经核实认为可能与食品生产经营有关的，应当在核实结束后及时向县级卫生健康行政部门和地市级疾病预防控制机构报告。

第十条 省、地市级疾病预防控制机构应当每个工作日审核、汇总、分析辖区内食源性疾病病例信息，发现跨所辖行政区域的聚集性病例时应当进行核实，经核实认为可能与食品生产经营有关的，应当在核实结束后及时向同级卫生健康行政部门和上一级疾病预防控制机构报告（其中，省级疾病预防控制机构向国家食品安全风险评估中心报告）。

第十一条　国家食品安全风险评估中心应当每个工作日对全国报告的食源性疾病病例信息进行审核、汇总、分析，发现跨省级行政区域的聚集性病例应当进行核实。经核实认为可能与食品生产经营有关的，应当在核实结束后及时向国家卫生健康委报告。

第十二条　县级以上疾病预防控制机构开展流行病学调查后，调查结果为食源性疾病暴发的，应当在7个工作日内通过全国食源性疾病暴发监测系统报告流行病学调查信息。

第十三条　县级以上疾病预防控制机构在调查处理传染病或者其他突发公共卫生事件中发现与食品安全相关的信息，应当将食源性疾病或者食品安全风险信息及时报告同级卫生健康行政部门。属于食源性疾病的，按照本规范第十二条规定进行报告。

第十四条　国家食品安全风险评估中心和地方各级疾病预防控制机构应当定期对辖区食源性疾病监测报告信息进行综合分析，向同级卫生健康行政部门报送监测情况报告。

第三章　信息通报

第十五条　县级以上卫生健康行政部门接到医疗机构或疾病预防控制机构报告的食源性疾病信息，应当组织研判，认为与食品安全有关的，应当及时通报同级食品安全监管部门，并向本级人民政府和上级卫生健康行政部门报告。

第十六条　县级以上卫生健康行政部门应当根据辖区食源性疾病发病状况，向社会公布影响公众健康的主要食源性疾病及其预防知识，积极开展风险交流。

第十七条　未经卫生健康行政部门同意，承担食源性疾病监测报告的机构和个人不得擅自发布食源性疾病监测信息。

第四章　组织保障

第十八条　国务院卫生健康行政部门负责制定和公布《食源性疾病报告名录》，并适时对该名录进行调整。省级卫生健康行政部门根据本区域疾病预防控制工作的需要，可增加食源性疾病报告病种和监测内容。

第十九条　县级以上卫生健康行政部门负责建立完善辖区食源性疾病监测报告工作体系，明确相关机构职责与工作要求，协调提供相应的条件保障。对食源性疾病监测报告工作中作出突出贡献的单位和个人，按照食品安全法有关规定给予表彰和奖励。对隐瞒、缓报、谎报或者授意他人隐瞒、缓报、谎报的单位和个人进行通报批评。

第五章　附则

第二十条　名词解释

食源性聚集性病例：具有类似临床表现，在时间或地点分布上具有关联，且有可疑共同食品暴露史，发病可能与食品有关的食源性疾病病例。

食源性疾病暴发：2例及以上具有类似临床表现，经流行病学调查确认有共同食品暴露史，且发病与食品有关的食源性疾病病例。

第二十一条 本规范自 2020 年 1 月 1 日起施行。

第二节 学校食品安全管理

一、《学校食品安全与营养健康管理规定》

（一）《学校食品安全与营养健康管理规定》原文内容

《学校食品安全与营养健康管理规定》已经 2018 年 8 月 20 日教育部第 20 次部务会议、2018 年 12 月 18 日国家市场监督管理总局第 9 次局务会议和 2019 年 2 月 2 日国家卫生健康委员会第 12 次委主任会议审议通过，自 2019 年 4 月 1 日起施行。内容如下。

第一章 总则

第一条 为保障学生和教职工在校集中用餐的食品安全与营养健康，加强监督管理，根据《中华人民共和国食品安全法》（以下简称食品安全法）、《中华人民共和国教育法》《中华人民共和国食品安全法实施条例》等法律法规，制定本规定。

第二条 实施学历教育的各级各类学校、幼儿园（以下统称学校）集中用餐的食品安全与营养健康管理，适用本规定。

本规定所称集中用餐是指学校通过食堂供餐或者外购食品（包括从供餐单位订餐）等形式，集中向学生和教职工提供食品的行为。

第三条 学校集中用餐实行预防为主、全程监控、属地管理、学校落实的原则，建立教育、食品安全监督管理、卫生健康等部门分工负责的工作机制。

第四条 学校集中用餐应当坚持公益便利的原则，围绕采购、贮存、加工、配送、供餐等关键环节，健全学校食品安全风险防控体系，保障食品安全，促进营养健康。

第五条 学校应当按照食品安全法律法规规定和健康中国战略要求，建立健全相关制度，落实校园食品安全责任，开展食品安全与营养健康的宣传教育。

第二章 管理体制

第六条 县级以上地方人民政府依法统一领导、组织、协调学校食品安全监督管理工作以及食品安全突发事故应对工作，将学校食品安全纳入本地区食品安全事故应急预案和学校安全风险防控体系建设。

第七条　教育部门应当指导和督促学校建立健全食品安全与营养健康相关管理制度，将学校食品安全与营养健康管理工作作为学校落实安全风险防控职责、推进健康教育的重要内容，加强评价考核；指导、监督学校加强食品安全教育和日常管理，降低食品安全风险，及时消除食品安全隐患，提升营养健康水平，积极协助相关部门开展工作。

第八条　食品安全监督管理部门应当加强学校集中用餐食品安全监督管理，依法查处涉及学校的食品安全违法行为；建立学校食堂食品安全信用档案，及时向教育部门通报学校食品安全相关信息；对学校食堂食品安全管理人员进行抽查考核，指导学校做好食品安全管理和宣传教育；依法会同有关部门开展学校食品安全事故调查处理。

第九条　卫生健康主管部门应当组织开展校园食品安全风险和营养健康监测，对学校提供营养指导，倡导健康饮食理念，开展适应学校需求的营养健康专业人员培训；指导学校开展食源性疾病预防和营养健康的知识教育，依法开展相关疫情防控处置工作；组织医疗机构救治因学校食品安全事故导致人身伤害的人员。

第十条　区域性的中小学卫生保健机构、妇幼保健机构、疾病预防控制机构，根据职责或者相关主管部门要求，组织开展区域内学校食品安全与营养健康的监测、技术培训和业务指导等工作。

鼓励有条件的地区成立学生营养健康专业指导机构，根据不同年龄阶段学生的膳食营养指南和健康教育的相关规定，指导学校开展学生营养健康相关活动，引导合理搭配饮食。

第十一条　食品安全监督管理部门应当将学校校园及周边地区作为监督检查的重点，定期对学校食堂、供餐单位和校园内以及周边食品经营者开展检查；每学期应当会同教育部门对本行政区域内学校开展食品安全专项检查，督促指导学校落实食品安全责任。

第三章　学校职责

第十二条　学校食品安全实行校长（园长）负责制。

学校应当将食品安全作为学校安全工作的重要内容，建立健全并落实有关食品安全管理制度和工作要求，定期组织开展食品安全隐患排查。

第十三条　中小学、幼儿园应当建立集中用餐陪餐制度，每餐均应当有学校相关负责人与学生共同用餐，做好陪餐记录，及时发现和解决集中用餐过程中存在的问题。

有条件的中小学、幼儿园应当建立家长陪餐制度，健全相应工作机制，对陪餐家长在学校食品安全与营养健康等方面提出的意见建议及时进行研究反馈。

第十四条　学校应当配备专（兼）职食品安全管理人员和营养健康管理人员，建立并落实集中用餐岗位责任制度，明确食品安全与营养健康管理相关责任。

有条件的地方应当为中小学、幼儿园配备营养专业人员或者支持学校聘请营养专业人员，对膳食营养均衡等进行咨询指导，推广科学配餐、膳食营养等理念。

第十五条 学校食品安全与营养健康管理相关工作人员应当按照有关要求，定期接受培训与考核，学习食品安全与营养健康相关法律、法规、规章、标准和其他相关专业知识。

第十六条 学校应当建立集中用餐信息公开制度，利用公共信息平台等方式及时向师生家长公开食品进货来源、供餐单位等信息，组织师生家长代表参与食品安全与营养健康的管理和监督。

第十七条 学校应当根据卫生健康主管部门发布的学生餐营养指南等标准，针对不同年龄段在校学生营养健康需求，因地制宜引导学生科学营养用餐。

有条件的中小学、幼儿园应当每周公布学生餐带量食谱和营养素供给量。

第十八条 学校应当加强食品安全与营养健康的宣传教育，在全国食品安全宣传周、全民营养周、中国学生营养日、全国碘缺乏病防治日等重要时间节点，开展相关科学知识普及和宣传教育活动。

学校应当将食品安全与营养健康相关知识纳入健康教育教学内容，通过主题班会、课外实践等形式开展经常性宣传教育活动。

第十九条 中小学、幼儿园应当培养学生健康的饮食习惯，加强对学生营养不良与超重、肥胖的监测、评价和干预，利用家长学校等方式对学生家长进行食品安全与营养健康相关知识的宣传教育。

第二十条 中小学、幼儿园一般不得在校内设置小卖部、超市等食品经营场所，确有需要设置的，应当依法取得许可，并避免售卖高盐、高糖及高脂食品。

第二十一条 学校在食品采购、食堂管理、供餐单位选择等涉及学校集中用餐的重大事项上，应当以适当方式听取家长委员会或者学生代表大会、教职工代表大会意见，保障师生家长的知情权、参与权、选择权、监督权。

学校应当畅通食品安全投诉渠道，听取师生家长对食堂、外购食品以及其他有关食品安全的意见、建议。

第二十二条 鼓励学校参加食品安全责任保险。

第四章 食堂管理

第二十三条 有条件的学校应当根据需要设置食堂，为学生和教职工提供服务。

学校自主经营的食堂应当坚持公益性原则，不以营利为目的。实施营养改善计划的农村义务教育学校食堂不得对外承包或者委托经营。

引入社会力量承包或者委托经营学校食堂的，应当以招投标等方式公开选择依法取得食品经营许可、能承担食品安全责任、社会信誉良好的餐饮服务单位或者符合条件的餐饮管理单位。

　　学校应当与承包方或者受委托经营方依法签订合同，明确双方在食品安全与营养健康方面的权利和义务，承担管理责任，督促其落实食品安全管理制度、履行食品安全与营养健康责任。承包方或者受委托经营方应当依照法律、法规、规章、食品安全标准以及合同约定进行经营，对食品安全负责，并接受委托方的监督。

　　第二十四条　学校食堂应当依法取得食品经营许可证，严格按照食品经营许可证载明的经营项目进行经营，并在食堂显著位置悬挂或者摆放许可证。

　　第二十五条　学校食堂应当建立食品安全与营养健康状况自查制度。经营条件发生变化，不再符合食品安全要求的，学校食堂应当立即整改；有发生食品安全事故潜在风险的，应当立即停止食品经营活动，并及时向所在地食品安全监督管理部门和教育部门报告。

　　第二十六条　学校食堂应当建立健全并落实食品安全管理制度，按照规定制定并执行场所及设施设备清洗消毒、维修保养校验、原料采购至供餐全过程控制管理、餐具饮具清洗消毒、食品添加剂使用管理等食品安全管理制度。

　　第二十七条　学校食堂应当建立并执行从业人员健康管理制度和培训制度。患有国家卫生健康委规定的有碍食品安全疾病的人员，不得从事接触直接入口食品的工作。从事接触直接入口食品工作的从业人员应当每年进行健康检查，取得健康证明后方可上岗工作，必要时应当进行临时健康检查。

　　学校食堂从业人员的健康证明应当在学校食堂显著位置进行统一公示。

　　学校食堂从业人员应当养成良好的个人卫生习惯，加工操作直接入口食品前应当洗手消毒，进入工作岗位前应当穿戴清洁的工作衣帽。

　　学校食堂从业人员不得有在食堂内吸烟等行为。

　　第二十八条　学校食堂应当建立食品安全追溯体系，如实、准确、完整记录并保存食品进货查验等信息，保证食品可追溯。鼓励食堂采用信息化手段采集、留存食品经营信息。

　　第二十九条　学校食堂应当具有与所经营的食品品种、数量、供餐人数相适应的场所并保持环境整洁，与有毒、有害场所以及其他污染源保持规定的距离。

　　第三十条　学校食堂应当根据所经营的食品品种、数量、供餐人数，配备相应的设施设备，并配备消毒、更衣、盥洗、采光、照明、通风、防腐、防尘、防蝇、防鼠、防虫、洗涤以及处理废水、存放垃圾和废弃物的设备或者设施。就餐区或者就餐区附近应当设置供用餐者清洗手部以及餐具、饮具的用水设施。

　　食品加工、贮存、陈列、转运等设施设备应当定期维护、清洗、消毒；保温设施及冷藏冷冻设施应当定期清洗、校验。

　　第三十一条　学校食堂应当具有合理的设备布局和工艺流程，防止待加工食品与直接入口食品、原料与成品或者半成品交叉污染，避免食品接触有毒物、不洁物。制售冷食类食品、生食类食品、裱花蛋糕、现榨果蔬汁等，应当按照有关要求设置专间或者专用操作区，专间应当在加工制作前进行消毒，并由专人加工操作。

第三十二条　学校食堂采购食品及原料应当遵循安全、健康、符合营养需要的原则。有条件的地方或者学校应当实行大宗食品公开招标、集中定点采购制度，签订采购合同时应当明确供货者食品安全责任和义务，保证食品安全。

第三十三条　学校食堂应当建立食品、食品添加剂和食品相关产品进货查验记录制度，如实准确记录名称、规格、数量、生产日期或者生产批号、保质期、进货日期以及供货者名称、地址、联系方式等内容，并保留载有上述信息的相关凭证。

进货查验记录和相关凭证保存期限不得少于产品保质期满后六个月；没有明确保质期的，保存期限不得少于二年。食用农产品的记录和凭证保存期限不得少于六个月。

第三十四条　学校食堂采购食品及原料，应当按照下列要求查验许可相关文件，并留存加盖公章（或者签字）的复印件或者其他凭证：

（一）从食品生产者采购食品的，应当查验其食品生产许可证和产品合格证明文件等；

（二）从食品经营者（商场、超市、便利店等）采购食品的，应当查验其食品经营许可证等；

（三）从食用农产品生产者直接采购的，应当查验并留存其社会信用代码或者身份证复印件；

（四）从集中交易市场采购食用农产品的，应当索取并留存由市场开办者或者经营者加盖公章（或者负责人签字）的购货凭证；

（五）采购肉类的应当查验肉类产品的检疫合格证明，采购肉类制品的应当查验肉类制品的检验合格证明。

第三十五条　学校食堂禁止采购、使用下列食品、食品添加剂、食品相关产品：

（一）超过保质期的食品、食品添加剂；

（二）腐败变质、油脂酸败、霉变生虫、污秽不洁、混有异物、掺假掺杂或者感官性状异常的食品、食品添加剂；

（三）未按规定进行检疫或者检疫不合格的肉类，或者未经检验或者检验不合格的肉类制品；

（四）不符合食品安全标准的食品原料、食品添加剂以及消毒剂、洗涤剂等食品相关产品；

（五）法律、法规、规章规定的其他禁止生产经营或者不符合食品安全标准的食品、食品添加剂、食品相关产品。

学校食堂在加工前应当检查待加工的食品及原料，发现有前款规定情形的，不得加工或者使用。

第三十六条　学校食堂提供蔬菜、水果以及按照国际惯例或者民族习惯需要提供的食品应当符合食品安全要求。

学校食堂不得采购、贮存、使用亚硝酸盐（包括亚硝酸钠、亚硝酸钾）。

中小学、幼儿园食堂不得制售冷荤类食品、生食类食品、裱花蛋糕，不得加工制作四季豆、鲜黄花菜、野生蘑菇、发芽土豆等高风险食品。省、自治区、直辖市食品安全监督管理部门可以结合实际制定本地区中小学、幼儿园集中用餐不得制售的高风险食品目录。

第三十七条　学校食堂应当按照保证食品安全的要求贮存食品，做到通风换气、分区分架分类、离墙离地存放、防蝇防鼠防虫设施完好，并定期检查库存，及时清理变质或者超过保质期的食品。

贮存散装食品，应当在贮存位置标明食品的名称、生产日期或者生产批号、保质期、生产者名称以及联系方式等内容。用于保存食品的冷藏冷冻设备，应当贴有标识，原料、半成品和成品应当分柜存放。

食品库房不得存放有毒、有害物品。

第三十八条　学校食堂应当设置专用的备餐间或者专用操作区，制定并在显著位置公示人员操作规范；备餐操作时应当避免食品受到污染。食品添加剂应当专人专柜（位）保管，按照有关规定做到标识清晰、计量使用、专册记录。

学校食堂制作的食品在烹饪后应当尽量当餐用完，需要熟制的食品应当烧熟煮透。需要再次利用的，应当按照相关规范采取热藏或者冷藏方式存放，并在确认没有腐败变质的情况下，对需要加热的食品经高温彻底加热后食用。

第三十九条　学校食堂用于加工动物性食品原料、植物性食品原料、水产品原料、半成品或者成品等的容器、工具应当从形状、材质、颜色、标识上明显区分，做到分开使用，固定存放，用后洗净并保持清洁。

学校食堂的餐具、饮具和盛放或者接触直接入口食品的容器、工具，使用前应当洗净、消毒。

第四十条　中小学、幼儿园食堂应当对每餐次加工制作的每种食品成品进行留样，每个品种留样量应当满足检验需要，不得少于125克，并记录留样食品名称、留样量、留样时间、留样人员等。留样食品应当由专柜冷藏保存48小时以上。

高等学校食堂加工制作的大型活动集体用餐，批量制售的热食、非即做即售的热食、冷食类食品、生食类食品、裱花蛋糕应当按照前款规定留样，其他加工食品根据相关规定留样。

第四十一条　学校食堂用水应当符合国家规定的生活饮用水卫生标准。

第四十二条　学校食堂产生的餐厨废弃物应当在餐后及时清除，并按照环保要求分类处理。

食堂应当设置专门的餐厨废弃物收集设施并明显标识，按照规定收集、存放餐厨废弃物，建立相关制度及台账，按照规定交由符合要求的生活垃圾运输单位或者餐厨垃圾处理单位处理。

第四十三条　学校食堂应当建立安全保卫制度，采取措施，禁止非食堂从业人员未经允许进入食品处理区。

学校在校园安全信息化建设中，应当优先在食堂食品库房、烹饪间、备餐间、专间、留样间、餐具饮具清洗消毒间等重点场所实现视频监控全覆盖。

第四十四条　有条件的学校食堂应当做到明厨亮灶，通过视频或者透明玻璃窗、玻璃墙等方式，公开食品加工过程。鼓励运用互联网等信息化手段，加强对食品来源、采购、加工制作全过程的监督。

第五章　外购食品管理

第四十五条　学校从供餐单位订餐的，应当建立健全校外供餐管理制度，选择取得食品经营许可、能承担食品安全责任、社会信誉良好的供餐单位。

学校应当与供餐单位签订供餐合同（或者协议），明确双方食品安全与营养健康的权利和义务，存档备查。

第四十六条　供餐单位应当严格遵守法律、法规和食品安全标准，当餐加工，并遵守本规定的要求，确保食品安全。

第四十七条　学校应当对供餐单位提供的食品随机进行外观查验和必要检验，并在供餐合同（或者协议）中明确约定不合格食品的处理方式。

第四十八条　学校需要现场分餐的，应当建立分餐管理制度。在教室分餐的，应当保障分餐环境卫生整洁。

第四十九条　学校外购食品的，应当索取相关凭证，查验产品包装标签，查看生产日期、保质期和保存条件。不能即时分发的，应当按照保证食品安全的要求贮存。

第六章　食品安全事故调查与应急处置

第五十条　学校应当建立集中用餐食品安全应急管理和突发事故报告制度，制定食品安全事故处置方案。发生集中用餐食品安全事故或者疑似食品安全事故时，应当立即采取下列措施：

（一）积极协助医疗机构进行救治。

（二）停止供餐，并按照规定向所在地教育、食品安全监督管理、卫生健康等部门报告。

（三）封存导致或者可能导致食品安全事故的食品及其原料、工具、用具、设备设施和现场，并按照食品安全监督管理部门要求采取控制措施。

（四）配合食品安全监管部门进行现场调查处理。

（五）配合相关部门对用餐师生进行调查，加强与师生家长联系，通报情况，做好沟通引导工作。

第五十一条　教育部门接到学校食品安全事故报告后，应当立即赶往现场协助相关部门进行调查处理，督促学校采取有效措施，防止事故扩大，并向上级人民政府教育部门报告。

学校发生食品安全事故需要启动应急预案的，教育部门应当立即向同级人民政府以及上一级教育部门报告，按照规定进行处置。

第五十二条　食品安全监督管理部门会同卫生健康、教育等部门依法对食品安全事故进行调查处理。

县级以上疾病预防控制机构接到报告后应当对事故现场进行卫生处理，并对与事故有关的因素开展流行病学调查，及时向同级食品安全监督管理、卫生健康等部门提交流行病学调查报告。

学校食品安全事故的性质、后果及其调查处理情况由食品安全监督管理部门会同卫生健康、教育等部门依法发布和解释。

第五十三条　教育部门和学校应当按照国家食品安全信息统一公布制度的规定建立健全学校食品安全信息公布机制，主动关注涉及本地本校食品安全舆情，除由相关部门统一公布的食品安全信息外，应当准确、及时、客观地向社会发布相关工作信息，回应社会关切。

第七章　责任追究

第五十四条　违反本规定第二十五条、第二十六条、第二十七条第一款、第三十三条，以及第三十四条第（一）项、第（二）项、第（五）项，学校食堂（或者供餐单位）未按规定建立食品安全管理制度，或者未按规定制定、实施餐饮服务经营过程控制要求的，由县级以上人民政府食品安全监督管理部门依照食品安全法第一百二十六条第一款的规定处罚。

违反本规定第三十四条第（三）项、第（四）项，学校食堂（或者供餐单位）未查验或者留存食用农产品生产者、集中交易市场开办者或者经营者的社会信用代码或者身份证复印件或者购货凭证、合格证明文件的，由县级以上人民政府食品安全监督管理部门责令改正；拒不改正的，给予警告，并处 5000 元以上 3 万元以下罚款。

第五十五条　违反本规定第三十六条第二款，学校食堂（或者供餐单位）采购、贮存亚硝酸盐（包括亚硝酸钠、亚硝酸钾）的，由县级以上人民政府食品安全监督管理部门责令改正，给予警告，并处 5000 元以上 3 万元以下罚款。

违反本规定第三十六条第三款，中小学、幼儿园食堂（或者供餐单位）制售冷荤类食品、生食类食品、裱花蛋糕，或者加工制作四季豆、鲜黄花菜、野生蘑菇、发芽土豆等高风险食品的，由县级以上人民政府食品安全监督管理部门责令改正；拒不改正的，给予警告，并处 5000 元以上 3 万元以下罚款。

第五十六条　违反本规定第四十条，学校食堂（或者供餐单位）未按要求留样的，由县级以上人民政府食品安全监督管理部门责令改正，给予警告；拒不改正的，处 5000 元以上 3 万元以下罚款。

第五十七条　有食品安全法以及本规定的违法情形，学校未履行食品安全管理责任，由县级以上人民政府食品安全管理部门会同教育部门对学校主要负责人进行约谈，由学校主管教育部门视情节对学校直接负责的主管人员和其他直接责任人员给予相应的处分。

实施营养改善计划的学校违反食品安全法律法规以及本规定的，应当从重处理。

第五十八条　学校食品安全的相关工作人员、相关负责人有下列行为之一的，由学校主管教育部门给予警告或者记过处分；情节较重的，应当给予降低岗位等级或者撤职处分；情节严重的，应当给予开除处分；构成犯罪的，依法移送司法机关处理：

（一）知道或者应当知道食品、食品原料劣质或者不合格而采购的，或者利用工作之便以其他方式谋取不正当利益的。

（二）在招投标和物资采购工作中违反有关规定，造成不良影响或者损失的。

（三）怠于履行职责或者工作不负责任、态度恶劣，造成不良影响的。

（四）违规操作致使师生人身遭受损害的。

（五）发生食品安全事故，擅离职守或者不按规定报告、不采取措施处置或者处置不力的。

（六）其他违反本规定要求的行为。

第五十九条　学校食品安全管理直接负责的主管人员和其他直接责任人员有下列情形之一的，由学校主管教育部门会同有关部门视情节给予相应的处分；构成犯罪的，依法移送司法机关处理：

（一）隐瞒、谎报、缓报食品安全事故的。

（二）隐匿、伪造、毁灭、转移不合格食品或者有关证据，逃避检查、使调查难以进行或者责任难以追究的。

（三）发生食品安全事故，未采取有效控制措施、组织抢救工作致使食物中毒事态扩大，或者未配合有关部门进行食物中毒调查、保留现场的。

（四）其他违反食品安全相关法律法规规定的行为。

第六十条　对于出现重大以上学校食品安全事故的地区，由国务院教育督导机构或者省级人民政府教育督导机构对县级以上地方人民政府相关负责人进行约谈，并依法提请有关部门予以追责。

第六十一条　县级以上人民政府食品安全监督管理、卫生健康、教育等部门未按照食品安全法等法律法规以及本规定要求履行监督管理职责，造成所辖区域内学校集中用餐发生食品安全事故的，应当依据食品安全法和相关规定，对直接负责的主管人员和其他直接责任人员，给予相应的处分；构成犯罪的，依法移送司法机关处理。

第八章 附则

第六十二条 本规定下列用语的含义：

学校食堂，指学校为学生和教职工提供就餐服务，具有相对独立的原料存放、食品加工制作、食品供应及就餐空间的餐饮服务提供者。

供餐单位，指根据服务对象订购要求，集中加工、分送食品但不提供就餐场所的食品经营者。

学校食堂从业人员，指食堂中从事食品采购、加工制作、供餐、餐饮具清洗消毒等与餐饮服务有关的工作人员。

现榨果蔬汁，指以新鲜水果、蔬菜为主要原料，经压榨、粉碎等方法现场加工制作的供消费者直接饮用的果蔬汁饮品，不包括采用浓浆、浓缩汁、果蔬粉调配成的饮料。

冷食类食品、生食类食品、裱花蛋糕的定义适用《食品经营许可管理办法》的有关规定。

第六十三条 供餐人数较少，难以建立食堂的学校，以及以简单加工学生自带粮食、蔬菜或者以为学生热饭为主的小规模农村学校的食品安全，可以参照食品安全法第三十六条的规定实施管理。

对提供用餐服务的教育培训机构，可以参照本规定管理。

第六十四条 本规定自 2019 年 4 月 1 日起施行，2002 年 9 月 20 日教育部、原卫生部发布的《学校食堂与学生集体用餐卫生管理规定》同时废止。

（二）《学校食品安全与营养健康管理规定》解读

为适应新时期加强学校食品安全与营养健康管理，推进健康中国建设的新要求，保障学生和教职工在校集中用餐的食品安全与营养健康。教育部、市场监管总局、卫生健康委联合印发《学校食品安全与营养健康管理规定》（以下简称"新《规定》"），并对新《规定》的解读如下。

1.出台新《规定》的背景是什么？

学校食品安全与营养健康事关师生身体健康，事关亿万家庭幸福，事关社会和谐稳定。党中央、国务院高度重视食品安全工作，中央领导多次专门就学校食品安全工作作出批示，要求加强对学校食品安全的监管。新《规定》的出台，主要基于以下考虑。

一是贯彻落实习近平总书记"四个最严"要求，适应新时期学校食品安全工作新形势新任务的重要举措。伴随经济社会的发展，学校用餐人数日渐增多，供餐形式更加多元，供餐品种日益丰富，学校食品安全引发的社会关注也在不断提升。《规定》确立了学校集中用餐预防为主、全程监控、属地管理、学校落实的总体原则，建立了教育、食品安全监督管理和卫生健康等部门分工负责的管理体制，明确了学校的主要职责，围绕采购、贮存、加工、配送、供餐等关键环节，健全学校食品安全风险防控体系，有利于更好地保障学校广大师生在校集中用餐的食品安全。

二是贯彻落实健康中国战略，提升学校食品营养健康水平的必然要求。党的十九大报告提出，实施健康中国战略，倡导健康文明生活方式。如何让孩子们在学校不仅吃得安全，还要吃得有营养，已经成为当前学校食品管理面临的一个重要任务。《规定》认真落实健康中国战略的具体要求，从加强营养健康监测、开展营养健康专业人员培训、加强食品营养健康宣传教育、鼓励公布学生餐带量食谱等许多方面作出了制度性安排，有利于培养学生健康的饮食习惯，引导学生科学营养用餐，更好地促进青少年学生健康成长。

三是深入贯彻全面依法治教、健全完善学校食品安全依法治理机制的迫切需要。2015年，食品安全法进行了全面修订。新《规定》研究吸纳了新修订食品安全法的重要精神和具体要求，针对实践中学校在集中用餐食品安全工作中可能存在的监管不力、沟通不畅等问题，在学校食品安全的监管理念、机制、方式等方面进行了许多探索与创新，着力加强学校食品安全监管能力建设，有利于进一步提升学校食品安全治理体系的科学性和有效性。

2.新《规定》的出台的经过了哪些过程？

一是专题调研形成初步方案。教育部赴各地对学校食品安全管理情况和原《规定》实施过程中存在的问题进行了调研，深入分析研究相关问题，广泛征求各地教育、原卫生计生、原食品药品监管等部门意见，并会同原国家食品药品监管总局、原国家卫生计生委反复研究讨论，于2017年初形成了《学校集中用餐食品安全管理规定（初稿）》。

二是结合教育实际广泛征求意见。教育部就初稿进一步征求各地教育部门、部属各高等学校、有关专家和部分学校食堂一线管理人员的意见建议，修改完善后形成了《学校集中用餐食品安全管理规定（征求意见稿）》。2018年1月，将征求意见稿在教育部门户网站发布，面向社会公开征求意见，收到了很多具有借鉴参考意义的意见建议。教育部逐条梳理，汇总分析，进一步修改完善，形成了《学校食品安全与营养健康管理规定（送审稿）》。

三是部门审议通过联合印发。经教育部第20次部务会议、国家市场监督管理总局第9次局务会议和国家卫生健康委员会第12次委主任会议审议通过，教育部、市场监管总局、卫生健康委三部门联合印发了《学校食品安全与营养健康管理规定》。

3.新《规定》为何由教育部、市场监管总局、卫生健康委三部门联合印发？

一是食品安全监管法律制度发生了重要变化。2009年，食品安全法取代了食品卫生法，2015年，食品安全法又进行了修订。修订后的食品安全法落实"四个最严"的要求，确认了食品安全监管体制改革的成果，明确了各部门和食品生产经营者的相应责任。特别是该法第五十七条首次对学校、托幼机构等集中用餐单位及其主管部门食品安全责任进行了规定，并确定了相应的法律责任。此外，原国家食品药品监督管理总局还陆续出台了《食品经营许可管理办法》《食品生产经营日常监督检查管理办法》等部门规章，对学校食堂的许可管理、日常监督检查等提出了新要求。

二是食品安全监管体制和监管部门职责发生了变化。2018年3月，第十三届全国人民代表大会审议通过了国务院机构改革方案，组建国家市场监督管理总局，负责食品安全监管；组建国家卫生健康委员会，负责拟订国民健康政策。而原《规定》规定"学校食堂的监督指导由卫生行政部门负责"以及要求学校食堂取得卫生行政部门发放的"卫生许可证"等规定均已不适应现行监管体制，亟需予以调整。

4.新《规定》适用范围

新《规定》所称集中用餐，是指学校通过食堂供餐或者外购食品（包括从供餐单位订餐）等形式，集中向学生和教职工提供食品的行为。新《规定》明确，实施学历教育的各级各类学校、幼儿园集中用餐的食品安全与营养健康管理适用本规定。对提供用餐服务的教育培训机构，可以参照新《规定》管理。此外，对于供餐人数较少，难以建立食堂的学校，以及以简单加工学生自带粮食、蔬菜或者以为学生热饭为主的小规模农村学校的食品安全，新《规定》也明确可以参照食品安全法第三十六条的规定实施管理。

5.亮点

新《规定》共8部分64条，包括总则、管理体制、学校职责、食堂管理、外购食品管理、食品安全事故调查与应急处置、责任追究、附则等。主要有以下亮点。

一是立足当下，着眼长远。新《规定》着眼于贯彻落实习近平新时代中国特色社会主义思想和党的十九大精神，着眼于落实党中央关于中国特色社会主义"新三步走"战略安排，着眼于贯彻落实全国教育大会精神和《中国教育现代化2035》《"健康中国2030"规划纲要》，着眼于满足广大师生日益增长的美好生活需要。既着力加强和改进当下的学校食品安全管理，又富有前瞻性地提出加强营养健康的更高要求；既强调要兜住学校食品管理工作"安全底线"，又提出符合国际营养健康要求的更高指引。

二是重视日常监管，建立陪餐制度。为了切实保障学生在校用餐的质量，新《规定》提出，中小学、幼儿园应当建立集中用餐陪餐制度，每餐均应当有学校相关负责人与学生共同用餐，做好陪餐记录，及时发现和解决集中用餐过程中存在的问题。陪餐制度将有助于推动学校校领导更加重视学校食品质量的日常监管，及时发现问题、反馈问题和解决问题，更好地保障学生用餐安全与营养健康。新《规定》同时提出，有条件的中小学、幼儿园应当建立家长陪餐制度。各校可根据本校实际情况，酌情建立相应工作机制。鼓励家长参与陪餐，有利于家长和社会更好地了解学生用餐情况，减轻不必要的疑虑，结合实际提出各类改进建议，推动学校集中用餐相关工作良性发展。

三是结合学校特点，作出特殊规定。针对学校用餐人员相对集中、学生体质较为敏感等特点，结合近年来学校食品安全事件发生原因，对学校作出特殊要求。根据新《规定》，学校食堂不得采购、贮存、使用亚硝酸盐（包括亚硝酸钠、亚硝酸钾）。中小学、幼儿园食堂不得制售冷荤类食品、生食类食品、裱花蛋糕，不得加工制作四季豆、鲜黄花菜、野生蘑菇、发芽土豆等高风险食品。此外，对于实施营养改善计划的农村义务教育学校食堂，明确禁止其对外承包或者委托经营。

四是针对外购食品，明确具体要求。原《规定》仅着眼于对食堂的监管，新《规定》则扩展了监管范围，对于从供餐单位订餐的学校，明确要求其建立健全校外供餐管理制度，选择取得食品经营许可、能承担食品安全责任、社会信誉良好的供餐单位，并与供餐单位签订供餐合同（或者协议），明确双方食品安全与营养健康的权利和义务，存档备查。同时，对供餐单位提供的食品还应当随机进行外观查验和必要检验，并在供餐合同（或者协议）中明确约定不合格食品的处理方式。

6.食品安全监管方面有哪些特点和规定？

《规定》严格落实习近平总书记"四个最严"要求，并结合学校集中用餐和外购食品风险防控和监督管理的特点，着力建立全过程的学校食品安全风险防控体系。

一是强化学校食品安全主体责任。规定学校食品安全实行校长（园长）负责制，学校应当建立健全并落实有关食品安全管理制度和工作要求，定期组织开展食品安全隐患排查。学校应当配备专（兼）职食品安全管理人员和营养健康管理人员，建立并落实集中用餐岗位责任制度，明确食品安全与营养健康管理相关责任。要求学校发生集中用餐食品安全事故或者疑似食品安全事故时，应当立即采取相关措施，积极协助医疗机构进行救治，停止供餐，按规定向有关部门报告，封存导致或者可能导致食品安全事故的食品及其原料等，加强与师生、家长联系，通报情况并做好沟通引导。

二是落实最严格的监管要求。明确食品安全监督管理部门应当加强学校集中用餐食品安全监督管理，依法查处涉及学校的食品安全违法行为。食品安全监督管理部门应当将学校校园及周边地区作为监督检查的重点，定期对学校食堂、供餐单位和校园内以及周边食品经营者开展检查；每学期应当会同教育部门对本行政区域区内学校开展食品安全专项检查，督促指导学校落实食品安全责任。

三是严防严控食品安全风险。专设一章，规范食堂加工制作全过程控制，对学校食堂设施设备配备、布局流程、从业人员管理，以及食品采购、进货查验、食品贮存、加工制作、餐饮具清洗消毒、食品留样等各环节作出详细规定，力求建立贯穿采购、贮存、加工制作、供应全过程的学校食品安全风险防控体系。

四是严格依法追责问责。除依法给予行政处罚外，进一步强化学校责任，规定学校未履行本规定要求的食品安全管理责任，由县级以上人民政府食品安全管理部门会同教育部门对学校主要负责人进行约谈，对学校直接负责的主管人员和其他直接责任人员给予相应的处分。食品安全监督管理、卫生健康、教育等部门未按食品安全法等法律法规以及本规定要求履行监督管理职责，造成所辖区域内学校集中用餐发生食品安全事故的，依法给予相应的处分。

五是强化学校食品安全社会共治。明确有条件的中小学、幼儿园应当建立家长陪餐制度。要求学校建立集中用餐信息公开制度，及时向师生、家长公开食品进货来源、供餐单位等信息。规定学校在食品采购、食堂管理、供餐单位选择等涉及学校集中用餐的重大事项上，应当以适当方式听取家长委员会或者学生代表大会、教职工代表大会意见。明确有条件的学校食堂应当做到明厨亮灶，通过视频或者透明玻璃窗、玻璃墙等方式，公开食品加工过程。

7. 新《规定》对相关部门和学校加强健康教育提出哪些明确要求？

新《规定》在总则中明确提出，学校应当按照食品安全法律法规规定和健康中国战略要求，开展食品安全与营养健康的宣传教育。

新《规定》明确了在健康教育方面的各方责任，要求教育部门指导和督促学校推进健康教育，提升营养健康水平；卫生健康主管部门对学校提供营养指导，倡导健康饮食理念，开展适应学校需求的营养健康专业人员培训，指导学校开展营养健康知识教育。同时，鼓励有条件的地区成立学生营养健康专业指导机构，根据不同年龄阶段学生的膳食营养指南和健康教育的相关规定，指导学校开展学生营养健康相关活动，引导合理搭配饮食；为中小学、幼儿园配备营养专业人员或者支持学校聘请营养专业人员，对膳食营养均衡等进行咨询指导，推广科学配餐、膳食营养等理念。

新《规定》强化了学校在学生营养健康方面的责任，要求学校将食品安全与营养健康相关知识纳入健康教育教学内容，通过多种形式开展经常性宣传教育活动，并根据有关标准，因地制宜引导学生科学用餐。明确中小学、幼儿园应当培养学生健康的饮食习惯，加强对学生营养不良与超重、肥胖的监测、评价和干预，利用家长学校等方式对学生家长进行食品安全与营养健康相关知识的宣传教育。有条件的中小学、幼儿园应当每周公布学生餐带量食谱和营养素供给量。

8. 新《规定》对学校食品安全事故处置作了哪些要求？

一是做好事前预防工作。一方面，由相关部门做好指导培训，如食品安全监督管理部门指导学校做好食品安全管理和宣传教育，卫生健康主管部门指导学校开展食源性疾病预防和营养健康的知识教育；另一方面，要求学校建立健全食品安全相关管理制度，做好原料采购、贮存、加工制作、供应全过程的风险防控。

二是做好应急准备工作。明确要求学校建立集中用餐食品安全应急管理和突发事故报告制度，制定食品安全事故处置方案。新《规定》将制定食品安全事故处置方案作为学校的一项法定义务，有利于在源头上防范食品安全事故的发生，杜绝食品安全事故的蔓延。

三是做好事后处置工作。一旦发生事故，学校应当立即采取有效措施防止事故扩大；卫生健康主管部门组织医疗机构救治因学校食品安全事故导致人身伤害的人员，依法开展相关疫情防控处置工作；食品安全监督管理部门依法会同有关部门开展事故调查处理；教育部门积极协助相关部门开展工作。

9.如何贯彻落实好新《规定》？

制度的生命力在于执行。新《规定》印发实施后，抓好学习宣传、贯彻落实工作至关重要。

首先要做好新《规定》的解读和宣传工作，通过媒体广泛宣传解读新《规定》内容。其次研制印发贯彻落实新《规定》的分工方案。其三会同相关部门面向地方学校食品安全与营养健康相关管理和监管部门负责人、学校校长、幼儿园园长、学校食堂安全管理直接负责人和学校食品安全相关工作人员以及学校食堂从业人员，组织开展学习贯彻新《规定》专题培训。四是适时组织有关部门开展新《规定》的学习宣传与贯彻落实相关工作。

二、《关于落实主体责任强化校园食品安全管理的指导意见》

（一）《关于落实主体责任强化校园食品安全管理的指导意见》原文内容

为深入贯彻党中央、国务院决策部署和《中共中央 国务院关于深化改革加强食品安全工作的意见》精神，严格落实食品安全法及其实施条例和学校食品安全与营养健康管理规定，按照市场监管总局、公安部、教育部、农业农村部《关于在"不忘初心、牢记使命"主题教育中开展整治食品安全问题联合行动的通知》要求，切实解决学校及幼儿园（以下统称学校）食品安全主体责任不落实和食品安全问题，加快构建长效机制，市场监管总局、教育部、国家卫生健康委、公安部等四部门联合印发了《关于落实主体责任强化校园食品安全管理的指导意见》（以下简称《指导意见》）。

一、全面落实主体责任

（一）供餐单位要落实食品安全主体责任。一是依法取得食品经营许可证，具有健全的食品安全管理制度、食品安全管理机构、专职食品安全管理人员。二是从业人员要保持个人卫生良好，定期参加食品安全培训考核，每周进行一次集中学习，掌握食品安全法律法规要求。三是生熟食品分开存放，烧熟煮透食品，食品的保存条件和期限符合要求，餐饮具清洗消毒严格执行有关规定，餐食的配送温度和时间符合规定。四是每周开展食品安全自查，发现食品安全问题和隐患，立即采取整改措施，确保整改到位，并向属地市场监管部门报告。五是建立检验检测室，对大宗食品原料、加工制作环境、成品等进行检验检测。六是实施危害分析和关键控制点（HACCP）体系，逐步通过体系认证。七是根据产能情况，投保相应额度的食品安全责任险。

（二）学校要落实食品安全校长（园长）负责制。一是校长（园长）要定期组织召开会议研究和部署食品安全工作，参加食品安全检查，研究重大隐患整改措施，下达隐患整改任务并跟踪落实，严格遵守当地市场监管部门规定的学校食堂和供餐单位不得加工制作和提供的食品品种规定。二是中小学和幼儿园应明确陪餐人员职责，制定陪餐计划。陪餐人员负责对饭菜进行客观评价，对食堂环境卫生、从业人员工作情况等进行监督，做好陪餐记录。对陪餐中发现的和学生反映的食品安全问题及风险隐患，督促立即整改，并对整改结果进行复核。三是具备条件的中小学、幼儿园食堂原则上采用自营方式供餐，不再引入社会力量承包或者委托经营食堂，不再签订新的承包或者委托经营合同。四是学校要加强食堂食品安全管理，对造成食物中毒事故、存在食品安全问题且拒不整改或连续整改不到位的承包方或者受委托经营方，学校应及时终止承包或委托经营行为。五是非寄宿制中小学、幼儿园原则上不得在校内设置食品小卖部、超市，已经设置的，要逐步退出。寄宿制中小学确需设置食品小卖部、超市的，应依法取得许可，原则上只售卖纯净水、矿泉水、预包装面包、牛奶等食品。六是采用食堂方式供餐的，依实际公开食品原料、食品添加剂和食品相关产品的采购品种、规格、供货者的名称和经营资质等。采用供餐单位方式供餐的，要公开供餐单位的名称、地址、食品经营许可证等资质、食品安全等级等。七是对学校周边用房有管理权限的学校，不得将周边用房租借给无证无照从事食品生产经营活动的个人或单位。

（三）供餐单位和学校要严格执行食品原料进货查验制度。一是明确食品原料进货查验负责人。负责人应遵纪守法、责任心强、工作细致、为人正派，掌握食品原料进货查验相关规定，具有辨别食品原料感官性状是否符合食品安全要求的能力。二是确定可以采购和使用的食品、食品添加剂、食品相关产品的品种及接收要求。不得采购法律法规明令禁止生产经营的食品、食品添加剂、食品相关产品及亚硝酸盐，不得采购四季豆、鲜黄花菜、野生蘑菇、发芽土豆等。三是加强对食品原料供货商的监督，存在食品安全问题的，该督促整改的要坚决督促整改，该撤换的要坚决撤换，并将相关工作情况报告教育行政部门和市场监管部门。四是鼓励采用信息化手段，采集、留存食品原料采购及食品贮存、食品加工制作、分餐或售卖、餐用具清洗消毒、食品留样、从业人员健康体检和食品安全培训、食品安全自查等信息。

二、进一步强化管理责任

（四）市场监管部门要压实学校及周边食品安全监管责任。一是加大对供餐单位、学校食堂及校园周边小食品店、小餐饮店等的监督检查力度。重点检查食品经营者是否取得食品生产经营许可，从业人员是否持有健康证明，售卖或贮存、使用的食品是否为"三无食品"、超过保质期限食品、腐败变质食品，以及不得向中小学和幼儿园提供的食品品种等。二是严肃查处学校及周边食品安全违法违规行为，严厉打击校园周边无证无照从事食品生产经营等行为。三是接到疑似食源性疾病报告后，依法依职责迅速核查处置，科学、规范进行调查和采样送检，按规定进行报告和通报。四是对引发食源性疾病暴发的食品经营者，要重点检查食品经营者是否存在食品安全违法违规行为，是否隐瞒、谎报、缓报，是否隐匿、伪造、毁灭、转移有关证据。五是对引发食源性疾病暴发，且查明存在违法违规行为的食品经营者，要依法严惩重处。六是属地市场监管部门接到食源性疾病事件报告后，未及时依法依规查处，造成事件扩大或者蔓延，及隐瞒、谎报、缓报的，依法依规对负责的主管人员和其他直接责任人员给予政纪处分。七是强化行政执法与刑事司法衔接，及时向公安机关移送涉嫌犯罪的食品安全案件。

（五）教育行政部门要指导督促学校落实食品安全校长（园长）负责制。一是指导、督促学校建立健全食品安全管理制度。二是指导、监督学校加强食品安全日常管理，落实集中用餐陪餐制度、集中用餐信息公开制度等，实施"明厨亮灶"。三是指导、督促学校提高食源性疾病防控意识和能力；定期开展食品安全自查自纠，及时消除事故隐患。四是督促学校在发生疑似食源性疾病事件后，立即采取措施，及时报告属地市场监管、卫生健康部门，并配合做好相关工作。五是学校发生食品安全事故，擅离职守或者不按规定报告、不采取措施处置或者处置不力的，对学校食品安全的相关工作人员、相关负责人给予警告或者记过处分；情节较重的，给予降低岗位等级或撤职；情节严重的，给予开除处分；构成犯罪的，依法移送司法机关处理。

（六）相关部门要依法依职责做好学校食品安全相关工作。卫生健康部门要指导学校开展食源性疾病预防和营养健康的知识教育；接到食源性聚集性病例信息后，及时通报同级市场监管部门，督促疾病预防控制机构依法开展流行病学调查并向同级市场监管部门提交流行病学调查报告；属地卫生健康部门隐瞒、谎报、缓报食源性疾病的，依法依规对负责的主管人员和其他直接责任人员给予政纪处分。公安机关要严厉打击学校及周边食品安全犯罪行为。

三、大力推进社会共治

（七）充分发挥"明厨亮灶"作用。一是具备条件的学校要积极借助"明厨亮灶＋互联网"，公开本校食堂食品加工制作过程，公布查看方式和渠道，供家长委员会代表查看。二是市场监管、教育行政部门要积极借助"明厨亮灶＋互联网"，随机抽查供餐单位和学校食堂的食品安全状况，主动查找、发现供餐单位和学校食堂的食品安全问题及风险隐患。三是市场监管部门要对未实现"明厨亮灶"的供餐单位和学校食堂,加大监督检查力度和频次。

(八)大力开展食品安全和营养健康科普宣教。一是学校要将食品安全与营养健康知识纳入健康教育教学内容。通过主题班会、课外实践等形式,每学期至少开展一次食品安全宣传教育活动,提升学生食品安全防范能力。二是学校要结合不同年龄学生的特点,重点宣传普及合理膳食理念和集中就餐安全知识,提醒学生常见的食品安全误区,帮助学生养成良好个人卫生习惯,提升学生食品安全意识和健康素养。三是市场监管、教育行政部门要积极开发使用多种形式科普宣传载体,包括编写和发放书面材料,制作和展示 H5、海报、展板等,编制和播放公益广告、短视频、微电影、动漫等。

(九)有序组织家长委员会代表参与检查。一是具备条件的中小学和幼儿园应建立完善家长委员会代表参与学校食品安全例行检查等制度,明确检查内容、检查频次等。二是家长委员会推选遵纪守法、责任心强、工作细致、为人公正的家长代表参与检查。三是家长委员会代表要熟悉食品安全法律法规要求。四是学校根据实际情况确定家长委员会代表参与例行检查的频次和具体日期。五是学校对家长委员会代表检查时发现的食品安全问题或风险隐患,条件具备的,立整立改;条件不具备的,作出合理解释,抓紧制定整改方案并逐项落实。

四、以担当负责的精神抓好落实

(十)提高政治站位。各地区、各有关部门要坚持以人民为中心的发展思想,进一步增强责任感、紧迫感、使命感,以强烈的政治担当、坚决的斗争精神,切实抓好学校食品安全工作。

(十一)加强督导检查。各地区市场监管、教育、卫生健康、公安等部门要联合对校园食品安全工作开展督导检查,重点督导发生过学校食物中毒或食品安全事件的地区和学校。对态度不积极、工作不主动、虚于应付,该督促的督促,该提醒的提醒,该约谈的约谈,该问责的问责。

(二)《关于落实主体责任强化校园食品安全管理的指导意见》的解读

市场监督管理总局、教育部等四部门有关司局负责人就《指导意见》相关问题解读如下。

1. 出台《指导意见》的目的是什么?

出台《指导意见》的主要目的是,将联合行动中校园食品安全专项整治工作采取的有效措施、形成的有益经验转化为强化校园食品安全管理的长效机制,进一步推动学校及幼儿园、供餐单位落实食品安全主体责任,力求从根本上解决校园食品安全问题。

2.《指导意见》对校外供餐单位食品安全管理提出了哪些新要求?

《指导意见》对强化供餐单位食品安全管理做了许多充实、细化,其中有两点最为突出。一是《指导意见》注重强化人员培训,提高其食品安全素养,具体为"定期参加食品安全培训考核，每周进行一次集中学习，掌握食品安全法律法规要求"。二是《指导意见》注重食品安全风险防控，要求供餐单位"每周开展食品安全自查，发现食品安全问题和隐患，立即采取整改措施，确保整改到位，并向属地市场监管部门报告"。

3. 为解决校园周边无证无照经营食品的问题，《指导意见》提出了什么措施？

《指导意见》明确规定，对学校周边用房有管理权限的学校，不得将周边用房租借给无证无照从事食品生产经营活动的个人或单位。同时明确，强化行政执法与刑事司法衔接，行政监管部门及时向公安机关移送涉嫌犯罪的食品安全案件，公安机关严厉打击学校及周边食品安全犯罪行为。

4. 在强化校园食品安全管理方面，《指导意见》有哪些新举措？

《指导意见》有两个大的亮点，一是具备条件的中小学、幼儿园食堂原则上采用自营方式供餐，不再签订新的承包或者委托经营合同。二是非寄宿制中小学、幼儿园原则上不得在校内设置食品小卖部、超市，已经设置的，要逐步退出。

因片面追求经济利益，一些校外供餐单位、承包或者委托经营的食堂，容易放松食品安全管理。在监管执法中，也发现因为主体责任不落实，疏于食品安全管理而引发食源性疾病的问题。为有效有力防范此类安全风险，《指导意见》要求具备条件的中小学、幼儿园食堂原则上采用自营方式供餐。

为推动中小学生、幼儿养成健康饮食习惯，通过正餐摄入营养所需，防止片面依赖零食，《指导意见》要求非寄宿制中小学、幼儿园原则上不得在校内设置食品小卖部、超市。

5. 《指导意见》对校长陪餐制提出了哪些新的要求？

在总结地方实践经验的基础上，《指导意见》从两个方面推动学校和幼儿园将校长陪餐制落到实处。一是明确陪餐工作的具体内容，要求陪餐人员对饭菜进行客观评价，对食堂环境卫生、从业人员工作情况等进行监督，做好记录。二是注重及时解决问题和风险隐患，要求对陪餐中发现的和学生反映的食品安全问题及风险隐患立即整改，并对整改结果进行复核。

6. 《指导意见》在"明厨亮灶"方面，推出了哪些新举措？

《指导意见》注重借助科技手段，实现智慧监管，提高校园食品安全监管效能，要求市场监管、教育行政部门积极借助"明厨亮灶＋互联网"，随机抽查供餐单位和学校食堂的食品安全状况，主动查找、发现供餐单位和学校食堂的食品安全问题及风险隐患。

7. 在发挥家长社会监督作用方面，《指导意见》做了哪些有益的探索和尝试？

积极吸纳家长委员会代表参与学校食品安全例行检查，是强化校园食品安全社会共治的一种重要的方式创新。《指导意见》要求具备条件的中小学和幼儿园应建立完善相关制度，明确检查内容、检查频次等。

三、疫情防控期间家庭食品安全提示

疫情防控期间，家庭食品安全应注意以下事项。

（一）食品采购和接收

（1）选择正规超市或市场采购食品，不要采购来源不明的食品。坚决不吃野味。

（2）读懂标签，关注食品生产厂家、生产日期、保质期、储存条件、进口食品检疫等相关标签信息。

（3）采购食品时要做好个人防护，如正确佩戴口罩、保持手部卫生等，注意避免直接接触冷链食品。

（4）网购食品时需谨慎，要选择在有资质的平台购买。收到食品后，做好防护，仔细查验，若发现食品有腐败变质、有异味、表面发黏、颜色异常等情形时，切勿食用，防止食后引发中毒。

（二）食品安全检查步骤

（1）用感官初步鉴别。已经腐败变质、油脂酸败、霉变、生虫、污秽不洁、混有异物或者有其他感官性状异常的食品，切勿食用。

（2）挑选食品时看包装。观察包装物有没有破损，印刷是否正规，避免买到受到污染或假冒伪劣食品。

（3）注意看说明和标签。按照《中华人民共和国食品安全法》规定，预包装食品的包装上应当有标签。标签上应当标明：名称、规格、净含量、生产日期；成分或者配料表；生产者的名称、地址、联系方式；保质期；产品标准代号；贮存条件；所使用的食品添加剂在国家标准中的通用名称；生产许可证编号；法律、法规或者食品安全标准规定必须标明的其他事项。特别是婴幼儿和其他特定人群的主辅食品，其标签还应当标明主要营养成分及其含量。

（三）家庭科学储存食品

（1）适量科学储备食品，不要一次采购过多保质期较短的食材。

（2）合理规划食用顺序，对于熟食和容易腐败变质的食物，应及时冷藏或冷冻，并尽快食用完。

（3）储存食物温度要适宜。购买回家的预包装食品，要按照标签说明的贮存条件和温度进行存放，并在保质期内食用。食物原辅料要根据其不同特点和要求，选择在常温、通风、冷藏（0～5℃）或冷冻（−18℃）条件下储存。

（4）生熟食品要分开放置。生食和熟食应避免接触，分别放入专用的密闭容

器或包装袋中分开存放。需冷冻储存的食物应尽量使用独立小包装，避免反复融化和冷冻导致营养流失和变质。

（5）不同类别的食品要采用不同的储存方式。

① 主食类食物的储存：米面的储存，应用洁净、干燥容器装好，放在室内阴凉、通风、干燥处，避免高温、光照。速冻食品应存放在冰箱冷冻室，食品包装破损或者已拆封的需放入食品袋，先扎紧袋口再放入冷冻室。

② 果蔬类食物的储存：绿叶类蔬菜是各种食材中最不耐储存的，放冰箱冷藏存放，尽量不囤积，要尽快吃完；圆白菜、胡萝卜、番茄、茄子、豆角、青椒、洋葱、马铃薯、苹果、梨等储存性较好的根茎类蔬菜和水果，可根据食用情况在室内冷凉处存放或冰箱冷藏。

③ 肉、蛋、海鲜、奶或豆制品的保存：生鲜肉和鱼虾，建议新鲜食用，如当天不食用，简易分割后装入保鲜袋放入冰箱冷冻保存；鸡蛋保质期受温度影响较大，温度不超过 15℃时保质期为 30 天左右，冰箱冷藏时保质期可为 40～60 天；牛奶分为常温奶和低温奶，常温奶可室温存放，低温奶应贮存在冰箱冷藏，注意看包装说明；豆制品很容易滋生细菌，储藏不当容易变质，豆腐、豆浆等生鲜豆制品应放冰箱冷藏保存，如果豆制品发酸，豆腐、豆干变质，切勿食用。

（四）家庭烹饪和就餐

1. 保持清洁

应经常洗手。家庭烹饪之前、期间、之后和饭前，都要用流动水、洗手液或肥皂洗净双手。厨房用具用后要及时清洗或消毒。

2. 生熟分开

生食和熟食要分开，处理生食和熟食的用具如刀、砧板、使用器皿等也要分开。

3. 安全煮熟

食物要完全煮透烧熟，特别是畜肉、禽肉、蛋和水产品等微生物污染风险较高的食物；即食食品尽量一次吃完；熟食再次加热要彻底。

4. 使用安全的水和食材

使用安全的水处理食物以保安全；挑选新鲜和有益健康的食物；不吃超过保质期的食物。不食用平时很少或没食用过的食物，避免过敏。

5. 改善饮食行为习惯

家庭实行分餐制，养成使用公勺公筷的好习惯。

6. 特殊人群多关注

老年人、孕产妇、儿童青少年、有基础疾病人群和免疫力低下者等特殊人群，更需要注意食品安全和针对性膳食营养。

再次提醒：疫情防控期间，安全营养的饮食十分重要，为了大家的健康，在严格遵守各项疫情防控要求的前提下，一定要绷紧食品安全这根弦，从我做起，防止食源性疾病的发生。

（祝丽玲）

附　录

附录1　餐饮食品营养标识格式

餐饮食品营养标识应当使用"方框表"或文字形式标示能量和营养素名称、含量，鼓励标示能量和营养素占营养素参考值（NRV）百分比。

本附录提供了餐饮食品营养标识的推荐格式。

1. 仅标示基本标示内容的格式

（1）表格形式，参照示例1。可根据实际情况调整表格行数，但顺序不变。

示例1：

餐饮食品名称

营养成分表

名称	每份或每 100 克（g）或 100 毫升（mL）
能量	千焦（kJ）或千卡（kcal）
脂肪	克（g）
钠/食盐[①]	毫克（mg）/克（g）

① 1毫克（mg）钠相当于 2.5 毫克（mg）食盐。

（2）文字形式，参照示例2。

示例2：

餐饮食品名称

营养成分/每份或每 100 克（g）或 100 毫升（mL）：

能量＿＿＿千焦（kJ）或千卡（kcal），脂肪＿＿＿克（g），钠＿＿＿毫克（mg）/食盐＿＿＿克（g）。

2. 标示更多营养素及营养信息的格式

当标示更多营养素时，基本标示内容可采取增大字号、改变字体（如斜体、加粗、加黑）、改变颜色（文字或背景颜色）等形式使其醒目。

（1）表格形式，参照示例3。可根据实际情况调整表格行数，但顺序不变。

示例3：

餐饮食品名称

营养成分表

名称	每份或每100克（g）或100毫升（mL）	营养素参考值%或 NRV%
能量	千焦（kJ）或千卡（kcal）	
蛋白质	克（g）	
脂肪	克（g）	
碳水化合物	克（g）	
糖	克（g）	
钠/食盐①	毫克（mg）/克（g）	
其他营养素（维生素及矿物质）		

① 1毫克（mg）钠相当于2.5毫克（mg）食盐。

（2）文字形式，参照示例4。

示例4：

餐饮食品名称

营养成分/每份或每100克（g）或100毫升（mL）：

能量____千焦（kJ）或千卡（kcal），____ NRV%；蛋白质____克（g），____ NRV%；脂肪____克（g），____ NRV%；碳水化合物____克（g），____ NRV%；糖____克（g）；钠/食盐____毫克（mg）/克（g），____ NRV%；其他营养素（维生素及矿物质）____。

附录2 《中国居民膳食指南（2022）》平衡膳食准则及平衡膳食宝塔

准则一　食物多样，合理搭配

准则二　吃动平衡，健康体重

准则三　多吃蔬果、奶类、全谷、大豆

准则四　适量吃鱼、禽、蛋、瘦肉

准则五　少盐少油，控糖限酒

准则六　规律进餐，足量饮水

准则七　会烹会选，会看标签

准则八　公筷分餐，杜绝浪费

中国居民平衡膳食宝塔(2022)
Chinese Food Guide Pagoda(2022)

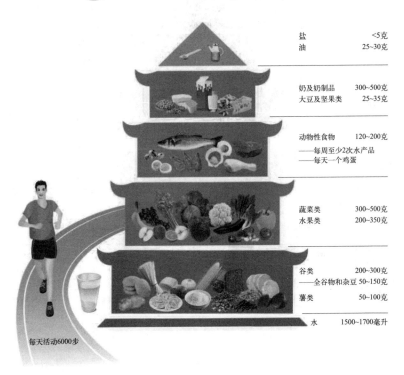

盐	<5克
油	25~30克
奶及奶制品	300~500克
大豆及坚果类	25~35克
动物性食物	120~200克
——每周至少2次水产品	
——每天一个鸡蛋	
蔬菜类	300~500克
水果类	200~350克
谷类	200~300克
——全谷物和杂豆	50~150克
薯类	50~100克
水	1500~1700毫升

每天活动6000步

附录 3 《中国学龄儿童膳食指南（2022）》平衡膳食准则及平衡膳食宝塔

准则一　主动参与食物选择和制作，提高营养素养
准则二　吃好早餐，合理选择零食，培养健康饮食行为
准则三　天天喝奶，足量饮水，不喝含糖饮料，禁止饮酒
准则四　多户外活动，少视屏时间，每天 60 分钟以上中高强度身体活动
准则五　定期监测体格发育，保持体重适宜增长

6~10岁学龄儿童平衡膳食宝塔

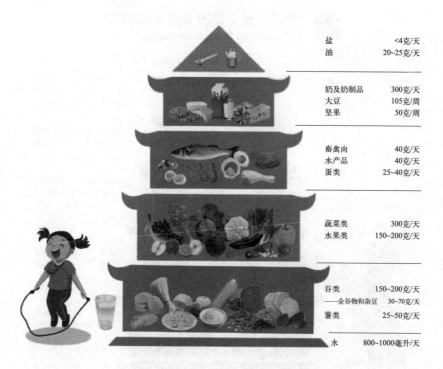

盐	<4克/天
油	20~25克/天
奶及奶制品	300克/天
大豆	105克/周
坚果	50克/周
畜禽肉	40克/天
水产品	40克/天
蛋类	25~40克/天
蔬菜类	300克/天
水果类	150~200克/天
谷类	150~200克/天
——全谷物和杂豆	30~70克/天
薯类	25~50克/天
水	800~1000毫升/天

11~13岁学龄儿童平衡膳食宝塔

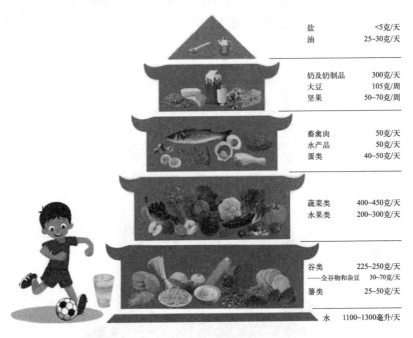

盐	<5克/天
油	25~30克/天
奶及奶制品	300克/天
大豆	105克/周
坚果	50~70克/周
畜禽肉	50克/天
水产品	50克/天
蛋类	40~50克/天
蔬菜类	400~450克/天
水果类	200~300克/天
谷类	225~250克/天
——全谷物和杂豆	30~70克/天
薯类	25~50克/天
水	1100~1300毫升/天

14~17岁学龄儿童平衡膳食宝塔

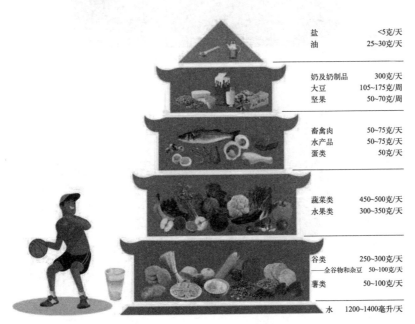

盐	<5克/天
油	25~30克/天
奶及奶制品	300克/天
大豆	105~175克/周
坚果	50~70克/周
畜禽肉	50~75克/天
水产品	50~75克/天
蛋类	50克/天
蔬菜类	450~500克/天
水果类	300~350克/天
谷类	250~300克/天
——全谷物和杂豆	50~100克/天
薯类	50~100克/天
水	1200~1400毫升/天

附录 4　中国儿童平衡膳食算盘（2022）及 中国居民平衡膳食餐盘（2022）

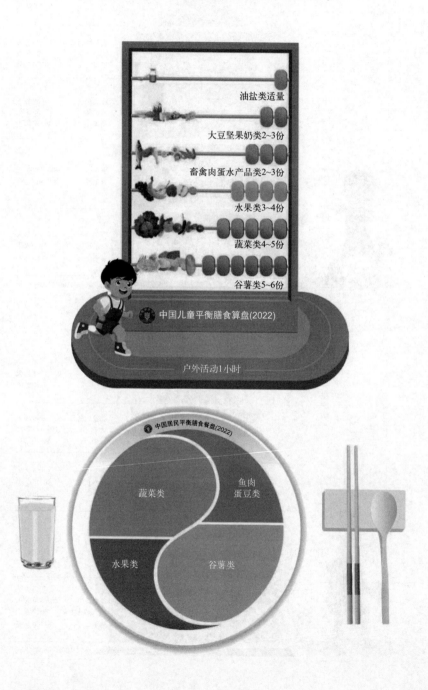

附录5 食源性疾病报告名录

序号	食源性疾病名称
	细菌性
1	非伤寒沙门菌病
2	致泻性大肠埃希菌病
3	肉毒毒素中毒
4	葡萄球菌肠毒素中毒
5	副溶血性弧菌病
6	米酵菌酸中毒
7	蜡样芽孢杆菌病
8	弯曲菌病
9	单核细胞增生李斯特菌病
10	克罗诺杆菌病
11	志贺菌病
12	产气荚膜梭菌病
	病毒性
13	诺如病毒病
	寄生虫性
14	广州管圆线虫病
15	旋毛虫病
16	华支睾吸虫病（肝吸虫病）
17	并殖吸虫病（肺吸虫病）
18	绦虫病
	化学性
19	农药中毒（有机磷、氨基甲酸酯）
20	亚硝酸盐中毒
21	瘦肉精中毒
22	甲醇中毒
23	杀鼠剂中毒（抗凝血性、致惊厥性）
	有毒动植物性
24	菜豆中毒
25	桐油中毒
26	发芽马铃薯中毒
27	河鲀毒素中毒

序号	食源性疾病名称
28	贝类毒素中毒
29	组胺中毒
30	乌头碱中毒
真菌性	
31	毒蘑菇中毒
32	霉变甘蔗中毒
33	脱氧雪腐镰刀菌烯醇中毒
其他	
34	医疗机构认为需要报告的其他食源性疾病
35	食源性聚集性病例（包括但不限于以上病种）

参考文献

[1] 马淑婧，张艳青，羊柳，等.1991—2015 年中国 9 个省份儿童青少年超重和肥胖率的变化趋势分析 [J].中华预防医学杂志，2020，54（02）：133-138.

[2] 张琪，高惠英.肥胖相关因素介导免疫炎症机制在痛风中的研究进展 [J].中国临床研究，2021，34（11）：1574-1577.

[3] 梁锦坚，李谦华，杨莉娟，等.肥胖痛风患者尿酸排泄特征分析 [J].中山大学学报（医学版），2019，40（04）：565-570.

[4] 贾硕.阻塞性呼吸睡眠暂停综合征对急性冠脉综合征严重程度与长期预后影响研究 [D].北京：首都医科大学，2017.

[5] 刘爽，彭依晴，杜晨阳，等.影响饱腹感的成分及其生理功能的研究进展 [J].食品安全质量检测学报，2021，12（22）：8827-8833.

[6] 程靖，张宝，管石侠，等.肥胖患者血尿酸水平与骨骼肌、血脂的关系 [J].检验医学与临床，2022，19（12）：1628-1631.

[7] 王正珍，王娟.运动处方概要 [M].北京：北京体育大学出版社，2018.

[8] 洪怡，隆琦，毛姗姗.肌肉减少症与儿童健康研究进展 [J].中国实用儿科杂志，2022，37（04）：297-301.

[9] 李丽，王惠君，欧阳一非，等.中国九省儿童青少年 2000—2018 年营养状况 [J].中国学校卫生，2021，42（12）：1789-1792.

[10] 王卫平，孙锟，常立文.儿科学 [M].北京：人民卫生出版社，2018.

[11] 朱大年，王庭槐.生理学 [M].北京：人民卫生出版社，2018.

[12] 中国抗癌协会肿瘤营养专业委员会，中华医学会肠外肠内营养学分会.中国肿瘤营养治疗指南 2020 [M].北京：人民卫生出版社，2020.

[13] 中国营养学会.中国居民膳食指南科学研究报告 2021 [M].北京：人民卫生出版社，2021.

[14] WS/T 456—2014.中华人民共和国卫生行业标准　学龄儿童青少年营养不良筛查.

[15] 陆金春，张红烨，骆峻.医学检验报告速查手册 [M].南京：东南大学出版社，2019.

[16] 王友发，孙明晓，杨月欣.中国肥胖预防和控制蓝皮书 [M].北京：北京大学医学出版社，2019.

[17] 焦广宇，李增宁，陈伟.临床营养学 [M].北京：人民卫生出版社，2017.

[18] 顾景范，杜寿玢，郭长江.现代临床营养学 [M].北京：科学出版社，2009.

[19] 国务院办公厅.关于印发国民营养计划（2017—2030 年）的通知：国办发〔2017〕60 号 [Z].2017.

[20] 国家卫生健康委办公厅，教育部办公厅，市场监管总局办公厅，等.关于印发营养与健康学校建设指南的通知：国卫办食品函〔2021〕316 号 [Z].2021.

[21] 国家卫生健康委.关于印发《餐饮食品营养标示指南》等 3 项指南的通知：国卫办食品函〔2020〕975 号 [Z].2020.

[22] 中国营养学会.中国居民膳食营养素参考摄入量：2013 版 [M].北京：科学出版社，2014.

[23] 高永清，吴小南.营养与食品卫生学 [M].北京：科学出版社，2017.

[24] 孙长颢.营养与食品卫生学 [M].北京：人民卫生出版社，2017.

[25] 黄维肖.儿童营养与膳食指导 [M].杭州：浙江大学出版社，2020.

[26] 李海芸，江琳.婴幼儿营养与膳食管理 [M].北京：北京师范大学出版社，2020.

[27] 茹荣芳.学前儿童营养与保健 [M].北京：清华大学出版社，2019.

［28］杨月欣.中国食物成分表：标准版（第二册）［M］.6 版.北京：北京大学医学出版社，2019.

［29］杨月欣.中国食物成分表：标准版（第一册）［M］.6 版.北京：北京大学医学出版社，2018.

［30］陶芳标.儿童少年卫生［M］.北京：人民卫生出版社，2017.

［31］张婷婷，刘芳，刘欣.幼儿营养与膳食管理［M］.北京：中国人民大学出版社，2020.

［32］杨月欣，葛可佑.中国营养科学全书［M］.2 版.北京：人民卫生出版社，2019.

［33］中国营养学会.中国居民膳食指南（2022）［M］.北京：人民卫生出版社，2022.

［34］中国营养学会.中国学龄儿童膳食指南（2022）［M］.北京：人民卫生出版社，2022.

［35］江涛，孟其国，王明明.丹阳市 2019 年 17570 名中小学生生长发育现状调查［J］.安徽预防医学杂志，2022，28（02）：131-134，137.

［36］赵霞，张冬然，喻颖杰，等.北京市房山区 164 名中小学生膳食营养摄入状况分析［J］.华南预防医学，2022，48（02）：151-155.

［37］韩卫民，郁兆仓，李建辉.2011—2019 学年度北京市通州区中小学生营养状况变化趋势分析［J］.首都公共卫生，2022，16（03）：183-187.

［38］邵潇，朱思瑾，初天慈，等.2018—2020 年烟台市城区中小学生常见病检测结果分析［J］.中国医院统计，2022，29（03）：207-210.

［39］张剑峰，高绪秀，李涛.京津冀地区不同营养状况中小学生身体素质和生理功能比较［J］.中国学校卫生，2022，43（06）：894-897.

［40］张苗苗，刘怡索，禹艳群，等.长沙市芙蓉区 2015—2021 年中小学生营养状况分析［J］.中国学校卫生，2022，43（06）：830-833，838.

［41］张转姑，梁伟，蔡仁况.海口市美兰区中小学生生长发育状况调查分析［J］.实用预防医学，2022，29（07）：856-860.

［42］张瑛秋，廖夏荫.北京市海淀区初中生生活方式与健康状况关系分析［J］.中国学校卫生，2010，31（12）：1513-1514.

［43］AKPARIBO R，HARRIS J，BLANK L，et al. Severe acute malnutrition in children aged under 5 years can be successfully managed in a non-emergency routine community healthcare setting in Ghana［J］. Maternal & child nutrition，2017，13（4）：12417-12425.

［44］赵丽云，翟凤英，李丹，等.中学生的营养知识、态度和行为在营养教育前后的变化［J］.中国学校卫生，2002（02）：147-148.

［45］丁钢强，高洁.中国居民营养的发展与挑战［J］.中国食品学报，2016，16（07）：1-6.

［46］刘芳.提高国民营养健康水平建设健康中国——《国民营养计划（2017—2030 年）》发布［J］.中国食品，2017（15）：10-17.

［47］金蓓若，马周理.2014—2018 年上海市长宁区程家桥街道中小学生营养状况分析［J］.中国初级卫生保健，2022，36（02）：98-100.

［48］程义帅.邯郸市城乡寄宿制初中生饮食营养状况及影响因素的调查研究［D］.北京：首都体育学院，2022.

［49］美国：发布《居民膳食指南（2020-2025）》提出 4 个核心准则推荐［J］.中国食品，2021（02）：90-91.

［50］李雪萍.浅谈大学生饮食营养与体质健康［J］.中国保健营养，2012，22（22）：5501.

［51］潘晨子.大学生身体健康素质的实证分析［J］.中外企业家，2014（17）：174-175.

［52］焦慧杰，宋倩，王冠宇.大学生饮食健康与营养教育研究［J］.科教导刊（上旬刊），2012（07）：91-92.

［53］KANT A K. Dietary patterns：biomarkers and chronic disease risk［J］. Applied physiology, nutrition, and metabolism，2010，35（2）：199-206.

［54］常雅芬.大学生饮食营养健康问题研究［J］.黑龙江教育学院学报，2014，33（07）：195-196.

［55］潘子儒，黄万琪.大学生营养状况与营养知识、饮食行为调查［J］.武汉工业学院学报，2009，28（04）：142-144.

［56］贾应应.某大学学生膳食营养调查［J］.中国校医，2005，（05）：68.

［57］王大鹏.大学生身体素质提高与所需营养探析［J］.河北体育学院学报，2001（03）：70-71.

［58］刘晓莉，侯莉娟.太原市高校大学生营养状况与饮食行为调查［J］.中国学校卫生，2002（05）：414-415.

［59］陈献文.1起副溶血性弧菌引起的学生食物中毒调查［J］.江苏卫生保健.2007，9（3）：20.

［60］邱静，李罗少，刘宏江，等.变形杆菌引起一学校集体食物中毒调查分析［J］.实用预防医学，2005，12（6）：1407-1408.

［61］陈京旭，朱娉婷.高校食品安全管理举措探究［J］.食品安全导刊，2021（20）：6-7.

［62］陆祖添.广西电力职业技术学院副溶血性弧菌食物中毒的调查报告［J］.卫生健康管理，2014，11（09）：29-32.

［63］杨杏爱，姚群，荣光雄，等.广西一起非典型肠致病性大肠杆菌引起小学生食物中毒调查分析［J］.中国医药科学，2016，6（18）：133-136.

［64］李旦，陈天林，王占成.荆门市28所学校学生餐微生物监测结果［J］.中国学校卫生，2015，36（12）：1914-1915.

［65］唐惆，方虹英，许伦红.祁阳县某中学甲型肝炎暴发疫情调查分析［J］.安徽预防医学杂志，2018，24（2）：95-99.

［66］胡卉，邵祥龙，任亚萍，等.上海市浦东新区中小学生膳食铅暴露水平［J］.中国学校卫生，2020，41（3）：341-344.

［67］许栋.食品安全现状及食品安全检测技术分析［J］.食品安全导刊，2022（10）：163-165.

［68］衡冬芹，谷贝贝，王冬玲.我国食品安全现状与食品质量管理问题研究［J］.食品安全导刊，2021（28）：5-7.

［69］张荣.我国校园食品安全现状及对策分析［J］.现代食品，2022，28（08）：140-142.

［70］王红育，谢博，万峰.校园食品安全事件剖析与防控对策——以"天津欣程达营养餐配送中心违法违规问题"为例［J］.中国食品，2022（10）：133-135.

［71］陆允忠.学校食堂餐饮管理的问题与对策［J］.食品安全导刊，2017（27）：10-11.

［72］元庆.亚硝酸盐误用为硼砂引起食物中毒事件分析［J］.预防医学情报杂志，2012，28（11）：917-918.

［73］于维青，房千庆，李跃勤.一起变形杆菌引起的学生集体性食物中毒［J］.中国公共卫生管理，2007，23（1）：55-56.

［74］赵堡宁，田疆.一起肠炎沙门菌引发的食物中毒［J］.宁夏医科大学学报，2019，12（41）：1294-1296.

［75］马艾华，贾建国，刘宏.一起鸡肠球菌污染食品引起的学校集体食物中毒［J］.中国学校卫生，2004，25（3）：369.

［76］张思华，董建元.一起突发性盐酸克伦特罗食物中毒事件调查［J］.海峡预防医学杂志，2011，17（6）：42-43.

［77］高观敏，谢利，燕东盛.一起小学生桐油中毒的调查分析［J］.职业与健康，2006.22（10）：756-757.

［78］田渝，黄治兰，袁玲燕.一起因食用糕点引起肠炎沙门菌食物中毒事件的调查分析［J］.现代医药卫生，2019，35（14）：2254-2256.

［79］李克明.一起由副溶血性弧菌和大肠埃希菌混合感染食物中毒事件的调查［J］.医学动物防制，2013，29（02）：213-214.

［80］张扬，杨阳，任一，等.一起由金黄色葡萄球菌所致学校食物中毒调查分析［J］.中国食品卫生杂志，2021，33（02）：238-242.

［81］黄友志，陈伟冰，康斌婷.一起由金黄色葡萄球菌引起两所学校食物中毒事件调查［J］.海峡预防医学杂志，2020，26（02）：63-65.

［82］刘淑惠.一起由蜡样芽孢杆菌引起的食物中毒事件的调查报告［J］.医学动物防制，2016，32（10）：1178-1179.

［83］王继艳.一起由蜡样芽孢杆菌引起的食物中毒事件调查分析［J］.应用预防医学，2021，27（03）：211-213.

［84］苏芸.一起由沙门菌引起的食物中毒情况报告［J］.中国社区医师，2018，34（17）：137-139.

［85］陈晓勇.一起有机磷农药污染导致学生食物中毒的调查报告［J］.中国卫生监督杂志，2004（05）：272-273.

［86］熊鹰，王红，罗书全，等.重庆市2014年学生餐食源性致病菌污染状况［J］.中国学校卫生，2016，37（08）：1273-1274.

［87］宋琳，鲁菊红，宋辉，等.银川市儿童青少年肥胖与脂代谢的关系［J］.卫生研究，2014，43（05）：779-783.

［88］苑立新.儿童蓝皮书：中国儿童发展报告（2021）［M］.中国儿童中心，编.北京：社会科学文献出版社，2021.

［89］Kleinman R E，Greer F R.儿童营养学［M］.申昆玲，译.8版.北京：科学出版社，2022.